DM 48,–

Senile Demenz vom Alzheimer-Typ

Dr. Mustafa Selim
18. 12. 88

Klinische Psychologie und Psychopathologie

Herausgeber: Prof. Dr. med. Dr. phil. Helmut Remschmidt

Band 46

Hans Gutzmann

Senile Demenz vom Alzheimer-Typ

Klinische, computertomographische und elektroenzephalographische Befunde

Ferdinand Enke Verlag Stuttgart 1988

Dr. med. Hans Gutzmann
Max-Bürger-Krankenhaus
Sophie-Charlotten-Str. 115, 1000 Berlin 19

CIP-Kurztitelaufnahme der Deutschen Bibliothek:

Gutzmann, Hans:
Senile Demenz vom Alzheimer-Typ : klin., computertomograph. u. elektroenzephalograph. Befunde / Hans Gutzmann. – Stuttgart : Enke, 1988.
(Klinische Psychologie und Psychopathologie ; Bd. 46)
ISBN 3-432-96471-4

NE: GT

Satz: Composersatz G. Heinrich-Jung, D-7120 Bietigheim-Bissingen
Druck: Betz-Druck, D-6100 Darmstadt 12

Geleitwort

Die senile Demenz vom Typ Alzheimer ist durch Weiterentwicklungen auf dem Gebiet der neuen bildgebenden Verfahren und durch die Fortschritte des biochemischen Untersuchungsansatzes wieder stark in den Blickpunkt der aktuellen wissenschaftlichen Diskussion getreten. Angesichts der Zunahme älterer Menschen in der Gesamtbevölkerung wird diese Diskussion in den nächsten Jahren und Jahrzehnten noch aktueller und brennender werden. Die vorliegende Untersuchung befaßt sich mit der Alzheimerschen Erkrankung unter dem Aspekt der klassischen psychopathologischen und testmetrischen Untersuchung und unter Berücksichtigung hirnelektrischer und computertomographischer Befunde. Es kommt dem Verfasser darauf an, Befunde, die auf verschiedenen Ebenen erhoben wurden (Psychopathologie, Neurologie, Computertomographie etc.), synoptisch zu integrieren. Dabei zeigt sich, daß die senile Demenz vom Alzheimer-Typ, von ihrer Psychopathologie her, kein einheitliches Krankheitsbild darstellt, sondern daß die Funktionsausfälle, zumindest in den Anfangsphasen sehr unterschiedlich sind und daß sich erst nach Fortschreiten der Erkrankung eine Nivellierung des psychopathologischen Bildes ergibt. Der psychopathologische Befund wurde mit Hilfe des Dokumentationssystems der Arbeitsgemeinschaft für Gerontopsychiatrie in standardisierter Weise erhoben, die computertomographischen Auswertungen stützen sich auf differenzierte lineare Messungen. Die Erfassung der Störungsmuster auf verschiedenen Ebenen führte zu interessanten und zum Teil konvergierenden Befunden. So entsprach eine Aufmerksamkeitsstörung im d2-Test einer deutlichen Vigilanzstörung im EEG. Die eigenen Befunde werden jeweils im Lichte der Literatur kritisch diskutiert.

Insgesamt ist aus der empirischen Untersuchung einer relativ kleinen Stichprobe ein Buch entstanden, das eine differenzierte psychopathologische Untersuchungstechnik mit anderen klinischen Untersuchungsmethoden und der Computertomographie kombiniert und in einen überschaubaren Zusammenhang bringt. Wer sich mit der klinischen Seite der Demenz vom Alzheimer-Typ beschäftigen möchte, wird mit Gewinn zu diesem Buch greifen und sowohl hinsichtlich der Untersuchungstechnik als auch im Hinblick auf neue Fragestellungen zahlreiche Anregungen erhalten.

Marburg, im Oktober 1987 *H. Remschmidt*

Geleitwort

Vorwort

In der vorliegenden Arbeit soll versucht werden, Zusammenhängen zwischen Hirnstruktur und Hirnfunktion bei einer Gruppe gerontopsychiatrischer Patienten mit einer Alzheimerschen Demenz nachzuspüren. Gleichzeitig ist beabsichtigt, einige der wesentlichen internationalen Forschungsergebnisse der letzten Jahre zu diesem Thema darzustellen. Ein Anspruch auf Vollständigkeit verbietet sich allerdings angesichts des Umfanges der akkumulierten Literatur.

Die Arbeit wurde von Herrn Prof. Dr. *S. Kanowski* angeregt, dem ich für die konstruktiv-kritische Begleitung des Arbeitsprozesses herzlich danke. Bei der Umarbeitung der Erstfassung des Manuskripts zum vorliegenden Buche wurden neben Kürzungen vor allem auch Aktualisierungen der Literaturübersichten notwendig. Bei dieser Arbeit haben mir viele Kollegen mit Rat und Tat beiseite gestanden. Ihnen gilt deshalb ebenfalls mein Dank: (in alphabetischer Reihenfolge) *W. Avdaloff, A. Ermer, R. Ferszt, H.J. Gertz, U. Hegerl, K.-P. Kühl, B. Landgrebe, F.-M. Reischies* und *G. Ulrich.* Danken möchte ich auch Frau *S. Alpert* und Frau *B. Lemin,* die bei der Niederschrift des Textes neben großem Geschick auch viel Langmut zeigten.

Den Patienten aber danke ich für ihre geduldige Kooperation, ohne die diese Arbeit nicht möglich gewesen wäre.

Berlin, im Oktober 1987 *Hans Gutzmann*

Inhalt

Einleitung		1
1	**Fragestellungen und Untersuchungsinstrumente**	4
1.1	Fragestellungen	4
1.2	Erhebung der psychopathologischen Befunde	4
1.3	Erhebung der computertomographischen Befunde	5
1.4	Erhebung der neurologischen Befunde	7
1.5	Erhebung der EEG-Befunde	9
1.6	Erhebung der testpsychologischen Befunde	9
2	**Untersuchungsablauf und Patientenstichprobe**	10
2.1	Untersuchungsablauf, Auswertung	10
2.2	Patientenstichprobe	10
2.2.1	Selektionskriterien	10
2.2.2	Sozialdaten	12
2.2.3	Internistische und laborklinische Befunde	14
2.2.4	Angaben zur speziellen Anamnese	15
3	**Untersuchungsgegenstand**	17
3.1	Zum Begriff der Demenz	17
3.2	Symptomatik des organischen Psychosyndroms	19
3.3	Multidimensionale Bedingungszusammenhänge bei der Ausformung des klinischen Bildes	21
3.4	Senile Demenz vom Alzheimer-Typ (SDAT)	22
3.4.1	Neuropathologie und Biochemie	22
3.4.2	Ätiologische Hypothesen	25
3.4.3	Klinik der senilen Demenz vom Alzheimer-Typ	27
3.4.4	Differentialdiagnose	32
4	**Psychopathologie**	36
4.1	Störungen von Konzentration, Mnestik und Orientierung	36
4.2	Hirnwerkzeugstörungen	38
4.3	Denkstörungen	39
4.4	Verstimmungen und Gefühlsstörungen	40
4.5	Störungen des Antriebs, des Sozialverhaltens und der Selbständigkeit	41
4.6	Schlafstörungen	41
4.7	Aspekte der Beziehungen zwischen den häufigsten psychopathologischen Symptomen	44
5	**Computertomographie**	47
5.1	CT-Untersuchungen an Normalpopulationen	48
5.2	Der neuroradiologische Nachweis zerebraler Atrophie und die Frage ihrer Verknüpfung mit psychopathologischen Befunden	51
5.3	Eigene Befunde	55

5.3.1 Ergebnisse des Experten-Urteils 57
5.3.2 Zusammenhänge zwischen kortikaler und ventrikulärer Atrophie 57
5.3.3 Ventrikuläre Atrophien und ihre Beziehungen zu psychopathologischen Befunden 58
5.3.3.1 Die Weite der Temporalhörner (TH) 58
5.3.3.1.1 Befunde und Diskussion 59
5.3.3.2 Die Weite des dritten Ventrikels (V3) 60
5.3.3.2.1 Befunde und Diskussion 61
5.3.3.3 Weite der Vorderhörner (HUCK) 62
5.3.3.3.1 Befunde und Diskussion 63
5.3.4 Kortikale Atrophien und ihre Beziehungen zu psychopathologischen Befunden 65
5.3.4.1 Weite des Interhemisphärenspaltes (IH) 66
5.3.4.1.1 Befunde und Diskussion 66
5.3.4.2 Weite der Inselzisterne (CYST) 68
5.3.4.2.1 Befunde und Diskussion 69
5.3.4.3 Zahl und Weite der kortikalen Sulci (NSUL, WSUL) 70
5.3.4.3.1 Befunde und Diskussion 71
5.3.5 Zerebelläre Atrophie 74
5.3.5.1 Befunde und Diskussion 75

6 Neurologie 80
6.1 Beschreibung der Stichprobe 80
6.1.1 Orbikularis-Okuli-Reflex 81
6.1.2 Palmomental-Reflex 81
6.1.3 Koordinationsstörungen 82
6.1.4 Aufhebung von Mitbewegungen 83
6.1.5 Muskeleigenreflexe 83
6.1.6 Störungen des Geruchssinnes 84
6.1.7 Störungen der Tiefensensibilität 84
6.1.8 „Gegenhalten“ 85
6.1.9 Schnauzreflex 86
6.2 Beziehungen zwischen neurologischen und computertomographischen Befunden 86
6.2.1 Instinktbewegungen und „Primitivreflexe“ 86
6.2.2 Koordinationsstörungen 88
6.2.3 Andere neurologische Befunde 89
6.3 Der Face-Hand-Test 90

7 Elektroenzephalographie 94
7.1 Das EEG im Alter 94
7.2 EEG-Veränderungen bei dementiellen Prozessen 96
7.3 Eigene Befunde 98
7.3.1 Beschreibung der Stichprobe 98
7.3.2 Zusammenhangsanalyse und Diskussion 98
7.3.2.1 Grundaktivität 98
7.3.2.2 Herdstörungen 99
7.3.2.3 Vigilanzstörungen 99

8 **Testpsychologie** . . . 101
8.1 Hamburg-Wechsler-Intelligenztest für Erwachsene . . . 101
8.1.1 Befunde und Diskussion . . . 102
8.2 Trail-Making-Test . . . 105
8.2.1 Befunde und Diskussion . . . 106
8.3 Benton-Test . . . 107
8.3.1 Befunde und Diskussion . . . 108
8.4 Test d2 . . . 109
8.4.1 Befunde und Diskussion . . . 109

9 **Zusammenfassung** . . . 110

Literatur . . . 113
Sachregister . . . 128

Für Christa, David und Jakob

Einleitung

Dementielle Erkrankungen bei älteren Menschen haben lange Zeit nicht das öffentliche und professionelle Interesse gefunden, das ihnen zweifelsohne zukommt. Die sozialpolitische Relevanz des Problems mögen einige epidemiologische Daten beleuchten. Noch 1871 waren nur 4,4 % der Gesamtbevölkerung des Deutschen Reiches über 65 Jahre alt. 100 Jahre später war dieser Wert auf 13,5 % gestiegen, hatte sich also verdreifacht. Der Anteil der über 80jährigen hatte sich im gleichen Zeitraum sogar verfünffacht. Unter sozialpolitischen Gesichtspunkten sind diese Zahlen besonders deswegen von großer Bedeutung, weil die Erkrankungshäufigkeiten im höheren Lebensalter drastisch zunehmen, wobei dies ganz wesentlich zu Lasten chronischer Krankheitsprozesse geht. Für Demenzen ist der Gradient der Zunahme im übrigen erheblich steiler als für die meisten anderen Organerkrankungen. Die Prävalenzrate dementieller Erkrankungen steigt für jede Dekade jenseits des 65. Lebensjahres um das Vierfache, während etwa bei Arthritis, Schlaganfällen und Hör- sowie Sehbehinderungen diese Rate nur um den Faktor 1,4 bis 1,7 steigt (*Evans* 1983).

Die epidemiologischen Angaben in der Literatur müssen wegen einer Fülle methodischer Probleme (vgl. *Cooper* und *Bickel* 1984) als nur bedingt zuverlässig gelten. Besonders bei Frühformen dementieller Erkrankungen ergeben sich erhebliche Probleme in der Abgrenzung zum normalen Altern (*Henderson* und *Huppert* 1984). Frühdiagnosen sind im übrigen nicht nur ein Problem bei der epidemiologischen Feldforschung, sondern auch bei institutionalisierten Patienten (vgl. z. B. *Nott* und *Fleminger* 1975).

Nach den Angaben in der Literatur kann man, je nachdem, wo die Grenze zwischen „normal" und „pathologisch" gezogen wird, bei 5,4 (*Cooper* und *Sosna* 1983) bis 55,7 % (*Kaneko* 1969) der Wohnbevölkerung über 65 Jahren ein hirnorganisches Psychosyndrom leichter Ausprägung erwarten, während schwerere dementielle Bilder in 3,6 % (*Sternberg* und *Gawrilowa* 1978) bis 14 % (*Parsons* 1965) dieser Bevölkerungsgruppe anzunehmen sind. Die Mehrzahl der Studien beziffert die Inzidenz deutlicher hirnorganischer Störungen in der genannten Bevölkerungsgruppe mit 7 % (*Lauter* 1985). Man kann davon ausgehen, daß nur 1/6 der Patienten mit schweren hirnorganischen Störungen und nur 1/25 derjenigen mit leichteren organischen Erkrankungen in Pflegeheimen oder Krankenhäusern untergebracht sind (*Bergener* 1984), so daß bei Diagnose und Therapie dieser Patienten dem niedergelassenen Arzt eine zentrale Rolle zukommt. Angesichts dieser Schlüsselfunktion des ambulanten Sektors stimmen Untersuchungen besonders nachdenklich, die zeigen, daß „den Hausärzten viele körperliche und seelische Störungen im höheren Lebensalter, darunter auch die Symptome der Arteriosklerose und leichtere Formen der Demenz, in den meisten Fällen überhaupt nicht bekannt" sind (*Stokoe,* zitiert nach *Lauter* 1972). *Waxman* und *Carner* (1984) fordern angesichts dieses auch von ihnen mehr als 10 Jahre später immer noch beobachteten Problems, daß Geriatrie und Gerontopsychiatrie obligatorische Bestandteile des Medizinstudiums werden sollen und daß, bis diese Maßnahmen greifen, geriatrische Themen mehr als bisher in der ärztlichen Fortbildung berücksichtigt werden sollen.

Kramer (1980) prognostizierte eine Steigerung der Gesamtprävalenz von Demenzen in den Industrieländern von 1975 bis zum Jahr 2000 um 54 %, in Entwicklungsländern im gleichen Zeitraum sogar um 123 %! Die Dringlichkeit des Problems unterstrich auch *Plum* (1979), der darauf hinwies, daß – sollte es nicht gelingen, die senile Demenz prophylaktisch oder therapeutisch grundlegend zu beeinflussen – nachfolgende Generationen mit einer Seuche konfrontiert wären, die soziale und medizinische Lasten erheblichen Ausmaßes mit sich brächte. Die Konsequenzen für den Lebensstandard der gesamten Bevölkerung seien kaum absehbar. Gerade Prophylaxe und frühe therapeutische Interventionen sind aber Aufgaben des ambulanten Bereichs, dessen aktuelle Kompetenzen bei dem oben Gesagten nicht als befriedigend zu gelten haben.

Angesichts dieser Situation ist es nun überraschend, wie *Wells* (1981) formulierte, daß die Erforschung keiner anderen Erkrankung, die solch erhebliche Behinderungen mit sich bringt und die in vergleichbarem Ausmaß zur allgemeinen Sterberate beiträgt – *Katzman* schätzte 1976, daß die senile Demenz in den USA die viert- oder fünfthäufigste Todesursache darstellt –, lange so wenig öffentliche Unterstützung erfuhr. Nach den Angaben von *Wells* (1981) erhielten die wesentlichen öffentlichen amerikanischen Forschungsinstitute 1981 weniger als 10 Millionen Dollar zu diesem Zweck, während allein das National Cancer Institute mehr als eine Milliarde Dollar im Vergleichszeitraum erhalten habe.

Seit Beginn der 80er Jahre zeichnet sich allerdings eine grundlegende Änderung der Situation ab. In den USA formte sich 1980 aus lokalen Angehörigengruppen von Patienten mit dementiellen Erkrankungen die nationale „Alzheimer's Disease and Related Disorders Association" (ADRDA). Diese Organisation ist seitdem sprunghaft gewachsen und hat ihre Ziele (Unterstützung der Familien Betroffener, Erziehung und Öffentlichkeitsarbeit, Einflußnahme auf politische Instanzen und Forschung) zunehmend erfolgreich vertreten können. Bereits 1982 wurde vom Präsidenten der Vereinigten Staaten, nachdem ihm in der Vorwahlzeit die Bedeutung des Problems energisch deutlich gemacht worden war, eine nationale Alzheimer-Woche proklamiert. Seit 1983 gibt es die Einrichtung des jährlichen „National Alzheimer's Disease month". Es vergeht kein Tag, an dem nicht in den Medien die Erkrankung und die damit zusammenhängenden Probleme angesprochen oder dargestellt werden (*Lombardo* 1985). Unter dem Druck der ADRDA hat der amerikanische Kongreß seine Forschungsförderung für dementielle Erkrankungen bis 1986 auf 49 Millionen Dollar erhöht. Außerdem wurden 5 Forschungszentren, die sich allein der Alzheimerschen Erkrankung widmen, eingerichtet.

Mit zeitlicher Verzögerung gewinnen dementielle Erkrankungen auch in Deutschland öffentliches Interesse. Einen sicher wesentlichen Impuls dürfte die Forschung auf diesem Gebiet auch durch die Einrichtung eines Förderungsschwerpunktes „Gerontopsychiatrie" durch den Bundesminister für Forschung und Technologie erhalten. Die Demenzforschung ist dabei als einer von vier Schwerpunktsbereichen charakterisiert.

Als häufigste Form der Demenz gilt die senile Demenz vom Alzheimer-Typ (SDAT), die allein oder in Kombination mit der Multi-Infarkt-Demenz (MID) für mindestens 70–80 % der dementiellen Erkrankungen im Alter verantwortlich gemacht wird (vgl. *Tomlinson* 1978).

In der internationalen Literatur findet sich eine nahezu unübersehbare Fülle von Forschungsergebnissen, die in allen Regeln Teilaspekten dementieller Erkrankungen, meist der senilen Demenz, gewidmet sind. Das Gesamtbild der Erkrankung und der komplexe Zusammenhang der einzelnen Funktionseinbußen mag dabei zu häufig aus dem Blickfeld geraten sein. Viele der gewonnenen Einzelergebnisse sind sicher wichtig und fruchtbar, auf sie wird an gegebener Stelle auch jeweils kritisch Bezug genommen. Die Akzentsetzung bei der vorliegenden Arbeit war jedoch eine andere:

Es soll auf der Basis einer möglichst viele klinische Parameter erfassenden Untersuchung einer als diagnostisch homogen anzusehenden Patientengruppe versucht werden, ein klinisches Bild der senilen Demenz vom Alzheimer-Typ zu entwerfen. In einem zweiten Schritt sollen dann Zusammenhänge zwischen Substrat und Funktion überprüft werden.

1 Fragestellungen und Untersuchungsinstrumente

1.1 Fragestellungen

Im einzelnen soll zu folgenden Fragen Stellung genommen werden:

1. Welche psychopathologischen, computertomographischen, neurologischen, elektroenzephalographischen und psychologischen Befunde charakterisieren die untersuchte Patientenstichprobe?

2. Ist es gerechtfertigt, die in der Literatur als psychopathologische Kernsymptome des hirnorganischen Psychosyndroms aufgefaßten Störungen des Gedächtnisses, der Auffassung, der Orientierung, des Denkens und der Affektivität als komplexes Strukturgefüge anzusehen, oder legen die Ergebnisse eine relative Unabhängigkeit und Eigendynamik einzelner Symptome nahe?

3. Lassen sich statistisch bedeutsame wie klinisch plausible Beziehungen zwischen lokalen hirnatrophischen Veränderungen und psychopathologischen, neurologischen, elektroenzephalographischen und psychologischen Befunden aufdecken?

4. Läßt die Summe der hier vorgelegten Befunde das hirnorganische Psychosyndrom auf der Basis einer Hirnatrophie unter funktionsdynamischen und topologischen Gesichtspunkten als ein weitgehend homogenes Krankheitsbild erscheinen, oder ergeben sich eher Hinweise, die für ein multilokuläres Geschehen mit differenzierten Funktionsausfällen sprechen?

1.2 Erhebung der psychopathologischen Befunde

Die allgemein anerkannte Notwendigkeit, auch psychiatrischen Befunde in einer überindividuell vergleichbaren Form abzubilden, hat in den letzten Jahren zur Entwicklung einer Vielzahl von Dokumentationssystemen geführt. Es kann hier nicht der Ort sein, diese Entwicklung detailliert nachzuzeichnen. Vielmehr soll im folgenden kurz dargestellt werden, welche Befunde bei den im Rahmen dieser Studie untersuchten Patienten erhoben wurden und welche Dokumentationslogik diesen Erhebungen zugrunde lag.

Grundlage der Struktur der hier erhobenen psychopathologischen Befunde war das Dokumentationssystem der Arbeitsgemeinschaft für Gerontopsychiatrie (AGP) von *Ciompi* und *Kanowski* (1981) und das für dieses Dokumentationssystem vorliegende Manual in seiner ersten Fassung von 1973. Parallel zu der vorliegenden Untersuchung ist eine inzwischen abgeschlossene Überarbeitung von Dokumentationssystem und Manual erfolgt (*Ciompi* et al., im Druck).

Das AGP-System ist eine geschlossene Dokumentation für psychisch Alterskranke, die auf der Basis des AMP-Systems entwickelt wurde (*Frost* et al. 1972; *Ciompi* et al. 1972). Anders als etwa bei der Geriatric Mental State Schedule (*Copeland* et al. 1976), die ein strukturiertes Interview voraussetzt, erfolgt die Befunddokumentation beim AGP-System auf der Basis einer freien psychiatrischen Exploration sowie allgemeinmedizinischer und neurologischer körperlicher Untersuchungen. Angesichts der spezifischen Zielpopulation gerontopsychiatrischer Patienten mußte der psychopathologische Befundbeleg gegenüber dem AMP-System besonders in den Bereichen Bewußtseinsstörungen, Auffassungs- und Konzentrationsstörungen und der Gedächtnisfunktionen erheblich differenziert werden.

Aus Gründen der Praktikabilität und angesichts des Umstandes, daß zum Zeitpunkt der Erhebung der Daten sich das AGP-System in Revision befand, wurden in der vorliegenden Untersuchung aus dem Itempool des AGP-Systems in seiner Fassung von 1973 nur Items berücksichtigt, die für den gegebenen Zusammenhang von Relevanz waren. Zusätzlich wurden jedoch noch einige andere Items aufgenommen, die sich für die Beschreibung der Psychopathologie des hirnorganischen Psychosyndroms nach Angabe verschiedener Autoren als wertvoll erwiesen hatten. Hierzu zählt vor allem eine Reihe von Fragen, die das Altgedächtnis betreffen (z. B. „Datum des Schulabgangs", „Datum der Heirat", „Dauer der eigenen Erkrankung"), die dem Erhebungsbogen von *Gustafson* (1975) entnommen wurden. Die Beurteilung erfolgte auf einer 4-Punkte-Skala der Ausprägungsgrade „nicht vorhanden", „leicht", „mittel", „schwer".

Der von *Gurland* et al. (1976) und *Copeland* et al. (1976) als Teil der psychiatrischen Exploration aufgefaßte und in den Itempool der Geriatric Mental State Schedule aufgenommene Face-Hand-Test war in der vorliegenden Arbeit Teil der neurologischen Untersuchung, die Ergebnisse werden entsprechend im Rahmen der neurologischen Befunde vorgestellt.

1.3 Erhebung der computertomographischen Befunde

In den wenigen Jahren seit Einführung der Computertomographie (CT) in die klinische Diagnostik (*Hounsfield* 1973) wurde bereits eine Fülle von Methoden zur Messung der Ventrikel- und Subarachnoidalräume vorgeschlagen. Eine ausführliche Literaturübersicht hierzu findet sich bei *Sabattini* (1982).

Um die in der vorliegenden Arbeit angewandten Verfahren zur Messung der Ventrikel- und Subarachnoidalräume in ihrer Wertigkeit besser einordnen zu können, werden im folgenden kurz die wesentlichen Gründzüge computertomographischer Auswertungstechniken dargestellt.

Zunächst ist hier dasjenige Verfahren zu nennen, das in der klinischen Praxis die weiteste Verbreitung gefunden hat und von *Rienhoff* et al. (1978) als „manuelle Auswertung von CT-Befunden" charakterisiert worden ist. Es handelt sich dabei um die subjektive Bewertung von CT-Bildern durch erfahrene Untersucher („Experten"). Als Vorteil ist sicherlich die Schnelligkeit des Verfahrens zu werten. Sein Nachteil liegt in der weitgehend subjektiven Prägung. Interrater-Studien ergaben Reliabilitätskoeffizienten zwischen .70 und .80, wobei sich letztgenannter Wert allein auf die Strukturen interner Liquorräume bezieht. Die Übereinstimmung hinsichtlich der Subarachnoidalräume war geringer (*Rienhoff* et al. 1978). In der Regel wird bei dieser Methode eine 4-Punkte-Skala von „nicht vorhanden" bis „schwere Atrophie" benutzt.

Das Verfahren linearer Messungen basiert auf dem Erscheinungsbild der Ventrikel und der Subarachnoidalräume, wie sie mit bloßem Auge gesehen werden. Die Messungen werden in der Regel mit einem auf den Verkleinerungsfaktor des jeweiligen Gerätes abgestimmten Maßstab vorgenommen. Beschränkungen erfährt dieses Verfahren durch Variationen in der Symmetrie der Umrisse der untersuchten Strukturen. Wie bei allen neuen Verfahren, so bestand auch hier die Tendenz bei vielen Autoren, selbstentwickelte Meßtechniken und Parameter anzuwenden bzw. zu untersuchen, so daß vielfach eine Vergleichbarkeit zwischen Untersuchungsgruppen nicht gewährleistet ist. Sofern Interrater-Reliabilitäten angegeben werden, so bewegen sie sich in der gleichen Größenordnung wie die des oben geschilderten Expertenurteils. Auch hier ist die Übereinstimmung bei der Beurteilung der Ventrikelgrößen in der Regel wieder höher als bei den Subarachnoidalräumen (vgl. *Carlen* und *Wilkinson* 1980).

Planimetrische Verfahren sind in der Regel erheblich zeitaufwendiger als die bisher geschilderten Methoden. Sie bedürfen zu ihrer Anwendung zudem spezieller Instrumente, mit denen dann ein Gebiet, dessen Grenzen vorher definiert sein müssen, ausgemessen werden kann. Diese Messung kann auf mechanischem Wege erfolgen. Sie kann aber auch unter Zuhilfenahme eines Lichtgriffels auf dem Bildschirm vorgenommen werden, wobei dann der Rechner die Dichtewerte des markierten Gebietes bestimmt. Planimetrische Messungen erscheinen ähnlich fehler-anfällig wie die beiden erstgenannten Verfahren, da das zu untersuchende Gebiet ausschließlich unter visueller Kontrolle abgegrenzt wird.

Experten-Rating, lineare und planimetrische Messungen nutzen die vom CT zur Verfügung gestellte Informationsfülle nur zu einem geringen Teil. Überspitzt kann man sagen, daß man sich des CT bei diesen Verfahren wie eines – wenn auch komfortablen – konventionellen Röntgengerätes bedient, wobei dem Untersucher, der mit von früheren Techniken her vertrauten Messungen und Strukturen operiert, ein subjektiver Bewertungsspielraum eingeräumt wird.

Genuin neue Wege gehen Verfahren, die automatisch auf der Basis der vom CT ermittelten Dichtewerte Ventrikelgröße und Ventrikelvolumen bestimmen. Grundprinzip dieser Methoden ist die Bestimmung der Dichte jener Volumenelemente, die die Grenze zwischen Ventrikel und Hirngewebe markieren. Eine Untersuchung von *Walser* und *Ackermann* (1977) machte einige Probleme deutlich: Das Rechner-Programm war zwar in der Lage, basale und konvexitätsnahe Subarachnoidalräume aus den Berechnungen auszuschließen, es konnte aber nicht Zisternen von Ventrikelräumen unterscheiden. *Brassow* und *Baumann* (1978) versuchten, dieser Ungenauigkeit zu begegnen, indem sie unter visueller Kontrolle dem Rechner die Unterscheidung Ventrikel/Zisterne vorgaben. Die Fehlerquote dieses Verfahrens, überprüft an Phantomversuchen wie Sektionsbefunden, wurde von den Autoren mit 5 % angegeben.

Allein auf die Strukturen der grauen und weißen Substanz, also nicht auf die Grenzziehung zwischen Ventrikel und Parenchym, zielt die Dichteanalyse definierter Hirnareale und schöpft so die im CT enthaltenen Informationen optimal aus (vgl. *Kluge* 1981).

Die Auswahl der Methoden für die vorliegende Arbeit orientierte sich zum einen an der Frage, welches Verfahren bei vertretbarem technischen und zeitlichen Aufwand bei den CT-Bildern aller Patienten angewandt werden konnte. Zum anderen erschien es wichtig, eine Methode auszuwählen, für die es bereits Normwerte gab, die auch eine Abschätzung des Altersfaktors zuließen.

Aus der Gruppe der oben aufgelisteten Verfahren boten sich unter diesen Aspekten zwei zur Durchführung an: das Expertenurteil und lineare Messungen. Die Auswahl des ersten Verfahrens beruhte eher auf pragmatischen Überlegungen, da alle Computertomographien im Rahmen der klinischen Routine bereits von erfahrenen Radiologen beurteilt und hinsichtlich der Hirnatrophie auf einer 4-Punkte-Skala eingeschätzt worden waren. Lineare Messungen wurden gewählt, weil damit bereits recht verläßliche Normwerttabellen erstellt worden sind (z. B. *Meese* et al. 1980).

Alle Untersuchungen wurden mit dem Computertomographen der Abteilung für Radiologie des Klinikums Charlottenburg (EMISCAN, Modell 1010) durchgeführt. Die Patienten wurden dabei so eingestellt, daß die Schichten einen Winkel von 20 bis 25 Grad mit der Schädelbasis bildeten. Die Schicht 1 A zeigt bei dieser Einstellung den vierten Ventrikel sowie die Frontallappen. Die übrigen Schichten befinden sich oberhalb dieser Ebene. Die Schichtdicke betrug 10 mm.

Folgende Messungen wurden durchgeführt:

1. Ventrikelparameter

a) Weite der Temporalhörner in mm (TH)
b) Weite des dritten Ventrikels in mm (V3)
c) Huckmann-Zahl (HUCK): Summe der größten und kleinsten Distanz zwischen den Frontalhörnern in cm.

2. Meßgrößen der äußeren Liquorräume

a) Weite des Interhemisphärenspaltes in mm (IH)
b) Weite der Inselzisterne in mm (CYST)
c) Zahl der Sulci in der Schicht 4 A (NSUL)
d) durchschnittliche Werte der drei größten sichtbaren Sulci (mm) in Schicht 4 B (WSUL).

3. Meßgrößen zerebellärer Atrophie

a) Vermis-Atrophie (VER)
(skaliert nach: nicht vorhanden/leicht/mittel/schwer)
b) Lappen-Atrophie (LAP)
(skaliert nach 3 a).

Beide genannten Verfahren zur Bestimmung der äußeren und inneren Liquorräume wurden unabhängig voneinander durchgeführt. Das Expertenurteil lag zum Zeitpunkt der linearen Messungen nicht vor und wurde erst im Nachhinein ausgewertet und dokumentiert. Abb. 1 gibt eine Übersicht über die untersuchten Schichten und die jeweils bestimmten Parameter.

1.4 Erhebung der neurologischen Befunde

Bei allen Patienten wurde ein ausführlicher neurologischer Status erhoben, wie er als Teil der poliklinischen Aufnahmeuntersuchung an der Abteilung für Gerontopsychiatrie der FU Berlin eingeführt ist. Entsprechend der Themenstellung dieser Arbeit wurden zusätzlich einige Befunde erhoben, die üblicherweise nicht – oder nicht in dieser Ausführlichkeit – Teil der neurologischen Routineuntersuchung sind. Nur letztere seien im folgenden kurz aufgeführt:

1. Entwicklungsgeschichtlich frühe Reflexe
(Orbicularis-Oculi-Reflex, Palmomental-Reflex, „Gegenhalten“, Schnauz-Reflex)
2. Störungen des Geruchssinnes
3. Face-Hand-Test.

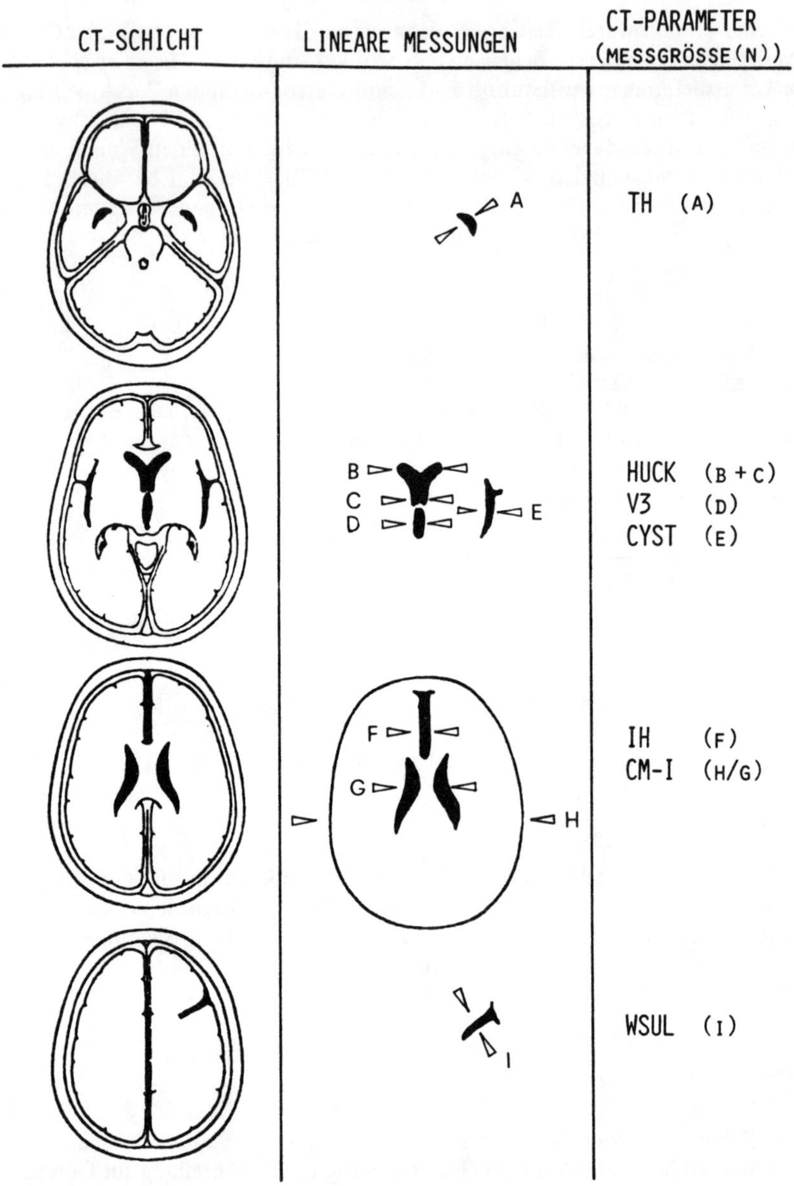

Abb. 1 CT-Schichten und zugehörige Parameter

1.5 Erhebung der EEG-Befunde

Dies ist das einzige Untersuchungsinstrument, bei dem sich die vorliegende Arbeit ausschließlich auf die Ergebnisse klinischer Routinebefundung stützt. Die EEGs wurden entsprechend der in unserer Klinik eingeführten Konventionen befundet und dokumentiert (vgl. *Penin* et al. 1972).

1.6 Erhebung der testpsychologischen Befunde

Es wurde im Rahmen der für diese Arbeit durchgeführten testpsychologischen Untersuchungen vorwiegend Tests zur Anwendung gebracht, die sich bei der Leistungsüberprüfung von hirnorganisch veränderten Patienten in der Abteilung für Gerontopsychiatrie der FU Berlin bisher als aussagekräftig erwiesen hatten:

1. Hamburg-Wechsler-Intelligenztests für Erwachsene (HAWIE)
2. Benton-Test
3. Test d2 nach *Brickenkamp.*

Zusätzlich wurde noch der Trail-Making-Test eingesetzt, dem in der Literatur eine hohe Diskriminationsfähigkeit bei der Auslese hirnorganisch bedingter Störungen zugesprochen wird (z. B. *Reitan* 1958; *Spreen* und *Benton* 1965; *Storandt* et al. 1984).

2 Untersuchungsablauf und Patientenstichprobe

2.1 Untersuchungsablauf, Auswertung

Die Untersuchungen der Patienten wurden zwischen Oktober 1978 und Juli 1979 durchgeführt. Es handelte sich um eine modifizierte Querschnittsuntersuchung. Grundlage für die Auswahl der Patienten war auch der zu einem bestimmten Zeitpunkt von unserer Poliklinik zu überblickende Verlauf. Es war geplant, daß ein Patient alle Abschnitte der Untersuchung innerhalb von 14 Tagen durchlaufen sollte. Dieses Vorgehen schien geeignet, die Vergleichbarkeit der Daten durch Einschränkung nichtkontrollierter Variablen ebenso eher zu gewährleisten, wie die Übersichtlichkeit des Untersuchungsganges für die Patienten selber. Bis auf wenige Ausnahmen aufgrund interkurrenter Erkrankungen konnte dieser Plan eingehalten werden. Ausnahmslos erfolgten zunächst die psychiatrische Exploration und die neurologische Untersuchung, erst im Anschluß daran wurden die anderen Befunde erhoben.

Als Rechnerprogramm wurde „statistical package for the social sciences" (SPSS, *Nie* et al. 1975) gewählt. In den Korrelationstabellen wird, wenn nicht anders vermerkt, der Rangkorrelationskoeffizient von *Spearman* angegeben. Sofern bei der Berechnung dieser Koeffizienten eine oder mehrere Einflußgrößen kontrolliert wurden, ist dies in der entsprechenden Legende vermerkt. In den Interkorrelationsmatrizen werden in der Regel alle Korrelationskoeffizienten aufgeführt. In den Tabellen mit ausgewählten Korrelationskoeffizienten werden der Übersichtlichkeit halber nur signifikante Korrelationen angegeben.

2.2 Patientenstichprobe

2.2.1 Selektionskriterien

Es wurden ausschließlich Patienten der Abteilung für Gerontopsychiatrie der FU Berlin untersucht, die dem Autor dieser Studie aus der täglichen Arbeit vertraut waren. Hierbei war die Überlegung maßgeblich, daß bei dieser Vorgehensweise die Drop-out-Rate gering gehalten werden kann. Es erwies sich, daß keiner der ursprünglich angesprochenen 41 Patienten seine Mitarbeit verweigerte. Allerdings konnten die Ergebnisse von 2 Patienten nicht verwertet werden, da diese, wie sich im Verlauf der Untersuchung herausstellte, unter Erkrankungen litten, die durch das Untersuchungsthema nicht gedeckt waren (zerebralmanifestierende Zoonose, Alkoholenzephalopathie).

Alle Untersuchten hatten bei ihrer Aufnahme in die Poliklinik eine umfangreiche Assessment-Phase durchlaufen und befanden sich zum Teil schon Monate bis Jahre in Betreuung der Abteilung. Es lag für sie also bereits eine klinische Befunddokumentation unter Einschluß des AGP-Systems vor. Die darin enthaltene Einschätzung des Schweregrades des hirnorganischen Psychosyndroms stellte ein wesentliches Kriterium der Vorauswahl der Patienten dar. Ausschlußkriterien waren neben eindeutigen Hinweisen auf das Vorliegen spezifischer hirnorganischer Erkrankungen (z. B. Lues, Alkoholenzephalopathie, Zoonosen, Defektzustände nach apoplektischem Insult und Hirntumoren) auch Symptome einer endogenen Psychose.

Da in der Literatur (z. B. *Folstein* und *McHugh* 1978) immer wieder auf die Schwierigkeit bei der Differenzierung zwischen hirnorganischem Psychosyndrom und depressiver Pseudodemenz hingewiesen wurde, wurden gegebenenfalls nur solche Patienten mit einer leichten depressiven Symptomatik in die Studie aufgenommen, deren affektive Störungen sich gegenüber einer intensiven, längerdauernden, multidimensionalen Therapie als refraktär erwiesen hatten. Unter Berücksichtigung aller klinischen und paraklinischen Befunde konnte somit bei allen Untersuchten die Diagnose einer präsenilen bzw. senilen Demenz vom Alzheimer-Typ wahrscheinlich gemacht werden.

Einige Arbeitsgruppen (z. B. *Ron* et al. 1979, *Garcia* et al. 1981) haben im Rahmen von follow-up-Studien die Sicherheit bei der Diagnose von präsenilen und senilen Demenzen untersucht und kamen zu dem Ergebnis, daß die entsprechende Verdachtsdiagnose nur in 75–80 % der Fälle bei der Nachuntersuchung verifiziert werden konnte. Bei mehr als 50 % der fehldiagnostizierten Patienten stellte sich eine nichtorganische (meist affektive) Psychose heraus, bei vielen weiteren eine organische Erkrankung anderer Ätiologie (z. B. Morbus Parkinson, Hirn-Trauma, chronischer Alkoholismus). *Garcia* et al. (1981) hoben darüber hinaus hervor, daß zu häufig die Diagnose einer Demenz ausschließlich aufgrund eines CT-Befundes unter Vernachlässigung des klinischen Bildes gestellt worden sei. Die meisten dieser diagnostischen Klippen wurden in der vorliegenden Arbeit berücksichtigt, so daß von einer befriedigenden diagnostischen Homogenität der Untersuchungsgruppe ausgegangen werden kann.

Kürzlich hat eine Arbeitsgruppe des National Institute of Neurological and Communitative Disorders and Stroke (NINCDS) und der Alzheimer's Disease and Related Disorders Association (ADRDA) Kriterien formuliert, nach denen die Diagnose einer Alzheimerschen Erkrankung klinisch wahrscheinlich gemacht werden kann (*McKhann* et al. 1984). Diese Kriterien umfassen neben der klinischen Evidenz einer dementiellen Erkrankung und ihrer Erfassung auf einer eingeführten Demenz-Skala unter anderem folgende Punkte:

- Progressive Verschlechterung des Gedächtnisses und anderer kognitiver Funktionen,
- Fehlen von Bewußtseinsstörungen,
- Beginn zwischen dem 40. und 90. Lebensjahr,
- Fehlen systemischer Erkrankungen und anderer Hirnerkrankungen, die für sich schon eine progressive Verschlechterung kognitiver Funktionen begründen könnten.

Klinische Hinweise, die zusätzlich das Vorliegen einer Alzheimerschen Erkrankung wahrscheinlich machen, sind nach diesen Autoren:

- Der progressive Abbau spezifischer kognitiver Funktionen (Aphasien, Apraxien, Agnosien),
- Verhaltensstörungen einschließlich der Schwierigkeiten bei alltagspraktischen Belangen,
- eine positive Familienanamnese (besonders wenn ein Morbus Alzheimer histopathologisch gesichert worden war),
- eine zerebrale Atrophie im CT (besonders deren Zunahme im Verlauf),
- ein normaler Liquorbefund und
- ein normales oder nur unspezifisch verändertes EEG.

Unsicher oder unwahrscheinlich würde die Diagnose eines Morbus Alzheimer bei einem plötzlichen, apoplektiformen Beginn, fokalen neurologischen Störungen und epileptischen Anfällen sowie Gangstörungen, besonders zu Beginn der Erkrankung. Eine definitive Diagnose der Erkrankung sei nur möglich, wenn bei Erfüllung der klinischen Kriterien auch ein spezifischer histopathologischer Befund vorläge.

Auch unter Würdigung dieser Kriterien können die von uns untersuchten Patienten mithin als homogen hinsichtlich der Ätiologie der dementiellen Erkrankung angesehen werden.

2.2.2 Sozialdaten

Es wurden 41 Patienten untersucht, von denen 39 in die endgültige Auswertung einbezogen wurden. Bei ihnen handelte es sich um 21 Frauen und 18 Männer im Alter zwischen 55 und 84 Jahren mit einem mittleren Alter von 69,6 Jahren (vgl. Tab. 1). Es ergab sich kein signifikanter Altersunterschied zwischen den Geschlechtern. 51,3 % der Patienten waren verwitwet, 33,3 % noch verheiratet, 7,7 % ledig, 5,1 % getrennt lebend und 1 Patient geschieden. Hierbei ist festzuhalten, daß 68,2 % der Frauen, jedoch nur 27,8 % der Männer verwitwet waren. Diese Ergebnisse korrespondieren gut mit der vom Institut für Sozialforschung und Gesellschaftspolitik e. V. (Köln) erstellten Dokumentation über die Lebenssituation 65jähriger und älterer Bürger in Berlin (*Kuhlmeyer* 1974). Danach waren 61 % der Frauen und 20 % der Männer über 65 Jahre verwitwet oder geschieden. Auch die Angaben über die Wohnsituation fügen sich in dieses Bild: Von unseren Patienten wohnten 68,2 % der Frauen und 33,3 % der Männer allein.

Tabelle 1 Alter aktuell, Alter bei Beginn und Dauer der Erkrankung

		n	%	min	max	$\bar{x}$	median	SD
Alter aktuell	w	21	53,9	56	84	69,6	70,5	8,1
	m	18	46,1	55	82	69,1	68,5	6,8
	m + w	39	100	55	84	69,4	70,5	7,4
Alter bei Beginn	w	21	53,9	52	79	66,0	67,0	8,2
	m	18	46,1	53	77	64,6	64,5	6,8
	m + w	39	100	52	79	65,4	66,0	7,2
Dauer	w	21	53,9	1	9	3,6	3,3	2,1
	m	18	46,1	1	9	4,5	4,2	2,3
	m + w	39	100	1	9	4,0	3,7	2,2

Aus den Daten von *Kuhlmeyer* (1974) läßt sich eine ähnliche Tendenz ablesen: 17 % der Männer und 56 % der Frauen wohnten allein. In diesem Zusammenhang ist die Bemerkung von *Tews* (1971) interessant, nach der die Wahrscheinlichkeit für ältere Bürger, allein zu wohnen, proportional der Gemeindegröße steigt, in einer Großstadt wie West-Berlin also am deutlichsten werden dürfte.

Angesichts der zum Teil recht erheblichen Ausprägung der hirnorganischen Symptomatik bei den Untersuchten ist die Tatsache, daß nur eine Patientin im Heim lebte, bemerkenswert. Auch die Zahl der Einpersonenhaushalte könnte einen Hinweis auf die Qualität der ambulanten Versorgung dieser Patienten geben.

Da die Lebenssituation auch im Alter besonders vom Grad der erworbenen Ausbildung abhängt, erscheint ein Blick auf die Schulbildung und die in der Berufsbildung erreichte Qualifikation der untersuchten Patienten angezeigt. Die überwiegende Mehrzahl (56,4 %) hatte einen Volksschulabschluß. Die nächst-kleinere Gruppe (17,9 %) hatte einen Realschulabschluß, gefolgt von den Abiturienten (15,4 %). Die letztgenannte Gruppe setzt sich aus 5 Männern und einer Frau zusammen, von denen nur die Männer (12,8 % der Gesamtstichprobe) einen Hochschulabschluß erworben hatten. Bei dem Vergleich der Geschlechter hinsichtlich des Ausbildungsniveaus ergab sich kein signifikanter Unterschied.

Ein auf den ersten Blick paradox anmutender Befund soll im Vorgriff auf die später zu diskutierenden computertomographischen Befunde schon hier mitgeteilt werden. Der Grad der Ausbildung korreliert positiv mit einigen zerebralen Parametern: mit der Weite des 3. Ventrikels (r = + .40) und der Huckman-Zahl (r = + .41) auf dem 1 %-Niveau und mit der Weite des Interhemisphärenspaltes (r = + .34) auf dem 5 %-Niveau. Diese Befunde sprechen nun nicht dafür, daß längere Ausbildung zu Hirnatrophie prädestiniert, sondern lassen im Gegenteil vermuten, daß bei prämorbid gut ausgebildeten Personen eine Atrophie erst ein erhebliches Ausmaß erreicht haben muß, bis sie klinisch und sozial manifest wird. Man könnte also annehmen, daß eine langjährige Ausbildung Reservekapazitäten aufbaut, von denen der Kranke eine Zeitlang zehren kann. Erst wenn diese Reserven erschöpft sind, deutlich später als bei weniger gut ausgebildeten Personen, manifestiert sich der zerebrale Substratdefekt auch klinisch. *Naugle* et al. (1985), die zu vergleichbaren Ergebnissen gekommen waren, charakterisierten dieses Phänomen als „intellectual buffer". *Filley* et al. (1986) dagegen konnten in einer kürzlich veröffentlichten Studie diesen gleichsam protektiven Effekt von Erziehung nicht sichern.

Auf die Bedeutung der durch ein zerebral-atrophisierendes Geschehen betroffenen Persönlichkeit machten *Cleary* et al. (1982) aufmerksam, die feststellten, daß die degenerative Hirnveränderung an sich gelegentlich weniger bedeutsam sei, als die Reaktion des Individuums auf diese Schädigung.

Die von uns untersuchte Gruppe erscheint hinsichtlich des sozial-ökonomischen Status privilegiert. Erreichten von unseren Patienten 12,8 % einen Hochschulabschluß, so waren es bei einer vom Statistischen Bundesamt im April 1971 durchgeführten Untersuchung der Wohnbevölkerung der Bundesrepublik Deutschland nach Schulabschluß und Altersgruppen (zit. n. *Curth* 1978) 7,2 % der noch Berufstätigen und nur 2,2 % der Rentner. Auch die von uns allerdings nur in einem sehr groben Raster erfaßte Einkommenssituation stellte sich sehr viel günstiger dar, als im Gesamtdurchschnitt der bundesrepublikanischen Bevölkerung dieser Altersgruppe. Wir fanden bei 64,1 % ein Einkommen von 1 000 bis 2 000 DM, bei 17,9 % sogar ein Einkommen von mehr als 2 000 DM im Monat. Untersuchungen des Statistischen Bundesamtes (zit. n. *Curth* 1978) belegen dagegen, daß 72,3 % der Rentner weniger als 1 000 DM im Monat zur Verfügung hatten.

Bei dieser als relativ günstig einzustufenden ökonomischen Situation erscheint es zunächst unerwartet, daß 18 Patienten den Eindruck äußerten, daß sich nach Eintritt der Erkrankung ein gradueller sozialer Abstieg vollzogen hätte. Der Grund für diesen Eindruck bestand jedoch in der Regel nicht so sehr in detailliert beschreibbaren finanziellen Einbußen, als vielmehr in einer Restriktion der Sozialkontakte. Besonders häufig wurde beschrieben, daß gerade diejenigen Sozialkontakte abgebrochen seien, auf die der Patient besonderen Wert gelegt hatte (z. B. Kinder, Arbeitskollegen).

2.2.3 Internistische und laborklinische Befunde

Wie aus der in den letzten Jahren immer stärker anwachsenden geriatrischen Literatur ersichtlich, ist erwiesen, daß viele Menschen mit zunehmendem Lebensalter häufiger und unter mehr Diagnosen erkranken (*Franke* 1973). Diese Tatsache ist unter dem Begriff „Multimorbidität" bekannt.

Das Spektrum der bei geriatrischen Patienten festgestellten Erkrankungen erstreckt sich nicht gleichmäßig auf die Fülle möglicher Diagnosen, im Gegenteil ist die Zahl der häufig auftretenden Krankheiten relativ gering: 50 % der Diagnosen verteilen sich auf die 16 häufigsten Erkrankungen (zit. n. *Franke* 1973). Die hierbei am häufigsten diagnostizierten und entsprechend behandelten Erkrankungen sind Herzinsuffizienz, Hypertonie, Diabetes mellitus, Arteriosklerose, Angina pectoris, Lungenemphysem und Harnwegsinfekte. Interessant erscheint in diesem Zusammenhang auch, daß sich bei einer klinischen Untersuchung von 570 älteren Probanden, die sich völlig gesund fühlten und bei denen auch keine funktionell erheblichen Leistungseinbußen vorlagen, ein sehr ähnliches Muster in der Auftretenshäufigkeit von Gesundheitsstörungen ergab (*Blume* et al. 1974).

Vor Besprechung der Ergebnisse sei darauf hingewiesen, daß für die Skalierung im folgenden die von der „Arbeitsgemeinschaft Gerontopsychiatrie" in ihrem Glossar angegebenen Grenzwerte zugrunde gelegt wurden (*Ciompi* und *Kanowski* 1973).

20,5 % der Patienten boten keinerlei Hinweis auf das Vorliegen einer Herzinsuffizienz. 66,7 % hatten eine leichte, medikamentös gut eingestellte kardiale Dysfunktion. Bei 10,3 % ergaben sich Zeichen deutlicherer kardialer Leistungseinschränkung und/oder die Anamnese eines Herzinfarkts. Bei einem Patienten lag die Anamnese multipler Herzinfarkte bei gleichzeitiger aktueller klinischer Herzinsuffizienz deutlichen Ausmaßes vor. Da bekannt ist, daß ein hirnorganisches Psychosyndrom nicht selten erstes und einziges Zeichen einer beginnenden Herzinsuffizienz sein kann (z. B. *Müller* 1975), war bei den herzgesunden Patienten im Rahmen der poliklinischen Behandlung bereits auch eine kardiologische Diagnostik und häufig eine probatorische Digitalisierung erfolgt. Diese hatte sich jedoch nicht in einer klinischen Besserung niedergeschlagen, so daß auf eine weitere Digitalisierung verzichtet worden war.

Bei 69,2 % der Patienten fand sich eine normotone Blutdrucklage. Bei 28,2 % wurde ein leichter, bei 2,6 % ein mittelgradig ausgeprägter Hypertonus gefunden. Sowohl die bei der überwiegenden Mehrzahl der Patienten festgestellte ausgeglichene Blutdrucksituation als auch die kleine Zahl ausgeprägterer kardialer Vorschädigungen sprechen nach *St. Clair* und *Whalley* (1983) gegen das Vorliegen einer zerebrovaskulären Erkrankung im Sinne einer Multi-Infarkt-Demenz (MID), unterstreichen also die diagnostische Homogenität der Untersuchungsgruppe.

Die Blutfettwerte waren bei 61,5 % der Untersuchten unauffällig, bei 23,1 % leicht und bei 15,4 % mittelgradig erhöht.

84,6 % der Patienten wiesen unauffällige Blutzuckerwerte auf, nur zwei von ihnen erhielten eine antidiabetische Medikation.

Schilddrüsenfunktionsstörungen und Hinweise auf Vitamin-B_{12}-Mangel fanden sich nicht.

3 Patienten zeigten eine leichte Erhöhung der leberspezifischen Transaminasen.

Die Nierenfunktion, für die als Parameter das Serum-Kreatinin herangezogen wurde, war bei 74,4 % der Patienten unauffällig. Es muß an dieser Stelle jedoch betont werden, daß das Kreatinin beim alten Menschen keinen sehr verläßlichen Anhaltspunkt für die Nierenfunktion bietet, da es in erheblichem Maße von der Muskelmasse abhängig ist und diese wiederum beim alten Menschen einen deutlich geringeren Prozentsatz des Gesamtkörpergewichts ausmacht als beim jüngeren. In diesem Zusammenhang sei noch darauf hingewiesen, daß sich in einer Reihe von Untersuchungen eine erhebliche Reduktion der Nierendurchblutung mit fortschreitendem Alter fand (zit. n. *Coper* und *Schulze* 1980). So weist ein 75jähriger Mann im Durchschnitt nur noch 42 % der Nierendurchblutung eines gesunden 30jährigen auf.

Nur bei 7 Patienten fand sich ein Hinweis auf das Vorliegen emphysematischer Veränderungen.

Zwei Patienten hatten keinerlei diagnostisch identifizierbare internistische Begleiterkrankung. 6 hatten eine, 8 Untersuchte zwei, 7 hatten drei, weitere 7 Patienten vier, 5 Patienten litten unter fünf, 3 Patienten unter sechs und 1 Patient unter acht somatischen Begleiterkrankungen neben der hirnorganischen Störung. Auch bei unseren Patienten war also das Phänomen zu beobachten, daß die Anzahl der auf die einzelnen Patienten entfallenden internistischen Diagnosen im höheren Lebensalter ein erhebliches Ausmaß annimmt.

Interessant erscheint ein Vergleich zwischen Zahl der Diagnosen und Zahl der rezeptierten Medikamente. 3 Patienten nahmen keinerlei Medikamente, 4 Patienten erhielten vom niedergelassenen Arzt ein rezeptpflichtiges Präparat, 15 Patienten zwei, 13 drei und 4 Untersuchte vier unterschiedliche Medikamente. Die Einnahme frei verkäuflicher Präparate wurde nicht erfaßt, da Angaben zu diesem Bereich bei ambulanten geriatrischen Patienten zu wenig verläßlich sind. Im Einzelfall können diese Substanzen allerdings eine kritische Einflußgröße bei hirnorganischen Störungen darstellen (vgl. *Gutzmann* 1984a). Zwischen den auf den einzelnen Patienten entfallenden internistischen Diagnosen und der Zahl der jeweils verordneten Präparate bestand eine deutliche Diskrepanz. Diese ist nun wohl nicht so zu deuten, daß eine Vielzahl therapiepflichtiger Erkrankungen ohne spezifisches Präparat belassen worden seien, sondern eher in der Richtung, daß eine Reihe von sich vorwiegend laborchemisch ausdrückenden pathologischen Abweichungen beim Arzt keinen „Rezeptier-Reflex" ausgelöst hat. Dieses erscheint um so sinnvoller, wenn man sich vor Augen hält, daß bei einer höheren Rezeptier-Rate auch eine höhere Anzahl von Nebenwirkungen zu erwarten wäre.

2.2.4 Angaben zur speziellen Anamnese

Bei 7 Patienten (17,9 %) konnte bei der Erhebung der Familienanamnese eine gleichartige Erkrankung bei Verwandten ersten Grades ausgemacht werden. Angesichts der Tatsache, daß die hier zugrundeliegenden Angaben ausschließlich auf der Exploration der Patienten oder ihrer Angehörigen beruhen, sollte dieser Befund nicht zu stark gewichtet werden, wenn auch der hier gefundene Wert gut mit dem von *Matsuyama* et al. (1985) mitgeteilten Prozentsatz (21,9 %) übereinstimmt (vgl. Kap. 3).

Bei 25 Patienten konnte eigen- oder fremdanamnestisch ein einschneidendes Ereignis in zeitlichen Zusammenhang mit dem Beginn der Erkrankung gebracht werden. Am häufigsten genannt wurden Berentung, Partnerverlust, schwerwiegende körperliche Erkrankung und Änderung des Wohnortes. Dieses Ergebnis unterstreicht die klinische Erfahrung, daß eine prä-existente zerebrale Insuffizienz, die unter stabilen Bedingungen noch kompensiert werden kann, bei deren Veränderung zur Dekompensation neigt.

Amster und *Krauss* (1984) fanden in ihrer New Yorker Studie einschneidender Lebensereignisse im Vorfeld dementieller Erkrankungen eine weitgehend vergleichbare Situation. Der Tod des Ehepartners erwies sich bei ihnen als das risikobehaftetste Lebensereignis, gefolgt von Krankenhauseinweisung und Tod eines nahen Familienmitglieds. An vierter Stelle rangierte eine schwere körperliche Erkrankung des Patienten. Daß Berentung und Wechsel des Wohnortes in New York wesentlich seltener als in unserer Studie im Zusammenhang mit dem Beginn einer dementiellen Erkrankung gesehen wurden, läßt an einen spezifischen soziokulturellen Faktor denken.

Die Ergebnisse der vorliegenden Arbeit legen wie die in der Literatur auffindbaren, noch spärliche Beiträge der Life-Event-Forschung nahe, die Umstände, unter denen eine hirnorganische Symptomatik zum erstenmal auftritt, mehr als bisher in diagnostische und therapeutische Überlegungen mit einzubeziehen.

Das Alter bei Beginn der Erkrankung lag bei den Patienten zwischen dem 52. und 79. Lebensjahr mit einem Mittelwert von 65,4 Jahren. Die bisherige Dauer der Erkrankung bewegte sich zwischen 1 und 9 Jahren mit einem Mittelwert von 4 Jahren (vgl. Tab. 1).

Bei 20,5 % der Patienten war die Erkrankung im Jahr vor der Indexuntersuchung stabil geblieben. Bei 28,2 % fand sich eine leichte, bei 30,8 % eine mittlere und bei 10,3 % eine schnelle Progredienz der Erkrankung.

An dieser Stelle scheint ein weiterer Vorgriff auf Kapitel 5 notwendig:

Weder zum Grad der computertomographisch bestimmten globalen Hirnatrophie, noch zum Grad des Psychosyndroms ließ sich für das Alter des Patienten und die Dauer der Erkrankung eine Zusammenhangstendenz finden. Die Frage nach der Progredienz der Erkrankung im Jahr vor der Untersuchung zeigte ein anderes Bild. Bei den Patienten mit gleichgerichtetem, wenn auch unterschiedlich schnellem Fortschreiten der Erkrankung zeigten sich enge Zusammenhänge zwischen Verlauf und globaler Hirnatrophie (0,1 %-Niveau der Signifikanz). 45,5 % der Patienten mit mittlerer oder schwerer globaler Hirnatrophie wiesen eine deutliche Progredienz ihrer klinischen Symptome auf. Ein ähnlicher Zusammenhang stellte sich zum aktuellen Grad des organischen Psychosyndroms dar. 44,4 % der Patienten mit einem mittleren oder schweren Psychosyndrom wiesen im Jahr vor der Untersuchung ebenfalls eine deutliche Progredienz des Geschehens auf. Kein Patient mit mittlerer oder schwerer Hirnatrophie, ebenso wie kein Patient mit mittlerem oder schwerem Psychosyndrom wies im Jahr vor der Untersuchung Phasen deutlicher Besserung seiner Symptome auf. Von den Patienten mit schwerem organischen Psychosyndrom war durchgängig von schneller Progredienz im letzten Jahr berichtet worden. Ausnahmslos waren sie von ihren Verwandten auch erst kurz vor der hier dargestellten Untersuchung wegen der hirnorganischen Beschwerden einem Arzt vorgestellt worden, der dann die Überweisung in die Abteilung für Gerontopsychiatrie veranlaßt hatte. Hierin könnte sich die vielfach zu beobachtende Tendenz einiger Angehöriger von Hirnorganikern niederschlagen, die Symptome der Erkrankten so lange zu unterschätzen, bis die eigene Belastbarkeit erschöpft ist. Die Beschreibung erheblicher Progredienz der Symptome des Patienten wäre in solchen Fällen eher als ein indirekter Hinweis auf das Überschreiten der Belastbarkeitsschwelle beim Angehörigen zu deuten, ohne daß daraus unmittelbar auf die Geschwindigkeit der Progredienz der Erkrankung geschlossen werden könnte.

3 Untersuchungsgegenstand

3.1 Zum Begriff der Demenz

Anders als bei den großen endogenen Psychosen steht für die psychoorganischen Symptome eine international konsensfähige begriffliche Klärung noch weitgehend aus. *Peters* (1986a) führt dieses Fehlen einer „klassischen organischen Psychiatrie" im wesentlichen darauf zurück, daß psychoorganische Störungen nicht per se behandelt werden können. Darüber hinaus stellt er eine „erstaunliche Zeit- und Kulturgebundenheit exogener Syndrome" fest, die ihn zu der Frage führt, „ob es auf dem Gebiet psychoorganischer Störungen grundsätzlich nicht möglich ist, bleibende Ordnungen zu schaffen". Ein kurzer Blick in die Medizingeschichte macht deutlich, daß die Ärzte bereits im Altertum zwischen psychischen Störungen infolge von Körperkrankheiten und solchen ohne Körperstörungen unterschieden. Auch die Differenzierung von akut-reversiblen von chronisch-irreversiblen körperlich begründbaren psychischen Störungen wurde bereits vollzogen. Phrenitis, Delir und Demenz waren die gebräuchlichsten Bezeichnungen für psychoorganische Zustandsbilder. Ihr Bedeutungsakzent verschob sich auch beim gleichen Autor gelegentlich von Kasuistik zu Kasuistik und diagnostisch eindeutige Zuordnungen sollten wohl auch mit ihnen nicht getroffen werden. Bis in die Neuzeit hinein waren diese Begriffe mit kleineren oder größeren Bedeutungsverschiebungen gebräuchlich. Erst im 19. Jahrhundert gewannen differenziertere Auffassungen an Gewicht.

Dies sei am Beispiel des Demenzbegriffs kurz beleuchtet. Während im 18. und zu Beginn des 19. Jahrhunderts „Demenz" für jede Form geistiger Störungen gebraucht wurde, war die Folgezeit, vorwiegend unter Einfluß der französischen psychiatrischen Schule, um eine begriffliche Präzisierung bemüht. *Esquirol* (1845) definierte die Demenz als eine zerebrale Erkrankung, die gekennzeichnet sei durch eine Herabsetzung der Vernunft, des Verstandes und des Willens sowie durch Minderung von Gedächtnisleistungen, Urteilsvermögen und Aufmerksamkeit (vgl. *Lipowski* 1986). Er unterschied mit der akuten, der chronischen und der senilen Form drei Typen der Demenz. Die durch Fieber oder Blutungen verursachte akute Form sei prinzipiell heilbar, die chronische Form dagegen, die er auf so heterogene Ursachen wie Trunksucht, Masturbation, Manie oder Epilepsie zurückführte, sei kaum behandelbar. Interessanterweise führte er als Verursachungsmodus auch exzessive Arbeit an, deren schädigende Wirkung seinerzeit von vielen vermutet wurde. *Schopenhauer*s Äußerung (1850) über *Kant* illustriert diese Überlegung recht anschaulich: „Ich argwöhne, daß auch *Kant* in seinen späten Jahren, nachdem er endlich berühmt geworden war, sich überarbeitet und dadurch die zweite Kindheit seiner vier letzten Jahre veranlaßt hat." Die senile Demenz schließlich sah *Esquirol* als altersbedingt und somit als prinzipiell unheilbar an. An der Wende vom 19. zum 20. Jahrhundert wurde der Begriff zunehmend zur diagnostischen Präzisierung verwandt, wobei immer häufiger auf neuropathologische Befunde (z. B. von *Pick, Alzheimer* und *Binswanger*) Bezug genommen wurde. In Lehrbüchern jener Jahre werden einzelne dementielle Syndrome zunehmend ausführlicher behandelt (vgl. z. B. das Kapitel „Dementia senilis" in *Ziehen*s Lehrbuch von 1902). Einen gewissen Abschluß fand diese Entwicklung in *Kraepelin*s (1910) Beschreibung und Abgrenzung dementieller Bilder, die für die deutsche Psychiatrie für lange Zeit richtungweisend waren. Ihm verdanken wir auch den Begriff „Alzheimersche Erkrankung". Mit dem Terminus Demenz war der Gedanke an das Degenerative, Irreversible eng verknüpft, was *E. Bleuler* bekanntlich dazu bewegte, das *Kraepelin*sche Konzept der Dementia praecox durch das der Schizophrenie zu ersetzen. Stimmen wie die von *Schilder* (1928), die sich gegen das Konzept der Irreversibilität wandten, blieben zunächst Randerscheinungen. Erst in den 60er Jahren wurde das Konzept des Demenzbegriffs erneut diskutiert, das Dogma der Irreversibilität erfuhr, gelegentlich polemisch, Widerspruch: „Die ganze Verkünstelung, aus Angst gegen den alten, tyrannischen Demenzbegriff zu verstoßen, die in dem Kliniker Mißbehagen erregen mußte, ist völlig überflüssig. Wir haben nur ganz schlicht von einer reversiblen und einer irreversiblen Demenz zu sprechen, um den Tatsachen gerecht zu werden" (*Weitbrecht* 1962). Diese Diskussion ist im deutschen Sprachraum bis heute nicht abgeschlossen. Sie scheint vielmehr in den letzten Jahren noch an Heftigkeit zugenommen zu haben (vgl. *Oesterreich* und *Wagner* 1982; *Hoyer* und *Oesterreich* 1985; *Klosterkötter* und *Huber* 1985).

Solange im deutschen Sprachraum noch mehr als 30 Bezeichnungen mehr oder weniger synonym für den Begriff Demenz benutzt werden (vgl. *Oesterreich* 1984), ist ein Ende des semantischen und terminologischen Durcheinanders auch nicht abzusehen und eine Forderung, wie die von *Ulrich* (1983), „daß die kategoriale Scheidung von Syndromatologie, Ätiopathogenese wie auch Verlaufsdynamik jederzeit voll erkennbar" bleiben soll, nicht einzulösen. Aus pragmatischen Gründen wird man sich wohl beschränken müssen, der Empfehlung von *Lauter* (1983) zu folgen und mit dem Begriff Demenz besonders schwere und ausgeprägte Formen des hirnorganischen oder hirnlokalen Psychosyndroms zu bezeichnen. Auf diese Weise könnte man auch der dem Begriff historisch anhaftenden Tendenz zur Progression gerecht werden (vgl. *Kanowski* und *Coper* 1982), ohne das Moment der Möglichkeit einer spontanen oder therapeutisch erzielbaren Reversibilität zu leugnen.

Man muß sich bei diesem Vorgehen darüber klar sein, daß im anglo-amerikanischen Sprachraum der Begriff weiter gefaßt ist und sehr wohl auch leichtere hirnorganische Störungen umfassen kann. Im diagnostischen und statistischen Manual psychischer Störungen der amerikanischen psychiatrischen Vereinigung (DSM-III), das auch in einer deutschen Fassung vorliegt (*Koehler* und *Saß* 1984), wird der Begriff „hirnorganisches Psychosyndrom" für eine bestimmte Konstellation von psychischen oder verhaltensmäßigen Zeichen und Symptomen ohne einen Bezug auf die Ätiologie verwendet (z. B. Delir, Demenz). „Organisch bedingte psychische Störungen" bezeichnet dagegen ein bestimmtes hirnorganisches Psychosyndrom, dessen Ätiologie bekannt oder zu vermuten ist (z. B. Alkoholentzugsdelir, Multi-Infarkt-Demenz). Für die Demenz, die sehr wohl progressiv, gleichbleibend oder aber auch remittierend sein kann, werden diagnostische Kriterien genannt, die wegen ihrer z. T. recht unpräzisen Operationalisierung Gegenstand der aktuellen Diskussion sind (z. B. *Jorm* und *Henderson* 1985). Der Haupteinwand gegen die im DSM-III vorgeschlagene Fassung des Demenzbegriffs dürfte aber darin liegen, daß ihm eine kategoriale Natur (vorhanden/nicht vorhanden) unterstellt wird, während die Dimensionalität (Ausprägungsgrad) nicht wahrgenommen wird. Solange der Begriff Demenz, wie oben angesprochen, nur für die schweren Ausprägungsgrade der Störung reserviert bleibt und leichtere Formen als hirnorganische Psychosyndrome (sensu *E.* und *M. Bleuler*) leichten und mittleren Ausprägungsgrades erfaßt werden können, stellt sich dieses Problem nicht. Steht aber, wie im DSM-III, nur der Begriff Demenz zur Verfügung, ergeben sich theoretisch wie praktisch-klinisch erhebliche Probleme. Angesichts dieses Dilemmas, das durch die umgangssprachlichen

Konnotationen des Begriffs Demenz noch zusätzlich kompliziert wird, mag das Wort von *Jaspers* (1946), daß „alle Diagnoseschemata . . . für den Forscher eine Qual bleiben" müssen, nur ein schwacher Trost sein.

3.2 Symptomatik des organischen Psychosyndroms

Aus der großen Zahl psychischer Störungen, die nach *E. Bleuler* (1972) als „organische Grundformen psychischen Krankseins" bezeichnet werden können, soll im folgenden nur auf das „psychoorganische Syndrom im engeren Sinne" näher eingegangen werden.

Die psychopathologische Symptomatik dieses Syndroms läßt sich im wesentlichen auf zwei Dimensionen reduzieren (vgl. *Lauter* 1983): die Hirnleistungsschwäche und die Persönlichkeitsänderung.

Häufig wird dem Patienten, besonders aber den Angehörigen, zuerst die Beeinträchtigung der Merkfähigkeit deutlich. Es sind also anfangs vorwiegend Gedächtnisinhalte betroffen, die nach dem Krankheitseintritt erworben wurden. Im weiteren Verlauf werden dann auch das Neu- und zuletzt das Altgedächtnis miterfaßt, die Prozeßrichtung der Gedächtnisschwäche ist somit der gelebten Zeit entgegengesetzt. Bei allen hier genannten Störungen handelt es sich um zusammengesetzte Funktionen, die auch mit einem differenzierten testpsychologischen Instrumentarium nur bedingt getrennt erfaßt werden können (zur Diskussion dieser Problematik vgl. *Gutzmann* und *Kühl* 1987b).

Zu den Denkstörungen, die im Rahmen der Erkrankung auftreten können, zählen neben Verlangsamung, Umständlichkeit und Zähflüssigkeit des Gedankenablaufs auch eine zunehmende inhaltliche Einengung, ein Verlust der Abstraktionsfähigkeit und eine Beeinträchtigung des Urteilsvermögens.

Die Orientierung kann in vielfältiger Weise gestört sein, wobei in aller Regel zuerst Probleme mit der kalendarischen Ordnung auftreten. Örtliche, autopsychische und situative Orientierungsstörungen zeigen das Fortschreiten der Erkrankung an.

Schon früh beklagt der Patient Konzentrationsstörungen. Geminderte Genauigkeit und Ausdauer bei vertrauten Aufgaben zeigen eine Beeinträchtigung der Vigilanz an. Den Angehörigen werden Auffassungsstörungen des Patienten deutlich, die zum einen als Wahrnehmungsstörungen, zum anderen aber nicht zum geringen Teil auch als Folge der Denkstörungen und der geminderten Konzentrationsfähigkeit angesehen werden müssen.

In der Mehrzahl der Fälle erfährt die ursprüngliche Persönlichkeit des Patienten eine Dedifferenzierung und Nivellierung. *Von Baeyer* (1947) hat dies als hypotypische Variante der Persönlichkeit angesprochen. Gelegentlich kann auch eine Überzeichnung, ja sogar Karikierung der Grundpersönlichkeit beobachtet werden, die allerdings noch nicht die Kriterien einer Persönlichkeitsumgestaltung erfüllt. Bei ausgeprägter Einbeziehung des Frontallappens ins Krankheitsgeschehen kann aber auch die Persönlichkeit im Sinne der organischen Wesensänderung völlig umgestaltet sein.

Generell ist eine Verlangsamung des psychischen Tempos zu beobachten. Dem Patienten fällt die Umstellung auf neue Denkinhalte ebenso schwer wie die auf neue Situationen.

Der Antrieb ist meist herabgesetzt, kann aber, besonders in frühen Phasen der Erkrankung, auch gelegentlich sprunghaft gesteigert sein. Mit *Schneider* (1958) kann man in solchen Fällen von einer reizbar-explosiven, enthemmten Persönlichkeitsveränderung sprechen.

Auffällig sind weiterhin affektive Störungen. Neben einer Veränderung der Grundstimmung im Sinne einer Dysphorie oder Euphorie fällt dabei besonders die zunehmende Unfähigkeit des Patienten ins Auge, seine affektiven Reaktionen zu kontrollieren. Geringfügige Reize lassen die Affekte inadäquat anspringen (Affektlabilität). Der Patient ist nicht mehr in der Lage, Affektäußerungen zu begrenzen, er fühlt sich ihnen ausgeliefert (Affektinkontinenz).

Produktiv-psychotische Symptome sind seltener zu beobachten, jedoch können taktile Halluzinationen im Sinne eines Dermatozoenwahns bei sonst gering ausgeprägter hirnorganischer Symptomatik zuweilen entscheidende Impulse für die richtige diagnostische Überlegung geben (vgl. *Helmchen* 1961). Auch das Vorliegen eines Bestehlungswahns kann in ähnlicher Weise richtungsweisend sein (vgl. *Müller* 1967; *E. Bleuler* 1972).

Alle genannten Symptome beeinflussen zunehmend das Sozialverhalten des Patienten, seine Selbständigkeit wird in Frage gestellt. Die hier angesprochene Alltagskompetenz ist aber nicht allein eine Funktion der Hirnschädigung bzw. der aus ihr resultierenden Funktionseinbußen, sondern wird mindestens in gleichem Umfang durch die Reaktion der Umwelt auf Hirnleistungsschwäche und Persönlichkeitsveränderung determiniert.

Peters (1986b) führte den Umstand, daß nicht nur der unerfahrene Untersucher Schwierigkeiten bei der Erfassung psychoorganischer Symptome habe, u. a. darauf zurück, daß es bisher keine psychoorganische Semiologie gäbe. In Analogie zu *Kurt Schneiders* Symptomen 1. und 2. Ranges bei der Schizophrenie (*Schneider* 1958) faßte er deshalb exogene Symptome 1. und 2. Ranges „unsystematisch" zusammen.

Zu den **exogenen Symptomen 1. Ranges** zählte er

1. (organische) Verlangsamung,
2. Vigilitätsstörung (= Störung des skalaren Bewußtseins),
3. Inkohärenz,
4. Entdifferenzierung und Verringerung von Denkinhalten und Sprachproduktionen,
5. Ausgeprägte Merkfähigkeitsstörung,
6. Ausgeprägte Abrufstörung von Gedächtnisengrammen,
7. Morose und explosive Reizbarkeit,
8. Affektive Labilität in Form der Enthemmung von Gefühlsentäußerungen,
9. Optische und vor allem szenische Halluzinationen und
10. Akustische Halluzinationen von „organischem" Charakter.

Zu den **exogenen Symptomen 2. Ranges** zählte er

1. Organische Euphorie,
2. Perseverationen,
3. Konzentrationsstörungen,
4. Orientierungsstörungen in Zeit, Ort und Person,
5. Illusionen und
6. Wahn.

Ob auf diese Weise, wie von *Peters* angestrebt, die Übersichtlichkeit erleichtert und die diagnostische Präzision gesteigert wird, muß zunächst offenbleiben. Auch wird sich erst in Untersuchungen, die sich dieser Kriterien bedienen, ihre Praktikabilität erweisen müssen. Die aktuelle Heftigkeit der Diskussion läßt befürchten, daß vereinheitlichende Zusammenstellungen von Symptomen nach ihrem klinischen Gewicht nicht ohne Widerstände akzeptiert werden dürften. Immerhin ist auch dieser Vorschlag ein Beleg dafür, daß das in den letzten Jahrzehnten in Forschung und Lehre stark vernachlässigte Gebiet der psychoorganischen Störungen zunehmend Aufmerksamkeit erfährt und wohl dabei ist, aus dem wissenschaftlichen Schatten der endogenen Psychosen zu treten. Der Rekurs auf die *Schneider*sche Kategorienlehre mag hierfür als Indiz gelten.

3.3 Multidimensionale Bedingungszusammenhänge bei der Ausformung des klinischen Bildes

Die hirnorganische Störung im Alter stellt sich als multidimensionales Syndrom dar, das nicht nur durch biologische, sondern mindestens ebenso stark durch psychologische und soziale Faktoren geprägt ist. In Abb. 2 werden mögliche pathogenetische Zusammenhänge am Beispiel des dementiellen Syndroms erläutert, die in ihrer Gesamtheit das klinische Bild der organischen Wesensveränderung im Alter bedingen (*Lauter* 1980). *Wang* (1977) zielte mit diesem Schema auf die unter Klinikern noch weitverbreitete Haltung, hirnorganischen Psychosyndromen eine weitgehend unbeeinflußbare Schicksalshaftigkeit zuzusprechen und so einen therapeutischen Nihilismus zu begründen.

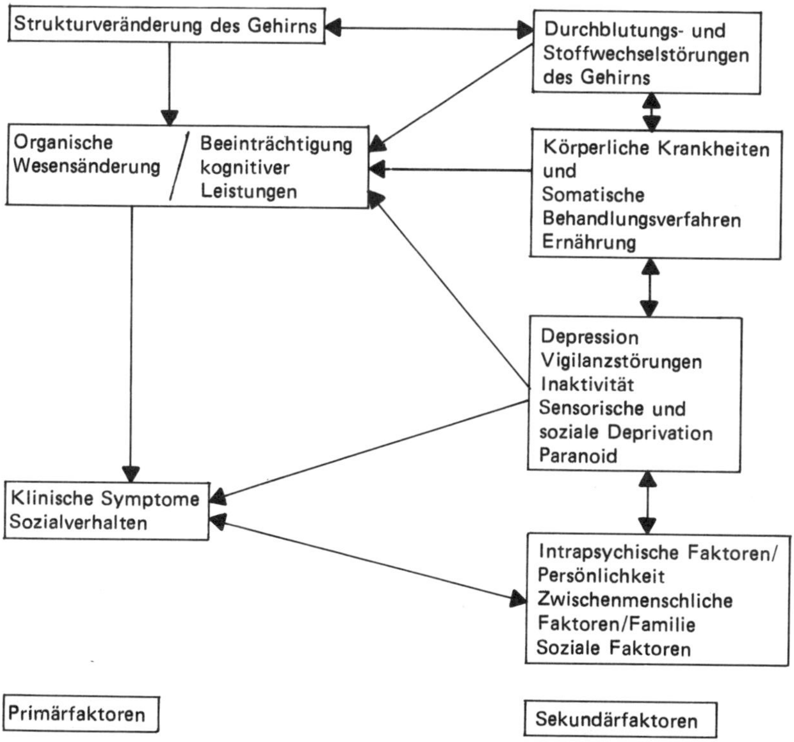

Abb. 2 Primäre und sekundäre Faktoren bei der Demenz (nach *Wang* 1977)

Neben den links aufgeführten Primärfaktoren, die in kausaler Verknüpfung den Weg vom zugrundeliegenden Organdefekt über die intellektuelle Leistungseinbuße zum ausgeformten klinischen Syndrom abstecken, findet sich eine Reihe von modifizierenden und intervenierenden Sekundärfaktoren (rechts). Hierzu zählte *Wang* zunächst die prämorbide Persönlichkeit, ebenso wie körperliche Begleiterkrankungen und deren je spezifische Therapie. Besondere Betonung legte sie aber auch auf die kommunikative Kompetenz des Patienten, auf seine Kompensationsmechanismen und auf die Struktur des sozialen Umfeldes. Aus der Intervention dieser Sekundärfaktoren leitete sie die häufig zu beobachtende Diskrepanz zwischen Substratdefekt und klinischer Symptomatik her.

Lauter (1980) weist in einer Diskussion der Arbeit *Wangs* ergänzend darauf hin, daß häufig diese Sekundärfaktoren den wichtigsten Ansatzpunkt für therapeutische Bemühungen darstellen. Sekundärfaktoren können die hirnorganische Leistungsminderung sowohl in Richtung einer Kompensation wie auch in Richtung einer Aggravation modifizieren. Eine stabile soziale Situation etwa wirkt sich im allgemeinen spürbar hemmend auf die Progredienz des Geschehens aus. Auch ist hervorzuheben, daß das prämorbide Leistungsniveau in weitem Umfang den Schwellenwert determiniert, an dem der Funktionsausfall klinisch auffällig wird. Eine Zuspitzung kann andererseits z. B. aus einem Summationseffekt mehrerer ungünstiger Sekundärfaktoren resultieren.

Wie bei der kurzen Skizzierung der Psychopathologie des organischen Psychosyndroms betont, handelt es sich dabei in aller Regel um ein ätiologisch unspezifisches Phänomen. Die Natur der zugrundeliegenden Erkrankung läßt sich meist erst bei Zusammenschau aller klinischen und paraklinischen Befunde eingrenzend bestimmen.

Im folgenden soll nur auf die Demenz vom Alzheimer-Typ näher eingegangen werden. Andere zu dementiellen Bildern führende Erkrankungen werden allein in differentialdiagnostischer Abgrenzung zu diesem Krankheitsbild Erwähnung finden.

3.4 Senile Demenz vom Alzheimer-Typ (SDAT)

In den letzten Jahren hat kaum eine andere psychiatrische Erkrankung, speziell im anglo-amerikanischen Sprachraum, ein derart weitgefächertes wissenschaftliches Interesse gefunden, wie die senile Demenz vom Alzheimer-Typ. Eine auch nur annähernd vollständige Synopsis der z. T. widersprüchlichen Befunde würde den Rahmen dieser Arbeit sprengen. Einige gesicherte Resultate sowie die derzeit hauptsächlich diskutierten Hypothesen mögen als Illustrierung des aktuellen Wissensstandes dienen.

3.4.1 Neuropathologie und Biochemie

Die Gehirne senil Dementer sind im Durchschnitt gegenüber Kontrollgruppen um etwa 10 % leichter und stellen sich bereits makroskopisch in der Regel als erheblich verändert dar. Sie zeigen eine Verschmälerung der Hirnwindungen und entsprechende Verbreiterungen der Sulci. Die Ventrikel sind aufgeweitet, die Rinde verschmälert und die subkortikale graue Substanz des Striatum und Thalamusgebiets augenfällig reduziert.

Die histologische Untersuchung zeigt meist diffuse Ganglienzellausfälle. Die überlebenden Neurone sind häufig größenreduziert und weisen die charakteristischen Alzheimerschen Fibrillenveränderungen und senile Plaques auf. Auch granulovakuoläre Veränderungen sind häufig und bei der senilen Demenz typischerweise vorwiegend im hinteren Hippocampus anzutreffen (*Ball* und *Lo* 1977). *Mehrain* et al. (1975) haben darüber hinaus eine Abnahme apikaler Dendritenverzweigungen beschrieben.

Fibrilläre Strukturen im Zytoplasma von Neuronen wurden bereits um die Jahrhundertwende entdeckt (*Alzheimer* 1907) und zunächst nur mit den präsenilen Demenzen in Zusammenhang gebracht, später aber auch bei anderen zerebralen Erkrankungen und, in wesentlich geringerer Quantität, im Hippocampus gesunder Alterspopulationen gefunden. Ultrastrukturell handelt es sich um in einer Doppelhelix angeordnete Tubuli (paired helical filaments [PHF]; vgl. *Wisniewski* et al. 1976).

Das Primärphänomen bei der Entstehung der senilen Plaques ist nach *Terry* und *Wisniewski* (1972) eine Degeneration des Nervenzellfortsatzes mit Einlagerung von Amyloid und PHF, identisch mit den oben beschriebenen Fibrillenveränderungen (vgl. *Tomlinson* 1982). *Kreutzberg* (1982) hat in diesem Zusammenhang zu bedenken gegeben, daß die Anwesenheit von filamentärem Material, und die Veränderung der normalen Ultrastruktur von Dendriten auch den intraneuronalen Transport nicht unbeeinflußt lassen kann. Er sprach die Vermutung aus, daß der Störung dieser Transportfunktion eine Schlüsselrolle bei der Vermittlung der pathologischen Phänomene seniler Plaques und Alzheimerscher Fibrillenveränderungen zukäme. *Gajdusek* (1985) formulierte kürzlich die Hypothese, daß neurofilamentär bedingte axonale Transportstörungen einen pathogenetischen Mechanismus nicht nur für die Alzheimersche Demenz, sondern auch für andere Erkrankungen des ZNS darstellen könnten. Daß allerdings nicht nur neuronalen Strukturen eine wesentliche Bedeutung bei der senilen Demenz zukommt, beleuchten Befunde, nach denen enge Zusammenhänge zwischen Mikroglia, also einer im Gegensatz zu den Neuronen noch teilungsfähigen Zellpopulation, und Amyloidproduktion bestehen (*Wisniewski* et al. 1982).

Der atrophisierende Prozeß beim Morbus Alzheimer wird in der Regel als diffus beschrieben, wobei regional akzentuierte Degenerationen stets besonderes Interesse fanden. Dies besonders mit Blick auf die mögliche klinische Relevanz herdförmiger Substratdefekte. Die größte Übereinstimmung zwischen den verschiedenen Autoren findet sich hinsichtlich der Fokalisierung des Prozesses im Mediotemporalbereich (z. B. *Sourander* und *Sjögren* 1970; *Corsellis* 1969; *Tomlinson* et al. 1970; *Terry* et al. 1977). Als im Zusammenhang mit der vorliegenden Arbeit besonders wichtige Studie ist die von *Brun* und *Gustafson* (1976) zu nennen, die die Fokalisierungstendenz der Alzheimerschen Erkrankung unter klinischen wie pathologischen Aspekten untersuchten. Die Autoren fanden bei ihren Patienten die Degeneration regelmäßig in folgenden Gebieten betont: Im Ammonshorn und hinteren Gyrus cinguli, im hinteren tempo-parieto-okzipitalen Isokortex und – allerdings weniger ausgeprägt – im parasagittalen Bereich der Frontallappen. Einige Regionen fanden sie von diesem Prozeß konstant ausgespart oder weniger betroffen, vor allem den anterioren Gyrus cinguli, die Calcarina und zentrale Teile des sensomotorischen Kortex. Sie fanden weiterhin, daß die Krankheitssymptome gut mit diesem Degenerationsmuster korrelierten. Die vorwiegend limbischen Läsionen standen in enger Beziehung zu Gedächtnisstörungen, emotionalen und Persönlichkeitsveränderungen und Teilsymptomen eines Klüver-Bucy-Syndroms. Die Läsionen im tempo-parieto-okzipitalen Assoziationskortex waren mit Agnosie, Aphasie und Apraxie verknüpft. Das Korrelat für die oben angesprochenen weniger betroffenen Bezirke glaubten sie in dem „relativen Erhaltenbleiben von Habitus, Verhaltensweisen und Persönlichkeitszügen“ entdeckt zu haben. Bemerkenswert erscheint noch der Hinweis der Autoren, daß die topische Struktur der Atrophie mit einer unterschiedlich altersabhängigen Empfindlichkeit verschiedener Hirnbereiche gegenüber der Alzheimerschen Erkrankung zusammenhängen könnte, wobei eine spätere Manifestation der Erkrankung mit einem zunehmend nivellierten Atrophiemuster einhergehen soll. Diese Bemerkung deckt sich mit den Angaben von *Lauter* (1970), nach denen die Fokalisierungstendenz mit zunehmendem Alter der Erkrankten abnimmt.

Da sich in den letzten Jahren die Hinweise häufen, daß sowohl neuropathologisch wie biochemisch Unterschiede zwischen früh- und spätmanifestierenden Alzheimerschen Erkrankungen bestehen könnten (als Grenzlinie zwischen beiden Formen wird ein Todesalter des Patienten von 80 Jahren angenommen), sollen im folgenden Befunde angeführt werden, die eine Differenzierung zwischen „Frühform“ (Typ II) und „Spätform“ (Typ I) der Alzheimerschen Krankheit (vgl. *Bondareff* 1983) nahelegen. Die Frage, ob diese Unterteilung auch durch klinische Beobachtungen gestützt wird, soll im nächsten Abschnitt diskutiert werden.

Es wird von verschiedenen Autoren angenommen, daß beim Typ II weit umfangreichere strukturelle und biochemische Schädigungen vorliegen als beim Typ I. Senile Plaques finden sich zwar auch in der Hirnrinde von kognitiv unauffälligen alten Menschen, ihre Zahl beträgt jedoch maximal 12 bis 14 pro Blickfeld bei schwacher Vergrößerung (*Tomlinson* 1982). Deutlich vermehrt finden sich diese Strukturen bei Typ I-Alzheimer-Patienten und erreichen ihre maximale Zahl beim Typ II. Alzheimersche Fibrillenveränderungen finden sich bei Gesunden nur im Hippocampus und dort auch nur in geringer Zahl. In zentralen Bereichen des Hirns fehlen sie dagegen normalerweise völlig. Bei Typ I-Alzheimer sind sie dagegen in beiden Bereichen gehäuft, bei Typ II in starker Ausprägung vorhanden.

Das stärkste neuropathologische Argument zur Differenzierung zwischen Typ I und Typ II bezieht sich auf Neuronenzählungen. In der fronto-temporalen Rinde, im Locus coeruleus (LC; *Tomlinson* et al. 1981) und im Nucleus basalis Meynert (NbM; *Whitehouse* et al. 1982) finden sich allein beim Typ II massive Zellverluste, während sich der Typ I hinsichtlich dieser Parameter von einer hirngesunden Kontrollgruppe kaum oder gar nicht unterscheidet (*Bondareff* et al. 1982). Besonderes Gewicht gewinnen Hinweise auf Neuronenuntergänge in diesen Kerngebieten, da der LC eine Hauptquelle noradrenerger und der NbM wesentlicher Ursprungsort cholinerger Projektionen zur Großhirnrinde ist.

Die Entdeckung massiver Neuronenuntergänge in subkortikalen Kerngebieten stellte eine Herausforderung für das Konzept der Alzheimerschen Erkrankung als eines kortikalen Geschehens dar. Die alternative Hypothese, daß die kortikalen Zellverluste sekundäre Phänomene bei Primärerkrankung der Nuclei seien, wird durch Befunde in Frage gestellt, nach denen massiven biochemischen Veränderungen nur relativ geringe Neuronenverluste gegenüberstehen können und Transmitterdefizite deshalb nur schwer auf die genannten Strukturveränderungen allein zurückzuführen sind. *Perry* und *Perry* (1985) favorisieren deshalb ein Erklärungsmodell, das eine retrograde axonale Degeneration annimmt und somit wiederum den zerebralen Kortex zum Ausgangspunkt der Erkrankung macht.

Die relative Neuronenstabilität beim Typ I mag daran denken lassen, daß besonders hier therapeutische Bemühungen erfolgreich sein könnten, da das durch eine Therapie zu beeinflussende Defizit vielleicht eher funktioneller als struktureller Art ist.

Auch bei der Untersuchung von Neurotransmittern ergaben sich Hinweise auf prinzipielle Unterschiede zwischen Typ I und Typ II. Noradrenalin und Gamma-Amino-Buttersäure (GABA) waren ausschließlich bei der frühmanifestierenden Form der Alzheimerschen Erkrankung vermindert, speziell im fronto-temporalen Kortex, während sie bei der spätmanifestierenden Form keinen signifikanten Abfall zeigten (*Rossor* et al. 1984).

Nachdem vor 10 Jahren als erste biochemische Auffälligkeit beim Morbus Alzheimer ein Defekt cholinerger Systeme beschrieben worden war, hat sich in der Zwischenzeit die Forschung mit dieser Frage eingehender befaßt. Da dem Azetylcholin eine spezifische Rolle bei Lernprozessen zugeordnet wurde, nachdem durch die Gabe des Anticholinergikums Scopolamin bei gesunden Versuchspersonen die Leistungen des Kurzzeitgedächtnisses kurzfristig negativ beeinflußt, und diese Störung durch Gabe von Physostigmin wieder antagonisiert werden konnte (*Drachman* und *Sahakian* 1980), bot sich über diese biochemischen Befunde auch eine Verknüpfung mit den Leitsymptomen der Alzheimerschen Erkrankung, den Gedächtnisstörungen.

Die Verminderung der Cholin-Azetyl-Transferase (ChAT), dem Enzym, das die Synthetisierung des Azetylcholins katalysiert, ist derjenige biochemische Befund, der bisher am eindeutigsten Hirngesunde von Alzheimer-Patienten unterscheidet, wobei Typ II noch stärker als Typ I betroffen zu sein scheint.

Faßt man die bisher angeführten Befunde zusammen, so erscheinen die cholinerge Hypothese als biochemischer Marker und die klassischen strukturellen Veränderungen (senile Plaques und Alzheimersche Fibrillenveränderungen), besonders wenn man ihre topische Spezifität berücksichtigt, als verläßlichste und vielversprechendste Ausgangspunkte bei der pathogenetischen Entschlüsselung der Alzheimerschen Demenz (vgl. *Roth* und *Wischik* 1985).

3.4.2 Ätiologische Hypothesen

Nachdem alle Therapieversuche, die auf die Verbesserung cholinerger Funktionen zielten, als bisher wenig befriedigend eingeschätzt werden müssen (*Katzman* 1983), ist davon auszugehen, daß das Transmitterdefizit allein nicht hinreicht, um die klinisch beobachtbare Demenz-Symptomatik zu erklären, wenn auch Korrelationen zwischen Reduktionen der ChAT und sowohl dem Grad der Demenz als auch der Plaque-Dichte gefunden worden sind (*Perry* et al. 1978). Vielmehr müssen auch stets die oben angesprochenen strukturellen Veränderungen in die Überlegungen einbezogen werden. Dafür spricht besonders, daß der Grad des Psychosyndroms sowohl mit der Zahl der Plaques (*Blessed* et al. 1968), als auch der Zahl der Fibrillenveränderungen (*Bowen* et al. 1984) korreliert.

Nachdem für einige dementielle Erkrankungen (z. B. M. Creutzfeldt-Jakob, Kuru) eine infektiöse Genese gesichert werden konnte, wurden ähnliche Überlegungen auch für das viel häufigere Krankheitsbild der SDAT angestellt. Bisher sind allerdings alle Versuche, sie experimentell auf Tiere zu übertragen, fehlgeschlagen. Virale Infektionen vermögen darüber hinaus zwar Fibrillenveränderungen zu provozieren (*Wisniewski* et al. 1979), die gleichzeitige Stimulation von Plaque-Bildungen konnte jedoch bisher nicht belegt werden.

Es scheint gesichert, daß Amyloid unter Bedingungen einer gestörten Immunitätslage in Geweben abgelagert wird. Diese Feststellung zusammen mit Befunden, nach denen im Amyloid der senilen Plaques Immunglobuline identifiziert werden konnten (*Ishii* und *Haga* 1976), und den Mitteilungen von *Nandy* (1978) über neuronenspezifische Antikörper im Serum sowohl gesunder Alter als auch von Alzheimer-Patienten läßt nach der Rolle immunologischer Prozesse bei der Alzheimerschen Krankheit fragen. Schlüssige Antworten stehen allerdings noch aus.

Ökologische Überlegungen kamen in die Diskussion, als festgestellt wurde, daß sich Aluminium bevorzugt in denjenigen Neuronen ansammelt, die neuro-fibrilläre Bündel enthalten (*Crapper* 1976). In die gleiche Richtung wiesen Beobachtungen, daß bei einigen Patienten mit schwerer Niereninsuffizienz dementielle Bilder auftraten, nachdem sie mit einer stark aluminiumhaltigen Lösung dialysiert worden waren. Auch ließ sich bei einigen Tierspezies die Bildung neurofibrillärer Bündel durch die Injektion von Aluminiumsalzen provozieren. Ebenso wie bei den oben angesprochenen viralen Infektionen, blieben auch bei den Aluminium-Intoxikationen allerdings Plaque-Formationen aus (*Selkoe* et al. 1979). Darüber hinaus ergaben sich weder klinisch-kasuistisch noch epidemiologisch Befunde, die geeignet wären, die Rolle des Aluminiums als toxisches Agens bei der Entstehung der SDAT zu belegen.

Auch wenn bei SDAT-Patienten eine drastische Verminderung des Glucose-Verbrauchs und nicht eine regionale oder globale Verminderung von Durchblutung oder Sauerstoffverbrauch die kennzeichnende Stoffwechselgröße ist (*Hoyer* 1978), verdienen dennoch Befunde Beachtung, die sich auf die Hirngefäße beziehen. Neben dem Phänomen der kongophilen Angiopathie im Sinne der Einlagerung von Amyloidproteinen in die Gefäßwände (vgl. *Gerhard* et al. 1972) gibt es Hinweise, daß die kleinen Neuronen, die die Weite der zerebralen Gefäßlumina regeln, bei der SDAT noch viel ausgeprägter vermindert sind, als ohnehin beim physiologischen Alternsprozeß (vgl. *Scheibel* 1984). *Englund* und *Brun* (1981) beschrieben als weiteren vaskulären Befund in vielen Fällen kleine bilaterale inkomplette Infarkte der weißen Substanz. In diesem Zusammenhang gewinnt die Überlegung von *Kase* (1986) Interesse, der von der prinzipiellen Möglichkeit sprach, daß kleine Läsionen im Bereich des Nucleus basalis Meynert, auch solche vaskulärer Ätiologie, klinisch das Bild einer SDAT hervorrufen könnten. Weiterhin mögen Befunde Bedeutung erlangen, die auf eine regionale Transmitterspezifität einzelner zerebraler Gefäßabschnitte deuten (*Scheibel* 1984). Schließlich verdienen Beobachtungen Beachtung, daß bei SDAT-Patienten während des Nachtschlafs apnoische Pausen häufig sind. Ihre Frequenz soll mit dem Grad der Demenz korreliert sein (*Reynolds* et al. 1985). Dies könnte ein Hinweis darauf sein, daß apnoische Phasen über eine temporäre Sauerstoffunterversorgung des Gehirns den dementiellen Prozeß beschleunigen.

Zum Abschluß der Diskussion ätiologisch relevanter Faktoren soll noch auf die Frage eingegangen werden, ob und in welchem Umfang genetische Einflüsse die Manifestation einer Alzheimerschen Demenz determinieren. *Matsuyama* et al. (1985) errechneten in einer Übersicht von 8 Studien, die 515 Probanden und ihre Familien umfaßten, eine familiäre Belastung von 21,9 %. In der Gruppe der Untersuchten fanden sich neben Patienten mit senilem auch solche mit präsenilem Beginn der Alzheimerschen Demenz. Bei kasuistischer Betrachtung der Daten fanden sich vereinzelt Familien, in denen für Geschwister ein Erkrankungsrisiko von 50 % beobachtet wurde, was für eine autosomal-dominante Vererbung spräche. In anderen Familien lag das Risiko deutlich unter 25 %, in der überwiegenden Mehrzahl differierte es nicht von dem in der Gesamtbevölkerung. Nach Befunden, die von *Folstein* et al. (1982) bei einer Untersuchung hochbetagter Altenheimbewohner und ihrer Angehörigen erhoben wurden, steigt das Risiko einer hereditären Belastung erheblich mit der Schwere der Erkrankung, besonders mit dem Vorliegen von Aphasie und Apraxie. Daß Demenzen vom Alzheimer-Typ in einigen Familien gehäuft auftreten, spricht sicher ebenso für genetische Einflüsse bei dieser Erkrankung wie die Beobachtung, daß praktisch alle Patienten mit einem Down-Syndrom nach dem 40. Lebensjahr die für die Alzheimersche Erkrankung typischen neuropathologischen Veränderungen aufweisen (*Heston* 1984). Auch der Befund, daß Alzheimer-Patienten häufig spezifische dermatoglyphische Muster aufweisen (*Weinreb* 1985), ist kaum anders als über einen chromosomalen Faktor zu erklären. Daß aber auch externe Faktoren die Entstehung der Erkrankung beeinflussen, wird an der Tatsache deutlich, daß die Konkordanz-Raten für eineiige Zwillinge nicht 100 % erreichen.

Als am plausibelsten muß also derzeit ein Modell gelten, bei dem externe wie interne Faktoren gleichermaßen zur Manifestation des Krankheitsbildes beitragen. Der interne Faktor (chromosomal) mag dabei die Empfindlichkeit des Neurons gegenüber einem externen Agens festlegen. Eine frühere Manifestation der Demenz vom Alzheimer-Typ würde also dann auf eine höhere, genetisch determinierte Empfindlichkeit des Neurons deuten. In diesem Zusammenhang erscheint auch die Definition der Demenzen als Schwellenkrankheit (*Lauter* 1983) wichtig, wobei die Schwelle sowohl hirnstrukturell wie funktionell angenommen werden kann. Wenn man das Hirn als ein ultrastabiles System ansieht, das zur Konstanterhaltung der Funktion außerordentliche kompensatorische Reserven aufweist, so markiert der Beginn der dementiellen Symptomatik den Augenblick, in dem die Reservekapazitäten erschöpft sind. Strukturell können diese Kompensationsmöglichkeiten z. B. durch frühere Schädel-Hirn-Traumen ohne längerdauernden Funktionsausfall, funktionell durch mangelnde Ausbildung oder Übung von vorneherein reduziert sein, ohne daß dies klinisch in irgendeiner Weise aufgefallen wäre. Eine solchermaßen geminderte Funktionsreserve prädisponiert dann bei interner wie externer Risikokonstellation zum Auftreten dementieller Symptome.

Zum Abschluß der hier kurz skizzierten Konzepte sei noch angemerkt, daß einige Befunde dafür sprechen, daß es sich beim Morbus Alzheimer nicht um eine ausschließliche Hirnerkrankung handelt. Vielmehr lassen eine erhöhte Mono-Amino-Oxydase-Aktivität der Blutplättchen (*Alexopoulos* et al. 1984), eine Veränderung des Komplementsystems (*Ricchieri* et al. 1983) und eine signifikante Verringerung der Nervenleitgeschwindigkeit von peripheren Nerven bei Alzheimer-Patienten (*Levy* et al. 1970) daran denken, daß die Erkrankung Funktionssysteme des gesamten Körpers auf verschiedenen Ebenen beeinträchtigt. Auch Hinweise, nach denen DNS-Reparaturmechanismen in Lymphozyten und Hautfibroblasten bei Alzheimer-Patienten vielleicht sogar auf spezifische Weise geschädigt sind (*Robison* et al. 1985), legen den Gedanken nahe, daß es sich um eine Systemerkrankung handeln könnte.

3.4.3 Klinik der senilen Demenz vom Alzheimer-Typ

Die Erkrankung beginnt schleichend, zuweilen aber auch subakut, unter den Zeichen mnestischer Funktionseinbußen. Da unsere Gesellschaft aber ein „schwaches Gedächtnis“ als Altersstereotyp Menschen der in Frage kommenden Altersgruppe ohnehin zuordnet, wird den Frühstufen der senilen Demenz weder vom Patienten noch von seiner Umgebung ein eindeutiger Krankheitswert beigemessen. So fällt es zunächst nicht auf, daß dem Betroffenen Dinge, die ihm früher leicht von der Hand gingen, zunehmend Probleme bereiten, daß er immer häufiger auf schriftliche Notizen rückgreifen muß, daß das Interesse an früheren Hobbys abnimmt und daß die Sprache in Konstruktion und Wortreichtum verarmt. Der Umstand, daß solche Zeichen lange Zeit verkannt werden, führt dazu, daß die vorher „unauffälligen" Patienten für ihre Umgebung unvorhersehbar plötzlich in Streßsituationen dekompensieren. Diese auslösenden Ereignisse werden dann vielfach ursächlich für das Auftreten der Erkrankung verantwortlich gemacht, obwohl ihnen möglicherweise nur eine Demaskierungsfunktion zukommt. Mit dieser Anmerkung ist eine weitere spezifische Leistungsminderung angesprochen, die im Verlauf der Erkrankung auftritt: die abnehmende Fähigkeit, sich auf neue (nicht immer nur belastende) Ereignisse einzustellen. Die Störungen sind nicht unabhängig voneinander zu sehen, denn das in den Anfangsstadien besonders stark betroffene Kurzzeitgedächtnis und die Fähigkeit, Informationen vom Kurzzeit- in den Langzeitspeicher zu überführen, sind beim Gesunden konstitutive Elemente der Fähigkeit, sich in einer sich verändernden Umgebung zu orientieren und sie adaptativ zu bewältigen.

Eine weitere Symptomengruppe, die die sich entwickelnde Demenz charakterisiert, steht hiermit im engen Zusammenhang: die Störung der Orientierung in Zeit, Raum und sozialem Kontext. Als erstes ist in der Regel die zeitliche Orientierung gestört, erst später zeigen sich die anderen Qualitäten beeinträchtigt. Der örtlichen Orientierungsstörung haben zudem *Reisberg* et al. (1981) sogar eine pathognomonische Bedeutung für die SDAT zugesprochen. Zuerst mag sich eine Störung in diesem Bereich bei einer erforderlichen Neuorientierung an einem bisher unbekannten Ort einstellen. Häufig wird hier von Patienten oder Angehörigen das Problem genannt, den Rückweg zum Hotel an einem erstmals besuchten Urlaubsort zu finden (*F. Post,* persönl. Mitt.). Ein weiteres wichtiges Charakteristikum sind die Störungen der intellektuellen Grundfunktionen. Besonders die Fähigkeit zu abstraktem Denken zeigt sich früh alteriert. Es muß allerdings betont werden, daß die prämorbide Leistungshöhe über weite Strecken des Verlaufs das Krankheitsbild moderiert und deshalb Denkstörungen nur unter Berücksichtigung der historisch gewachsenen Gesamtpersönlichkeit beurteilt werden dürfen.

Als ein weiteres klassisches Symptom der SDAT gelten Störungen des Affekts im Sinne einer affektiven Labilität und/oder Affektinkontinenz. Auch eine stumpfe, in der Regel spontan wenig modulierbare Affektivität kann das Bild besonders in späteren Phasen kennzeichnen. Jedoch wirkt auch in diesem Bereich die Primärpersönlichkeit auch noch Jahre nach Beginn der Erkrankung pathoplastisch.

In den frühen Stadien der Erkrankung finden sich recht häufig depressive Reaktionen des Patienten auf die erlebten kognitiven Leistungseinbußen, so daß sich nicht selten die differentialdiagnostische Abgrenzung zur depressiven Pseudodemenz als schwierig erweist. Hinweise zur korrekten Diagnosestellung können sich aus der speziellen Krankheitsanamnese ergeben, aus der Dauer der depressiven Phase und aus der depressiven Symptomatik selbst. Bei einer dementiellen Erkrankung tendiert die Herabgestimmtheit, im Gegensatz zu den kognitiven Einbußen, eher zur Fluktuation und zu einem abgekürzten Verlauf, während bei primär depressiv Erkrankten der Verstimmungszustand stabiler ist und über längere Zeit anhält. Auch die Schilderung der erlebten Hirnleistungsstörungen kann insofern als Differentialdiagnostikum herangezogen werden, als der dementiell Erkrankte sein Defizit eher unter-, der Depressive dagegen eher überschätzt.

Schon *Siemerling* hatte 1909 darauf hingewiesen, daß bei der senilen Demenz auch fokale Erscheinungen, wie eine amnestische Aphasie, die bereits *Alzheimer* (1907) für die präsenile Demenz beschrieben hatte, und Apraxien beobachtet werden. In späteren Jahren waren dagegen gerade diese Herdstörungen als scharfes differentialdiagnostisches Kriterium für die Abgrenzung zu präsenilen Demenzen dargestellt worden (vgl. *Sternberg* 1975). Im Anschluß an die Ergebnisse von *DeAjuriaguerra* et al. (z. B. *DeAjuriaguerra* et al. 1966) formulierten *Lauter* und *Meyer* (1968) und *Lauter* (1970), daß auch bei senil Dementen häufig fokale Störungen, wie Dysphasie, Apraxie und Agnosie, gefunden werden können und stellten damit die bisherige diagnostische Konvention in Frage. *Lauter* (1970) stellte die Hypothese auf, daß Alzheimersche Erkrankung und senile Demenz nicht zwei verschiedene Krankheitseinheiten darstellen, sondern lediglich besondere Prägnanztypen im Rahmen einer phasenspezifischen Pathomorphose sind, der das eigentliche Krankheitsgeschehen in verschiedenen Lebensabschnitten unterworfen ist.

Diese vereinheitlichende Sicht wurde in den letzten Jahren, meist fußend auf den oben beschriebenen neuropathologischen Befunden, in Frage gestellt. Interessanterweise wurde in fast jeder Untersuchung anderen klinischen Symptomen differentialdiagnostisches Gewicht beigemessen, so daß die klassische Dichotomie von von präsenilen Demenzen mit und senilen Demenzen ohne Werkzeugstörungen in den Hintergrund trat. *Selzer* und *Sherwin* (1983) sahen in ihrer Untersuchungsgruppe bei den frühmanifestierenden Alzheimerschen Erkrankungen häufiger Sprachstörungen, in diesem Befund ähneln ihre Ergebnisse denen von *Naugle* et al. (1985). Zusätzlich fanden sie bei den präsenilen Formen eine kürzere altersspezifische Lebenserwartung, Gangstörungen und Hinweise auf eine mögliche selektive Vulnerabilität der linken Hemisphäre, während sie hinsichtlich des Auftretens von Apraxien, der Häufigkeit von epileptischen Anfällen oder dem Vorhandensein von Primitivreflexen keine Unterschiede zwischen Früh- und Spätformen sichern konnten (vgl. *Segarra* 1984). *Evans* et al. (zit. n. *Roth* und *Wischik* 1985) beobachteten in ihrer Gruppe senil Dementer ein deutliches Überwiegen des weiblichen Geschlechts bei ausgeglichener Verteilung bei den präsenilen Fällen. Während testpsychologisch die senil Dementen signifikant schlechter abschnitten als die Patienten mit Frühformen der Alzheimerschen Erkrankung, fand sich bei Erfassung der Aktivitäten des täglichen Lebens ein umgekehrtes Leistungsspektrum der beiden Teilgruppen. Keinen Unterschied zwischen beiden Untersuchungsgruppen fanden die Autoren hinsichtlich des Vorliegens einer Dysphasie – in diesem Punkt konnten also die Ergebnisse von *Selzer* und *Sherwin* (1983) nicht bestätigt werden – und von epileptischen Anfällen. *Mayeux* et al. (1985) beobachteten bei einer Untersuchung von 121 Alzheimer-Patienten bis auf Myoklonien, die bei den jüngeren Patienten eher häufiger waren, keine wesentlichen Unterschiede bezüglich des Alters bei Beginn der Erkrankung und betonten die Heterogenität des Krankheitsbildes. In die gleiche Richtung weisen die von *Shuttleworth* (1984) mitgeteilten Kasuistiken. Er betonte, das weite und heterogene Spektrum der Ausfälle unterstreiche die Variabilität der Erkrankung, stelle jedoch das Konzept einer ätiologisch im wesentlichen einheitlichen Erkrankung nicht in Frage. Allerdings könne eine „atypische" klinische Symptomatik lange Zeit den Blick auf die korrekte diagnostische Zuordnung verstellen.

Jorm (1985) unterzog die Argumente für die Annahme qualitativ differenter Subtypen der Alzheimerschen Demenz einer kritischen Analyse. Er kam zu dem Schluß, daß das Konzept einer eindeutigen qualitativen Differenz z. Z. noch nicht belegt sei. Demgegenüber sprach er die Möglichkeit an, daß eine Untersuchung der quantitativen

Variabilität funktioneller Störungen durchaus eine Basis für eine Bildung von Subgruppen darstellen könnte. Die Unterscheidung zwischen früh- und spätmanifestierenden Alzheimerschen Demenzen ist nach seiner Ansicht derzeit noch nicht als kategoriales Problem darzustellen, vielmehr spricht er sich für ein mehrdimensionales System aus, in dem der Schweregrad der Demenz eine Dimension und die Progredienz des Geschehens eine andere Dimension darstellen könnte.

In der Vergangenheit gab es verschiedene Vorschläge zur funktionellen Stadieneinteilung der Alzheimerschen Demenz. Am bekanntesten dürfte das von *Sjögren* et al. (1952) vorgeschlagene Dreistufenmodell sein:

Stufe I: Schleichender Beginn und kontinuierliche Verschlechterung von Gedächtnisstörungen (vorwiegend Neugedächtnis), Störungen von zeitlicher und örtlicher Orientierung, Abstraktions- und Urteilsfähigkeit. Affektverflachung und Interessenabnahme. Konstruktive Apraxie und Rechenstörungen. Wortfindungsprobleme.

Stufe II: Motorische Unruhe und Irritabilität überwiegen, eindeutige aphasische Sprachstörungen. Alle Gedächtnisanteile sind gestört. Generelle Verschlechterung der schon in Stufe I als auffällig charakterisierten Leistungen.

Stufe III: Abnahme der motorischen Unruhe und erneute Tendenz zur Apathie bis zur Immobilität. Massivste intellektuelle Ausfälle. Eß- und Schluckstörungen, Inkontinenz. Neurologisch finden sich Gangstörungen, zunehmende Rigidität, Primitivreflexe. Terminal findet sich häufig eine Tetraplegie mit Überwiegen des Flexorentonus.

In den letzten Jahren ist versucht worden, diese relativ grobe klinische Einteilung zu differenzieren und darüber hinaus eine Systematik des dementiellen Abbaus im Sinne einer Hierarchie von Funktionsausfällen zu entwerfen.

DeAjuriaguerra et al. (1964) konnten zeigen, daß der funktionelle Abbau bei dementen Patienten sich spiegelbildlich zur von *Piaget* (zit. n. *Montada* 1982) beschriebenen Hierarchie des kindlichen Funktionserwerbs verhält. Dieses entwicklungspsychologische Modell wurde, unabhängig voneinander, von einer kanadischen und einer US-amerikanischen Gruppe zur Grundlage von Demenzskalen gemacht. *Cole* et al. (1983) entwickelten die Hierarchic Dementia Scale mit der Vorstellung, so schnell und unaufwendig wie möglich das höchste Funktionsniveau in den verschiedenen kognitiven Bereichen festlegen zu können. Aus einer Gruppe von 45 zunächst ins Auge gefaßten Index-Funktionen mußten 25 wieder fallengelassen werden, meist weil sie sich nicht zur hierarchischen Skalierung eigneten (z. B. Sozialverhalten und Kontinenz). Zu den verbleibenden Funktionen zählten Blickverhalten, Konzentration, Orientierung, „persönliches" Langzeitgedächtnis, Neugedächtnis, ideomotorische, ideationale und konstruktive Praxis, Schreiben, Lesen, Rechnen, Benennung, Wortverständnis, Wahrnehmung (visuell, taktil) und Rechts-Links-Differenzierung.

Jede Funktion wird auf einer 10-Punkte-Skala abgebildet, so daß sich nach Abschluß der Untersuchung für jeden Probanden ein differenziertes Leistungsprofil ergibt. Die Autoren geben eine Testdurchführungszeit von 15–30 Minuten an und betonen, daß dieses Instrument sich besonders für Verlaufsuntersuchungen eignen soll.

Die Gruppe um *Reisberg* (z. B. *Reisberg* et al. 1985) entwickelte, ebenfalls unter Bezugnahme auf *DeAjuriaguerra,* ein „Functional Assessment Staging" (FAST).

Die Autoren gingen dabei von drei Grundannahmen aus: 1. Die Alzheimersche Erkrankung ist ein dementieller Prozeß, der in seiner Entwicklung gesetzmäßig verschiedene Stadien durchläuft; 2. dementielle Prozesse anderer Ätiologie sind davon durch ihre jeweiligen Verlaufscharakteristiken eindeutig zu differenzieren und 3. in allen modernen Gesellschaften finden sich viele gemeinsame Funktionen, die das Individuum lernen und später beherrschen muß, so daß Funktionsausfälle in universalen und nicht nur in spezifischen Termini beschrieben werden können.

In Tab. 2 werden die Stadien der hirnorganischen Beeinträchtigung, wie sie durch die Global Deterioration Scale (GDS) erfaßt werden können, den FAST-Charakteristika gegenübergestellt.

Tabelle 2 Stadieneinteilung des SDAT nach *Reisberg* et al. (1985)

GDS-Stufe	FAST-Charakteristik
1. keine kognitiven Störungen	weder subjektiv noch objektiv funktionelle Einschränkungen
2. sehr milde kognitive Störungen	P. vergißt, wo er Dinge hingelegt hat; Wortfindungsstörungen
3. milde kognitive Störungen	Versagen bei beruflichen Anforderungen, das Mitarbeitern deutlich wird; Schwierigkeiten bei der Reise zu neuen Zielen
4. mäßige kognitive Störungen	verminderte Fähigkeiten, komplexe Aufgaben zu vollziehen (z. B. Umgang mit Finanzen, Einkaufen)
5. mäßig schwere kognitive Störungen	P. braucht Hilfe bei der Auswahl passender Kleidung, muß vielleicht zur Körperpflege überredet werden
6. schwere kognitive Einbuße	a) Schwierigkeiten beim Anziehen b) braucht Hilfe beim Baden, entwickelt vielleicht Angst c) verminderte Fähigkeit, die einzelnen Schritte beim Aufsuchen und Benutzen der Toilette korrekt zu vollziehen d) Blaseninkontinenz e) Stuhlinkontinenz
7. sehr schwere kognitive Einbuße	a) aktiver Wortschatz auf ca. 6 Worte vermindert b) verständlicher Wortschatz auf 1 Wort vermindert c) Verlust der Gehfähigkeit d) Verlust der Fähigkeit, zu sitzen e) Verlust der Fähigkeit, zu lächeln f) Stupor und Koma

GDS: Global Deterioration Scale
FAST: Functional Assessment Staging

Die Autoren versahen die einzelnen Skalenstufen mit einer differenzierten Operationalisierung, deren komplette Auflistung den hier gegebenen Rahmen allerdings sprengen würde. Sie sahen zwar geringe Abweichungen von der vorgegebenen Originalskalierung im Laufe des Fortschreitens einer Alzheimerschen Demenz als möglich an, z. B. bei zwei benachbarten Subskalenwerten der FAST (z. B. 7.a/7.b), betonten jedoch energisch, daß einschneidendere Abweichungen vom hierarchischen

Ablauf eindeutig auf das Zugrundeliegen einer anderen Erkrankung hindeuten würden. Weiterhin sahen sich die Autoren in der Lage, jeder einzelnen Skalenstufe jeweils eine geschätzte weitere Lebenserwartung zuzuordnen. Auch unternahmen sie den Versuch, normalen kindlichen Funktionserwerb und Funktionsverlust im Rahmen der Alzheimerschen Demenz Punkt für Punkt invers zu parallelisieren.

Insgesamt erscheinen sowohl die Hierarchic Dementia Scale von *Cole* et al. als auch das Functional Assessment Staging von *Reisberg* als vielversprechende Ansätze, den natürlichen Verlauf der Alzheimerschen Demenz systematischer zu beschreiben, um gegebenenfalls therapeutische Effekte auch besser belegen zu können. Von großem Interesse wäre es allerdings, zunächst zu prüfen, ob der von beiden Autorengruppen reklamierte Bezug auf das gleiche entwicklungspsychologische Modell auch zu klinisch vergleichbaren Ergebnissen geführt hat. Dies steht noch aus.

Die tägliche klinische Erfahrung legt zwar einen mehr oder weniger regelhaften Ablauf der Demenz vom Alzheimer-Typ nahe, immer wieder beobachtete Verlaufsbesonderheiten lassen aber einige Vorsicht bei der Annahme eines zu starren Verlaufsmodells geraten erscheinen. Immerhin sollten die hier skizzierten Ansätze zur Systematisierung geeignet sein, den klinischen Blick zu schärfen und die wissenschaftliche Beschäftigung mit diesem Thema zu stimulieren. Es muß unterstrichen werden, daß allein die Möglichkeit, den natürlichen Verlauf einer Krankheit einigermaßen reliabel einzuschätzen, Forscher und Kliniker in die Lage versetzt, Therapieeffekte von Verlaufsartefakten abzugrenzen.

3.4.4 Differentialdiagnose

Bis zum heutigen Tag gibt es keinen klinischen Einzelparameter, der die positive Diagnose einer Alzheimerschen Demenz erlauben würde. Hinweise von *Davies* und *Wolozin* (1986), daß eine pathologische Proteinfraktion als spezifischer Laborparameter für das Vorliegen dieser Erkrankung dienen könne, sollten bei dem oben angesprochenen Facettenreichtum mit Zurückhaltung aufgenommen werden. Eine Fülle von Ein- und Ausschlußkriterien müssen derzeit noch überprüft werden, bevor die nosologische Zuordnung wahrscheinlich gemacht werden kann. Strategien zur diagnostischen Entscheidungsfindung sind vielfach vorgeschlagen worden, wobei dem Ausschluß anderer Demenzformen stets das größere Gewicht beigemessen worden ist (vgl. *Wells* 1978; *Lauter* 1985; *Rabins* 1985; *Kanowski* und *Hedde* 1986). Zu den wesentlichen Elementen einer solchen differentialdiagnostischen Entscheidungsfindung zählen eine ausführliche Anamneseerhebung, interner und neurologischer Status einschließlich Labordiagnostik, differenzierte psychopathologische Befunderhebung unter Einbeziehung psychopathometrischer Instrumente und der Einsatz bildgebender, computerunterstützter neuroradiologischer Verfahren.

Eine ausführliche Diskussion aller in diesem Zusammenhang denkbaren und prinzipiell wünschenswerten diagnostischen Maßnahmen würde weit über das hier gestellte Thema hinausgreifen. Einzelne Verfahren sind in der vorliegenden Arbeit an anderer Stelle auch unter differentialdiagnostischen Aspekten bereits berücksichtigt. Einige Stichworte mögen hier ausreichen, die mögliche Relevanz einzelner der genannten Elemente zu beleuchten.

Aus der Anamnese erschließen sich neben der Dauer der Erkrankung auch deren Verlaufscharakteristika. Eine Krankheitsdauer von nur wenigen Wochen oder Monaten muß zunächst eher an ein Delir, als an eine Demenz denken lassen. Auch ein rapides Fortschreiten innerhalb eines solchen Zeitraums, eventuell unterbrochen von freien Intervallen, macht eine primär degenerative Erkrankung eher unwahrscheinlich. Lang dauernde Phasen gleichbleibender, vorwiegend mnestischer Insuffizienz deuten in Richtung eines umschriebenen amnestischen Syndroms (z. B. *Korsakow*).

Wichtige Beiträge zur ätiologischen Aufschlüsselung leisten auch Hinweise auf früher durchgemachte Erkrankungen. Hinweise auf eine frühere Behandlung einer Schilddrüsenfehlfunktion erhöhen etwa die Wahrscheinlichkeit, daß eine vergleichbare Erkrankung auch zur aktuellen Symptomatik wesentlich beiträgt. Die Anamnese einer partiellen Gastrektomie kann auf die Möglichkeit der Mitbeteiligung eines intrinsischen Faktors (z. B. im Sinne einer perniziösen Anämie) deuten. Entsprechende Labor-Screening-Programme zum Ausschluß sekundärer Demenzen wurden vielfach vorgeschlagen (z. B. *Rabins* 1985). Sie umfassen meist neben der BSG auch ein Differentialblutbild, eine Blutzuckerbestimmung und den Elektrolytstatus. Darüber hinaus wird auch die Bestimmung von Nieren-, Leber- und Schilddrüsenfunktions-Parametern gefordert. Obligat ist der Ausschluß einer Neurosyphilis. Auch die Erfassung des Vitamin-B_{12}- und des Folsäurespiegels erscheint wünschenswert.

Eine sorgfältige Medikamentenanamnese kann nicht nur auf durchgemachte Erkrankungen deuten, sondern darüber hinaus auch über das mögliche Nebenwirkungsspektrum vieler pharmakologisch wirksamer Substanzen spezifische Verursachungsmechanismen zerebraler Insuffizienzen wahrscheinlich machen. Aus der großen Gruppe von häufig eingesetzten Substanzen, die in der Lage sein können, kognitive Funktionen nachhaltig zu beeinträchtigen, seien nur Herzglykoside, Beta-Blocker, Tranquilizer, Antidepressiva und Neuroleptika genannt. Auch nach freiverkäuflichen Medikamenten sollte in diesem Zusammenhang unbedingt gefahndet werden. Die möglichst weitgehende Abklärung eines Substanzabusus darf auch bei alten Patienten nicht vernachlässigt werden.

Auch aus der Familienanamnese können sich im Einzelfall wichtige Hinweise ergeben. Neben heredo-degenerativen Erkrankungen (z. B. Chorea Huntington) sind hier auch Stoffwechselstörungen (z. B. Morbus Wilson) und Alkoholismus zu nennen. Besonders auch eine eindeutige familiäre Belastung mit endogenen affektiven Psychosen verlangt gezielte Aufmerksamkeit.

Die skalenmäßige Erfassung charakteristischer klinischer Kenngrößen für das Vorliegen einer Multi-Infarkt-Demenz (MID) in Form des Ischemic Score von *Hachinski* (1975) ist vielfach schon Routine, wenn auch in letzter Zeit zunehmend Kritik sowohl am Instrument wie an dem ihm zugrundeliegenden Konzept geübt wird (vgl. *Kase* 1986; *Liston* und *LaRue* 1983a, b). Darüber hinaus liegen Skalen vor, die es erlauben sollen, die SDAT sowohl vom Morbus Pick wie von der Demenz beim normotensiven Hydrozephalus abzugrenzen (*Gustafson* und *Nilsson* 1982; *Gustafson* 1985). Möglicherweise erhalten in Zukunft auch die Versuche differentialdiagnostisches Gewicht, verschiedenen Demenzformen spezifische psychopathometrische Profile zuzuordnen (vgl. *Gainotti* et al. 1980).

Tab. 3 gibt in Anlehnung an *Lauter* (1983) einen Überblick über Erkrankungen, die zum Bild einer Demenz führen können. Diesem Schema liegt kein einheitlicher Abgrenzungsgesichtspunkt zugrunde, die Einteilung erfolgt vielmehr auf verschiedenen Achsen und verwendet in dem einen Fall ätiologische oder pathogenetische, in dem anderen Fall system- oder prozeßspezifische neuropathologische Ordnungsgesichtspunkte.

Tabelle 3 Klassifikation organischer Psychosen im höheren Lebensalter

1.	Zerebrovaskuläre Erkrankung:	Multi-Infarkt-Demenz
2.	„Primär degenerative" kortikale Erkrankungen mit argentophilen Gewebsveränderungen:	Alzheimersche Krankheit im Senium und Präsenium
3.	Subkortikale Dystrophie:	Präsenile argyrophile subkortikale Dystrophie (Seitelberger) progressive supranuclear palsy (Steele)
4.	Systematrophien:	Picksche Krankheit Morbus Parkinson Chorea Huntington u. a.
5.	Hirntraumen:	Hirnkontusion, subdurales Hämatom
6.	Infektionen:	Enzephalitis progressive Paralyse Creutzfeldt-Jakobsche Krankheit AIDS u. a.
7.	Intoxikationen:	Alkohol, Medikamente, CO, Schwermetalle, Lösungsvermittler
8.	Störung der Liquorzirkulation:	Kommunizierender Hydrozephalus
9.	Intrakranielle Neoplasmen:	Hirntumoren, Schädelbasistumoren, karzinomatöse Meningitis
10.	Bronchialkarzinome und andere extrazerebrale Tumoren:	Paraneoplastisches Syndrom
11.	Vitaminmangelzustände:	Vitamin B_{12} (Perniziosa-Psychosen) Nikotinsäure (Pellagrapsychosen) Folsäure Vitamin B_1
12.	Metabolische Enzephalopathien:	Eiweißmangelzustände Schilddrüsenerkrankungen Hypoglykämie (z. B. nach Gastrektomie) chron. Lebererkrankungen Niereninsuffizienz Hypo- u. Hyperparathyreoidismus Hyperlipidämie Morbus Addison Porphyrie

Die Differentialdiagnose dementieller Prozesse wird in der Literatur vor allem unter zwei Gesichtspunkten diskutiert. Der erste ist das klinische Bemühen, „reversible Demenzen" zu identifizieren und einer spezifischen Therapie zugänglich zu machen. In zweiter Linie dienen solche Anstrengungen dem Ziel, diagnostisch homogene Stichproben zusammenzustellen. Dies scheint besonders für pharmakologische Studien von Bedeutung, bei denen die differentielle Wirksamkeit psycho- und neurotroper Substanzen geprüft werden soll.

Zum Problem „reversibler Demenzen" gab *Rabins* (1985) einen Literaturüberblick. In 8 Studien, die insgesamt 630 Patienten umfaßten, war danach bei zwischen 8 und 40 % der Patienten eine prinzipielle Beeinflußbarkeit, wenn nicht sogar Reversibilität der Demenzsymptomatik festgestellt worden. *Rabins* hält die über die Gesamtzahl dieser Studien ermittelte durchschnittliche Prävalenz reversibler Demenzen von 21 % allerdings für eine grobe Überschätzung. Er begründet dies damit, daß es sich in den berücksichtigten Studien in der Regel um stationär untersuchte „Problempatienten" jüngeren Alters gehandelt habe. Aussagen über die echte Prävalenz bei einer Zufallsstichprobe zu Hause wohnender älterer Menschen ließen diese Arbeiten deshalb nicht zu. In Ergänzung zu diesen Studien erwähnt *Rabins* (1985) eine eigene retrospektive Arbeit, in der die Daten 136 ambulanter gerontopsychiatrischer Patienten analysiert wurden, die seiner Einrichtung zur Differentialdiagnose einer dementiellen Erkrankung zugewiesen worden waren. Bei keinem dieser Patienten konnte eine reversible Grunderkrankung gesichert werden. Wenn auch die Frage nach der Häufigkeit „reversibler Demenzen" nach dem Gesagten zur Zeit nicht schlüssig beantwortet werden kann, so sollte allein schon die Möglichkeit, daß bei einem Patienten eine behandelbare Erkrankung vorliegt, für den Arzt eine Herausforderung sein. Diese Forderung verliert auch dann nicht an Gewicht, wenn man in Rechnung stellt, daß nach den bisherigen – spärlichen – Studien über dieses Problem in weniger als 60 % der Fälle eine prinzipiell reversible Demenz auch tatsächlich nachhaltig gebessert wurde (vgl. *Rabins* 1985).

In der Mehrzahl der Fälle scheint bei „reversiblen Demenzen" eine psychiatrische Grunderkrankung vorzuliegen, die mit dem Bild einer Pseudodemenz einhergeht (vgl. *Post* 1975). An erster Stelle ist hier die Depression als häufigste und wohl wichtigste Differentialdiagnose zu nennen. Seltener finden sich pseudodementielle Bilder bei Hysterien, Manien und bei schizophrenen sowie epileptischen Psychosen.

Andere möglicherweise behandelbare Ursachen dementieller Bilder sind Hirntumore, intrakranielle Raumforderungen, metabolische und endokrine Erkrankungen und Entzündungen. Zwei weitere möglicherweise reversible Zustandsbilder, die seltener unter die „reversiblen Demenzen" gezählt werden, sind die Multi-Infarkt-Demenz (MID) und die alkoholische Demenz (vgl. *Marsden* 1984).

Die Frage, wie umfangreich das differentialdiagnostische Vorgehen bei dementiellen Erkrankungen im Alter angelegt sein müsse, ist nicht generell zu beantworten. Die Orientierung an der möglichen Belastung des Patienten durch die Maßnahmen und der Wahrscheinlichkeit von sich daraus ergebenden therapeutischen Konsequenzen sollte stets als Leitlinie dienen (vgl. *Ladurner* 1983). *Marsden* (1984) äußerte sich zu dieser Debatte in einer sehr persönlichen und gleichzeitig überzeugenden Form: Wenn er selbst jemals an einer Demenz erkranken sollte, egal in welchem Alter, würde er das gesamte Methodenarsenal auf seinen Fall angewandt sehen wollen, damit auch die kleinste Chance einer möglichen Reversibilität der Demenz wahrgenommen werden könne, „before I am consigned to Shakespeare's second childishness".

4 Psychopathologie

Auf eine ausführliche Operationalisierung der erhobenen psychopathologischen Einzelmerkmale soll an dieser Stelle verzichtet werden. Detaillierte Informationen sind den Manualen (*Ciompi* und *Kanowski* 1981; *Guy* und *Ban* 1985) zu entnehmen. Um die Verständlichkeit des Textes zu gewährleisten, werden dennoch an einigen Stellen Begriffsdefinitionen eingefügt, die auch deutlich machen sollen, daß es für den Untersucher selbst unabdingbar ist, immer wieder auf die fixierten Operationalisierungen zu rekurrieren. Nur so ist gewährleistet, daß er nicht nur bei sogenannten „fraglichen Fällen" ins Detail geht, sondern auch bei eindeutiger Symptomatik genauer hinsieht und -hört, denn, wie *Arie* (1973) betonte: „The important thing is to ask the questions and never simply to assume the answers!"

Im folgenden werden zunächst die Befunde der wesentlichen Symptomgruppen dargestellt und danach die Zusammenhänge zwischen Einzelsymptomen analysiert. Um eine Vielzahl von Einzeltabellen zu vermeiden, werden in Tab. 4 nur die relativen Häufigkeiten und Interkorrelationen derjenigen Symptome dargestellt, die bei mehr als 50 % der Patienten vorhanden waren. Im Text wird daneben auch auf seltenere Symptome Bezug genommen, wenn dies nötig erscheint.

Das zentrale Einschlußkriterium dieser Untersuchung war das Vorliegen eines hirnorganischen Psychosyndroms. Zur Differenzierung seiner verschiedenen Ausprägungsgrade wurde in erster Linie das Ausmaß der temporo-spatialen Orientierungsstörung, in zweiter Linie das Vorliegen oder Fehlen von Werkzeugstörungen herangezogen. Die Skalierung „leicht" (Grad I) wurde bei 46,2 % der Patienten gewählt, bei denen sich keine temporo-spatialen Orientierungsstörungen nachweisen ließen, deren übrige intellektuellen Grundfunktionen jedoch eindeutig eingeschränkt waren. Jeder nachweisbare Ausfall wurde als pathologisch gewertet, es wurde also kein „Altersbonus" in Rechnung gestellt.

Ein mittlerer Ausprägungsgrad des Syndroms (Grad II) fand sich bei 30,8 % der Untersuchten. Zusätzlich zu leichten bis mittleren temporo-spatialen Orientierungsstörungen waren bei ihnen noch deutliche Einschränkungen der übrigen intellektuellen Grundfunktionen zu beobachten.

23,1 % der Patienten zeigten ein schweres psychoorganisches Syndrom (Grad III). Bei ihnen lagen zusätzlich zu schweren Orientierungsstörungen noch erhebliche Einschränkungen der übrigen intellektuellen Grundfunktionen vor.

In einer Untersuchung von *Kanowski* und *Werner* (1975), der die gleiche Graduierung zugrunde lag, hatte sich für ambulante Patienten mit hirnorganischen Störungen (Klienten des sozialpsychiatrischen Dienstes) eine ähnliche Häufigkeitsverteilung ergeben: 57,0 % Grad I, 28,6 % Grad II, 14,3 % Grad III.

4.1 Störungen von Konzentration, Mnestik und Orientierung

Kurzzeit- und Neuzeitgedächtnis waren mit Abstand am häufigsten gestört. Nur ein Patient zeigte in diesen Bereichen keine Auffälligkeiten. An zweiter Stelle standen die Merkmale „gesteigerte Löschvorgänge" (Vergessen der Erstinformation bei sofort folgender Zweitinformation) und „Konzentration". 12,8 % der Patienten erwiesen sich hier jeweils als unauffällig. Eine dritte Symptomengruppe stellten die Merkmale dar, die die Funktion des Altgedächtnisses überprüften. 35,1 % der

Patienten konnten das Jahr des Schulabgangs, 48,7 % sogar das Datum der Heirat korrekt erinnern. 41,0 % hatten keine Schwierigkeiten bei der sequentiellen Ordnung von personenbezogenen Ereignissen.

Die zeitliche Orientierung war bei 35,9 % ungestört, die situative und die örtliche Orientierung sogar bei 59,0 % bzw. 64,1 %.

Zu den mnestischen Funktionen kann ergänzend angemerkt werden, daß die Merkmale, die die Funktion des Gedächtnisses beschreiben, einen ausgeprägten zeitlichen Gradienten aufwiesen, daß also Material aus der jüngsten Vergangenheit erheblich schlechter reproduziert werden konnte als Inhalte des Altgedächtnisses. Diese Beobachtung läßt an *Ribot*s (1882) Hypothese denken, nach der die Wahrscheinlichkeit, ein Ereignis zu vergessen, sich zur Zeitdauer seit Eintritt des Ereignisses umgekehrt proportional verhält. *Wilson* et al. (1981) haben allerdings bei Patienten mit seniler Demenz für unterschiedlich lange zurückliegende Ereignisse ein relativ gleichmäßiges mnestisches Defizit beschrieben. Ihre Resultate waren also im Gegensatz zu der vorliegenden Arbeit nicht geeignet, *Ribot*s Hypothese zu stützen. Dieser Widerspruch läßt sich jedoch teilweise durch den Umstand erklären, daß in der vorliegenden Arbeit Altgedächtnisstörungen im Rahmen der Exploration durch Fragen nach personenbezogenen Ereignissen erhoben worden waren, während *Wilson* et al. die Erinnerung an Personen und Ereignisse der Zeitgeschichte prüften, persönliches Betroffensein somit nur eine mittelbare Rolle spielte. Eine Prüfung des Altgedächtnisses, die sich vorwiegend oder ausschließlich auf biographisch relevantes Material beschränkt, wie klinisch durchaus üblich, könnte zu kurz gegriffen sein und andere wesentliche Teilbereiche des großen Spektrums dieser Gedächtnisleistung aussparen, so daß gegenüber generalisierenden Aussagen über den Funktionszustand des Altgedächtnisses auf der Basis solcher Prüfungen Zurückhaltung angezeigt erscheint.

Diejenigen Merkmale, die sich auf Orientierung und Mnestik beziehen, zeigen untereinander sehr enge korrelationsstatistische Zusammenhänge. Ein etwas anderes Bild ergibt sich, wenn die Zusammenhänge zwischen den psychopathologischen Auffälligkeiten im Bereich der Konzentration und den anderen Merkmalen dieser Gruppe überprüft werden. Merkvorgänge und Neugedächtnis korrelieren auch eng mit der Konzentration, die Altgedächtnis-Items hingegen deutlich schwächer. Zu den Orientierungsqualitäten ergibt sich ein deutlicher, jedoch bei weitem nicht so ausgeprägter Zusammenhang wie zwischen den anderen Merkmalen dieser Gruppe. Besonders bemerkenswert erscheint, daß zwischen der Konzentrationsfähigkeit und der Fähigkeit, eine Erstinformation bei direkt nachgegebener Zweitinformation zu behalten, noch nicht einmal die Tendenz eines Zusammenhanges nachgewiesen werden kann. Bei der Lösung dieser Aufgabe scheinen also andere Qualitäten angesprochen zu sein. *Kellogg* (1980) diskutierte dieses Problem und betonte zusammenfassend, daß Konzentrationsfähigkeit als nützlich, aber nicht als absolut notwendig für Enkodierungsprozesse angesehen werden muß. Zwar beschreibt er in seiner Arbeit vorwiegend Probleme bei der Langzeitspeicherung von Informationen, in der Schilderung des Versuchsablaufes wird jedoch deutlich, daß auch Prozesse, die den hier angesprochenen gesteigerten Löschvorgängen entsprechen, in gleicher Weise relativ unabhängig von der Fähigkeit zur Konzentration gefunden wurden.

Es könnte erstaunen, daß eine für das hirnorganische Psychosyndrom als klassisch zu bezeichnende psychopathologische Auffälligkeit wie die Merkfähigkeitsstörung nicht bei allen Patienten zu beobachten war, und auch andere Kardinalsymptome (z. B. Störungen der zeitlichen Orientierung) keineswegs bei jedem Patienten festgestellt wurden. Dieses Phänomen ist nicht allein ein Problem der vorliegenden Arbeit. Auch andere Autoren haben immer wieder betont, daß Kardinalsymptome bei ihrem Vorhandensein durchaus diagnostisch hinweisgebend sein können, ihr Fehlen jedoch bei Vorliegen einer Summe von „geringerwertigen" Symptomen durchaus nicht die Diagnose eines organischen Psychosyndroms ausschließt. So beschrieben etwa *Poppe* und *Tennstedt* (1969) in ihrer Monographie bei histologisch gesicherten Alzheimer-Fällen in 12,5 % keine Merkfähigkeitsstörungen, in 6,25 % keine Orientierungsstörungen, in 75,0 % keinen Anhalt für Altgedächtnisstörungen. *Liston* (1979a, b) fand bei 8 % seiner Patienten keinerlei mnestische Funktionsausfälle, bei 22 % keinen Hinweis auf Orientierungsstörungen. Dieser Wert erscheint relativ hoch. Er wird vom Autor jedoch nicht eingehender diskutiert, insbesondere werden differenzierte Angaben zur Topik der zerebralen Atrophie vermißt, die zur Klärung beitragen könnten.

4.2 Hirnwerkzeugstörungen

Die häufigste Hirnwerkzeugstörung der hier untersuchten Patienten war die amnestische Aphasie, die bei 2/3 der Gruppe beobachtet wurde, dicht gefolgt von der konstruktiven Apraxie (bei 59 % vorhanden). Die anderen kortikalen Funktionsstörungen waren deutlich seltener, wobei sich Agraphie (46,2 %), Alexie (33,3 %), Akalkulie (39,5 %) und Somatotopagnosie (30,8 %) noch in ihrer Häufigkeit von den beiden „klassischen" Aphasie-Formen sensorische Aphasie und motorische Aphasie abgrenzen ließen, die nur in 17,9 % bzw. 10,3 % der Patienten zu sichern waren.

Unter korrelativen Aspekten bieten die Hirnwerkzeugstörungen ein recht homogenes Bild. Nur die Dysarthrie und die motorische Aphasie – beide Störungen können ein klinisch sehr ähnliches Bild bieten und sind im Einzelfall zuweilen recht schwer voneinander zu differenzieren – weichen von diesem Muster ab. Beide zeigen kaum statistisch signifikante Verknüpfungen mit den anderen Hirnwerkzeugstörungen. Die beiden häufigsten Störungen (amnestische Aphasie, Apraxie) weisen hingegen ein nahezu einheitliches Muster signifikanter Korrelationen mit anderen Störungen auf. Beide korrelieren auch am engsten mit dem Schweregrad des hirnorganischen Psychosyndroms. Eine signifikante Verknüpfung mit dem Alter der Untersuchten oder der Dauer der Erkrankung fand sich für keine der beiden Variablen.

Die Befunde sprechen dafür, daß im Rahmen der senilen Demenz vom Alzheimer-Typ zwar häufig neuropsychologische Herdsymptome auftreten, nur 1/3 der Patienten zeigten keine solchen Ausfälle, daß aber andererseits diese Symptome in der Regel nicht als isoliertes Phänomen zu beobachten sind, sondern sich vielmehr in ein weites Spektrum hirnorganischer Ausfälle einfügen und sich deshalb leichter der oberflächlichen Beobachtung entziehen.

Lauter (1970) untersuchte insgesamt 255 Patienten mit Alzheimerscher Erkrankung, wobei das Manifestationsalter vom Präsenium bis weit ins Senium hineinreichte. Insgesamt stellte er bei 92,5 % der Patienten aphasische, apraktische oder agnostische Symptome fest. Bei der Untersuchung ausschließlich senil-dementer Patienten mit hohem Erkrankungsalter (durchschnittlich 73,3 Jahre) fand er nur noch in 50 % der Fälle solche Hirnwerkzeugstörungen. Da das Erkrankungsalter der in der vorliegenden Studie untersuchten Patienten (durchschnittlich 65,4 Jahre) etwa zwischen dem letztzitierten Wert von *Lauter* und dem mit der Literatur als Präsenium bezeichneten Zeitraum liegt, erscheinen die gefundenen Häufigkeiten plausibel. In der Studie von *Sulkava* et al. (1982) war die Aphasie neben dem Merkmal „going astray" das einzige Symptom, das signifikant zwischen präsenilen und senilen Alzheimer-Demenzen unterschied. Auch durch diesen Befund wird die bei *Lauter* (1970) sich abzeichnende Tendenz, daß sich mit früherer Manifestation der Erkrankung auch die Wahrscheinlichkeit einer Hirnwerkzeugstörung erhöht, unterstrichen.

Die Arbeiten von *Appell* et al. (1982) und *Kirshner* et al. (1984) belegen nachdrücklich das zunehmende wissenschaftliche Interesse an Störungen der Sprachfunktionen nicht nur bei präsenilen, sondern auch bei senilen Demenzen vom Alzheimer-Typ.

4.3 Denkstörungen

Formale Denkstörungen fanden sich insgesamt weit häufiger als inhaltliche. Nur bei 12,8 % der Patienten war das Denken nicht als umständlich zu qualifizieren. Über die Hälfte zeigte eine deutliche Denkverlangsamung, perseverierendes oder eingeengtes Denken und Gedankenabreißen. Relativ selten, bei 17,9 %, war eine Denkbeschleunigung festzustellen.

25 % der Patienten wiesen Wahnsymptome auf, wobei die Wahndynamik in der Regel nur leicht ausgeprägt war. Die Mehrzahl dieser Patienten wähnte sich beeinträchtigt und verfolgt, 2 waren überzeugt, ständig bestohlen zu werden und 1 Patient litt unter einem Dermatozoenwahn. Die Mehrzahl der Patienten mit einer Wahnsymptomatik litt auch unter Sinnestäuschungen.

Die engsten korrelativen Zusammenhänge fanden sich zwischen dem Merkmal „Perseverieren" einerseits sowie „Vorbeireden" und „umständliches Denken" andererseits. In beiden Fällen war die Varianz der einen Variablen zu über 50 % von der der anderen determiniert.

Hier, wie auch an einigen anderen Stellen der Untersuchung, stellt sich die Frage, wie unabhängig die einzelnen Merkmale voneinander tatsächlich sind bzw. inwieweit nicht etwa der Untersucher „plausible" Symptomenverknüpfung aufgrund seiner klinischen Erfahrung vornimmt und so eine Verzerrung im Sinne eines „erwarteten" Ergebnisses bewirkt. Hier könnte also ein „hypothesenfreies Instrument" – als solches wurde das AGP entwickelt (vgl. *Junkers* et al. 1976) – im Prozeß der Anwendung durch den Untersucher eine Modifikation im Sinne einer Hypothesenorientierung erfahren haben. Wahrscheinlich scheint aber, daß die überprüften und im Glossar präzise operationalisierten Einzelmerkmale untereinander nicht gänzlich unabhängig sind, sondern vielmehr in ihrer Beziehung zueinander ein gruppenspezifisches Symptomenprofil deutlich werden lassen, das die hier untersuchte Population charakterisiert.

Die Häufigkeit der Wahnsymptome korrespondiert gut mit den Angaben in der Literatur. *Lauter* (1970) gibt für die senile Demenz eine Inzidenzrate von 25,0 % und für die präsenile Demenz vom Alzheimer-Typ von 19,2 % an. *Liston* (1979b) beschreibt für seine Patienten eine Rate von 32 %. *Larson* et al. (1963) fanden bei ihren senil-dementen Patienten in 18 % der Fälle paranoide, in 10 % affektive Symptome und in weiteren 3 % der Fälle eine Kombination von beiden. *Torack* (1978) faßt eine Reihe von älteren Studien zusammen und resümiert, daß etwa 25–30 % aller Patienten mit seniler Demenz im Verlauf der Erkrankung auch psychotische

Symptome entwickeln. *Kanowski* und *Werner* (1975) beobachteten bei den Patienten ihres Samples in 21 % der Fälle Wahnsymptome, wobei diese bei geringer ausgeprägter hirnorganischer Symptomatik deutlich häufiger waren. In der Studie von *Sulkava* et al. (1982) waren nur dauerhospitalisierte, schwer demente Patienten untersucht worden, was nach dem bisher Gesagten den relativ niedrigen Wert von nur 14 % paranoider Symptome erklärt. *Jacoby* und *Levy* (1980b) beschrieben in ihrer Studie eine auf dem 0,1 %-Niveau signifikante negative Korrelation zwischen dem Auftreten paranoid-halluzinatorischer Symptome und kortikaler Atrophie. Sie schlossen daraus, daß für das Auftreten produktiv-psychotischer Symptome der atrophische Substanzverlust einen kritischen Schwellenwert nicht überschritten haben dürfe. Dies deckt sich mit der klinischen Beobachtung, daß Patienten mit produktiver Symptomatik in der Regel über recht gut erhaltene intellektuelle Grundfunktionen verfügen. Zwar konnte dieser plausible Zusammenhang in der vorliegenden Arbeit nicht in gleicher Weise bestätigt werden, immerhin wurde aber bei keinem der Patienten mit Wahnsymptomen ein schweres hirnorganisches Psychosyndrom gefunden. Der Schweregrad der hirnorganischen Symptomatik zeigt in der vorliegenden Arbeit die statistisch engste Verknüpfung mit den Merkmalen „Faden verlieren", „Denkverlangsamung" und „Vorbeireden", jeweils auf dem 1 %-Niveau der Signifikanz. Hierbei handelt es sich um einen Befund, der sich gut mit der klinischen Erfahrung deckt.

4.4 Verstimmungen und Gefühlsstörungen

Ratlosigkeit stellte die häufigste affektive Auffälligkeit dar, 74,4 % der Patienten wiesen dieses Symptom auf. Zweithäufigstes Symptom war innere Unruhe, dicht gefolgt von Insuffizienzgefühlen, Parathymie und Affektstarre. Affektinkontinenz, eines der „klassischen" Symptome des hirnorganischen Psychosyndroms, war nur bei 23,1 % der Patienten zu beobachten. Dies mag damit zusammenhängen, daß es erst in relativ fortgeschrittenen Stadien der Erkrankung klinisch manifest wird, wie z. B. *Wells* (1978) in seiner Übersicht betonte.

Das Auftreten einiger anderer der hier zu diskutierenden Symptome wurde auch von anderen Autoren beschrieben und bietet sich deshalb zur kritischen Diskussion an. Der Anteil depressiver Verstimmungen, der in der vorliegenden Arbeit 38,5 % betrug, variiert in der Literatur stark. *Lauter* (1970) spricht von 5,7 % bei senil Dementen und 11,3 % bei präsenil Dementen vom Alzheimer-Typ. Ebenfalls auf diese letztere Gruppe beziehen sich die Angaben von *Liston* (1979b): 46 % und *Sim* und *Sussman* (1962): 56 %. *Sulkava* et al. (1982) sprechen bei senilen Demenzen von 6 % und *Karasu* und *Katzman* (1976) berichteten über eine Häufigkeit von mehr als 50 %. *Kanowski* und *Werner* (1975) beobachteten bei den von ihnen untersuchten Patienten in 36 % depressive Verstimmungszustände, besonders ausgeprägt beim Schweregrad II des organischen Psychosyndroms (in 58 %). Ratlosigkeit verzeichneten sie bei 28 % ihres Samples, wobei sich eine positive Verknüpfung zwischen dieser affektiven Störung und dem Schweregrad des hirnorganischen Psychosyndroms abzeichnete.

Diese so unterschiedlichen Angaben lassen sich wohl nur dadurch erklären, daß Patienten in sehr unterschiedlichen Entwicklungsstadien der Erkrankung untersucht wurden. Denn depressive Verstimmtheit zählt, wie etwa *Slater* und *Roth* (1969) betonten, zu den Frühsymptomen dieser Erkrankung. Sie betrifft vorwiegend Patienten, die bei sonst noch gut erhaltenen intellektuellen Grundfunktionen mit dem Erlebnis progredienter mnestischer Ausfälle konfrontiert werden. Die in der vorliegenden Arbeit gefundene ausgeprägte negative Korrelation zwischen dem Schweregrad des hirnorganischen Psychosyndroms und Depressivität und die etwa gleichstarke positive Verknüpfung mit dem Merkmal kritiklose Euphorie scheinen diese Erfahrung auch statistisch abzubilden.

Bei der Zusammenhangsanalyse fällt auf, daß die in diesem Abschnitt diskutierten Merkmale in zwei Gruppen auseinanderfallen. Die Merkmale, die die Gestimmtheit beschreiben (z. B. Ratlosigkeit, Insuffizienzgefühl, Deprimiertheit), stellen eine korrelationsstatistisch homogene Teilgruppe dar, während Merkmale, die die allgemeine Situation des Affekts und seine Steuerung dokumentieren (z. B. Parathymie, Affektlabilität und -inkontinenz), untereinander zwar enge Zusammenhänge aufweisen, signifikante Verknüpfungen mit Symptomen der erstgenannten Teilgruppe jedoch vermissen lassen.

4.5 Störungen des Antriebs, des Sozialverhaltens und der Selbständigkeit

Häufigstes Symptom war hier mangelnde Krankheitseinsicht, mehr als 80 % der Patienten wiesen diese Störung auf. Sie korrelierte hochsignifikant mit motorischer Unruhe, Dissimulationstendenzen und dem Grad der Pflegebedürftigkeit, die sich an der meist fremdanamnestisch erhobenen Fähigkeit des Patienten orientierte, eine Reihe von täglichen Verrichtungen auszuführen. Patienten, die eine mangelnde Krankheitseinsicht zeigen, können also auf vielfache Weise als problematisch eingestuft werden. Die bei ihnen ausgeprägte Tendenz, eindeutig vorhandene Symptome zu dissimulieren, ihr mangelndes Krankheitsgefühl und die häufig gleichzeitig vorhandene Antriebssteigerung, gepaart mit motorischer Unruhe, lassen den diagnostischen und therapeutischen Umgang mit ihnen schwierig erscheinen.

4.6 Schlafstörungen

35,9 % der Patienten klagten über eine verminderte, hingegen nur 7,7 % über eine vermehrte Schlafdauer. Nächtliche Unruhezustände waren bei 28,2 % der Patienten aufgefallen. Vorwiegend auf fremd-anamnestischen Angaben fußende Hinweise auf nächtliche Verwirrtheitszustände fanden sich bei 12,8 % der Untersuchten. Schläfrigkeit tagsüber, definiert als eine auffällige Vigilanzminderung, Dösigkeit und Schläfrigkeit ganztägig oder während großer Teile des Tages, also nicht z. B. nur unmittelbar nach den Mahlzeiten, lag bei 28,2 % der Patienten vor.

Im Vergleich zu anderen Symptomenkomplexen waren Störungen des Schlafs bei den untersuchten Patienten insgesamt also eher selten. *Lauter* (1970) berichtete in 46,1 % seiner senil und 32,9 % seiner präsenil dementen Patienten von Schlafstörungen. *Liston* (1979b) gab eine Häufigkeit von 22 % für dieses Symptom an, während *Kanowski* und *Werner* (1975) bei 56 % ihrer Patienten mit hirnorganischem Psychosyndrom Schlafstörungen fanden. Gesunde wie kranke alte Menschen klagen zwar häufig über Schlafstörungen, die jedoch unter diagnostischen Aspekten häufig unspezifisch sind. Nur wenige mit der Veränderung des Schlafs zusammenhängende Symptome (z. B. nächtlich auftretende delirante Bilder und die typischen Schlafstörungen des Depressiven) sind diagnostisch hinweisgebend.

Tabelle 4 Interkorrelationsmatrix der häufigsten psychischen Merkmale (bei > 50 % der

		pos.	1	2	3	4	5	6	7	8	9	10	11
Mnestik, Orientierung, Konzentration	1. Merkfähigkeit	97,4											
	2. Neugedächtnis*	97,4	+++ .99										
	3. gesteigerte Löschvorgänge*	87,2	+++ .57	+++ .54									
	4. 24-Std.-Gedächtnis	71,8	+++ .84	+++ .82	++ .42								
	5. „Seit wann krank?"	66,6	+++ .74	+++ .72	+++ .55	+++ .79							
	6. „Datum des Schulabgangs?"	64,1	+++ .72	+++ .72	++ .47	+++ .81	+++ .85						
	7. zeitliche Orientierung*	64,1	+++ .82	+++ .82	+++ .50	+++ .87	+++ .80	+++ .77					
	8. Zeitgitterstörungen*	59,0	+++ .69	+++ .67	+++ .50	+++ .74	+++ .81	+++ .76	+++ .72				
	9. „Datum der Heirat?"	51,3	+++ .76	+++ .75	+++ .55	+++ .87	+++ .86	+++ .91	+++ .83	+++ .81			
	10. Konzentrationsstörungen*	87,2	++ .47	+++ .49	.11	++ .43	+ .34	.16	++ .38	+ .31	.28		
Hirnwerkzeugstörungen	11. amnestische Aphasie*	66,6	+++ .63	+++ .61	++ .42	+++ .64	+++ .64	+++ .64	+++ .64	+++ .73	+++ .67	++ .42	
	12. konstruktive Apraxie*	59,0	+++ .57	+++ .54	+++ .53	+++ .66	+++ .60	+++ .61	+++ .64	+++ .63	+++ .74	.18	+++ .57
Denkstörungen	13. umständliches Denken*	87,2	+ .35	+ .34	+ .29	++ .37	++ .37	+ .32	++ .44	++ .47	++ .43	++ .43	+++ .66
	14. Denkverlangsamung*	71,8	++ .40	++ .38	++ .48	++ .48	++ .47	++ .43	++ .37	++ .46	+++ .52	.21	++ .40
	15. inhaltliche Perseveration*	69,2	++ .39	+ .36	.26	++ .47	+++ .51	++ .41	++ .47	+++ .52	++ .49	+ .33	++ .43
	16. Denkeinengung*	64,1	.09	.05	.18	.09	.21	.03	.09	.26	.08	.16	.23
	17. Faden verlieren*	59,0	+++ .78	+++ .78	+++ .59	+++ .70	+++ .65	+++ .72	+++ .77	+++ .55	+++ .69	+ .28	+++ .55
Verstimmungen, Gefühlsstörungen	18. ratlos*	74,4	–.01	–.02	.08	.12	.10	–.01	–.01	.11	.01	.17	.11
	19. innere Unruhe*	64,1	.01	–.01	.09	.03	.19	.01	–.01	.23	.02	.24	+ .29
	20. Insuffizienzgefühl*	61,5	– –.32	– .30	.24	– .36	– –.32	– –.35	–.25	– –.29	—— –.38	–.06	–.03
	21. affektiv inadäquat*	61,5	+ .32	+ .32	.11	.27	.18	.07	+ .34	.15	.01	+ .32	+ .29
	22. affektstarr*	59,0	.18	.15	++ .37	.20	+ .33	+ .28	.11	.25	+ .35	–.04	.08
	23. affektlabil*	51,3	.22	.19	.04	.23	.13	.15	.24	.21	.12	.10	++ .47
Antrieb, Sozialverhalten	24. Mangel an Krankheitseinsicht*	84,6	+++ .66	+++ .64	+++ .55	+++ .66	+++ .74	+++ .71	+++ .69	+++ .64	+++ .74	.23	+++ .50
	25. Krankheitsgefühl*	79,5	– –.29	–.26	–.13	—— –.40	– –.36	– –.35	– –.30	–.22	– –.36	–.03	–.23
	26. Pflegebedürftigkeit	74,4	+++ .69	+++ .67	+++ .64	+++ .67	+++ .78	+++ .67	+++ .77	+++ .70	+++ .77	+ 28	+++ .54
	27. Antriebsarmut*	53,8	–.16	–.14	.10	–.17	–.10	–.20	–.18	–.14	–.12	.05	– –.36
	28. Dissimulationstendenz*	51,3	++ .44	++ .43	++ .39	++ .40	++ .40	++ .47	++ .39	+ .36	++ .44	.11	++ .42

* sensu AGP

–/+ : p ≤ .05 (signifikant)
––/++ : p ≤ .01 (sehr signifikant)
–––/+++: p ≤ .001 (hoch signifikant)

Patienten auffällig)

12	13	14	15	16	17	18	19	20	21	22	23	24	25	26	27	28
.41 ++																
.38 ++	.32 +															
.39 ++	.72 +++	.35 +														
.14	.35 +	.18	.54 +++													
.53 +++	.33 +	.24	.39 ++	–.01												
.14	.11	.37 ++	.01	–.03	–.03											
.10	.18	–.17	.17	.33 +	–.04	.07										
–.20	–.09	–.13	–.24	.07	–.34 –	.35 +	.15									
.10	.28 +	.06	.18	.13	.14	.33 +	.17	.21								
.41 ++	.16	.35 +	.40 ++	.29 +	.16	.09	–.01	–.29 –	–.29 –							
.23	.33 +	.02	.21	.33 +	.15	.23	.28 +	.34 +	.62 +++	–.22						
.54 +++	.34 +	.27 +	.45 ++	.28 +	.66 +++	–.23	.07	–.55 –––	.11	.34 +	.03					
–.28 –	–.14	–.23	–.17	.23	–.30 –	.28 +	.14	.71 +++	.07	–.09	.19	–.44 ––				
.77 +++	.37 ++	.41 ++	.45 ++	.15	.69 +++	.19	.13	–.19	.26	.39 ++	.23	.68 +++	–.15			
–.17	–.27 –	.33 +	–.23	–.05	–.21	.32 +	–.08	.22	–.16	–.09	–.19	–.33 –	.33 +	–.12		
.27	.51 +++	.36 +	.45 ++	.14	.46 ++	–.23	–.03	–.48 –––	–.01	.36	–.02	.59 +++	–.42 ––	.34 +	–.29 –	

4.7 Aspekte der Beziehungen zwischen den häufigsten psychopathologischen Symptomen

Aufgabe dieses Abschnitts soll es sein, die Zusammenhänge zwischen den einzelnen Symptomengruppen zu überprüfen und der Frage nachzugehen, inwieweit die Achsensymptome des hirnorganischen Psychosyndroms tatsächlich „eng miteinander verflochten sind und ein komplexes Strukturgefüge bilden" (*Lauter* 1973).

Bei der Überprüfung der Verknüpfung zwischen dem aktuellen Alter der Patienten, dem Alter bei Beginn der Symptomatik und der Dauer der Erkrankung mit denjenigen Symptomen, die bei mehr als 50 % der Untersuchten vorhanden waren, ergibt sich ein überraschendes Bild: Nur 16 % der überprüften Korrelationen waren signifikant, und bei keiner dieser Verknüpfung lag das Signifikanzniveau oberhalb des 5 %-Bereiches. Der Zusammenhang zwischen psychopathologischen Symptomen und zeitlichen Parametern ist in der Untersuchungsgruppe also als eher lose einzustufen. Besonders überraschend mag erscheinen, daß auch der Ausprägungsgrad der hirnorganischen Symptomatik weitgehend unabhängig von den genannten zeitlichen Parametern war. *Kay* et al. (1964) hatten in einer umfangreichen Studie an senil-dementen Patienten gerade das chronologische Alter als wichtigsten ätiologischen Faktor ausgemacht. Der Umstand, daß sich die von diesen Autoren untersuchte Gruppe aus ambulanten und hospitalisierten Patienten zusammensetzte, mag den Widerspruch zum Teil auflösen, da – nach einer kritischen Bemerkung von *Alexander* (1972) – Untersuchungen, die nicht zwischen diesen beiden Patientengruppen unterscheiden, Gefahr laufen, Faktoren, die Individuen für die senile Demenz prädestinieren, mit solchen, die demente Individuen für die Hospitalisierung prädisponieren, zu vermischen. Es ist in diesem Zusammenhang aber auch noch an die Befunde von *Kanowski* und *Werner* (1975) zu erinnern, die in ihrer Untersuchungsgruppe zwar eine deutliche Häufung von hirnorganischen Psychosyndromen jenseits des 75. Lebensjahres verzeichneten, jedoch auch feststellten, daß die Verteilung auf die Schweregrade keine ausgeprägte Altersabhängigkeit aufwies.

Bei Betrachtung von Tab. 4 fallen besonders zwei Aspekte ins Auge:

a) Sämtliche Störungen der Mnestik und Orientierung, die beiden häufigsten Hirnwerkzeugstörungen, das Merkmal „Faden verlieren" aus der Gruppe der Denkstörungen sowie die Merkmale „Mangel an Krankheitseinsicht" und „Pflegebedürftigkeit" aus der Gruppe der Störungen des Antriebs und des Sozialverhaltens erweisen sich als sehr eng miteinander verknüpft und zeigen ein homogenes Interkorrelationsmuster.

b) Die Gruppe der Verstimmungen und Gefühlsstörungen weist kaum bedeutsame Verknüpfungen mit den Symptomen anderer Merkmalsbereiche auf.

Die unter a) aufgelisteten Einzelsymptome weisen in ihrem qualitativen Spektrum wie in ihrer statistischen Homogenität eine hohe Übereinstimmung mit Symptomengruppierungen auf, wie sie eine Reihe anderer Autoren mittels multivariater Verfahren als charakteristisch für das hirnorganische Psychosyndrom herausgestellt hat (vgl. z. B. *Pietzcker* et al. 1977, 1981; *Gebhardt* et al. 1981; *Jonsson* et al. 1972). Hier decken sich also die in der vorliegenden Arbeit erhobenen Befunde und die Ergebnisse anderer klinischer Studien mit den Kriterien, wie sie in den einschlägigen Lehrbüchern vorliegen. Die unter b) getroffene Feststellung scheint dagegen in deutlicher Diskrepanz zur gängigen Auffassung zu stehen, wonach affektive Störungen zu den kennzeichnendsten Symptomen des hirnorganischen Psychosyndroms, besonders aber der senilen Demenz, gehören. Als ein Beispiel von vielen sei hier nur auf *Bleuler* (1969) verwiesen, der in der Aufzählung des „geschlossenen klinischen Bildes der senilen Demenz" affektive Störungen an erster Stelle nennt und betont, diese träten „Hand in Hand" mit Störungen der intellektuellen Seite der Persönlichkeit auf. Auch in der neuesten Ausgabe des diagnostischen und statistischen Manuals der amerikanischen Psychiatrischen Vereinigung (DSM-III; *Koehler* und *Saß* 1984) werden Störungen der Affektkontrolle bei hirnorganischen Beeinträchtigungen ähnlich eingeordnet.

Hier stellt sich die Frage, ob es sich bei der in der vorliegenden Arbeit gefundenen weitgehenden Unabhängigkeit affektiver Symptome von Störungen der Mnestik und Orientierung um einen Befund handelt, der allein die hier untersuchte Stichprobe charakterisiert, oder ob auch andere empirische Studien zu vergleichbaren Ergebnissen gelangt sind.

Die meisten Autoren haben kognitive Ausfälle in den Mittelpunkt ihrer Untersuchungen gestellt und nur wenige erwähnten überhaupt affektive Störungen. Sofern allerdings affektive und kognitive Symptome gleichrangig Berücksichtigung fanden und gleichzeitig die Frage nach ihrem Zusammenhang angeschnitten wurde, ergab sich ein dem in der vorliegenden Arbeit vergleichbares Resultat. Bemerkenswerterweise wurde von diesen Autoren nie das Konzept des „geschlossenen klinischen Bildes" in Frage gestellt, vielmehr wurden meist methodische Fehler als Ursache dieses unerwarteten Ergebnisses vermutet. So berichteten *Fähndrich* et al. (1981) in ihrem Beitrag zum Problem der Diagnosensicherung des hirnorganischen Psychosyndroms über eine fehlende Beziehung zwischen affektiven und mnestischen Symptomen. Als Erklärung für diesen Befund diskutierten sie die Möglichkeit, daß durch eine fehlerhafte nosologische Zuordnung depressive Neurosen in der Gruppe der „affektlabilen" Patienten überrepräsentiert gewesen sein könnten. Auch *Overall* und *Beller* (1984) vermuteten eine fehlerhafte Diagnosenstellung, als sie bei einer Faktorenanalyse bei einer als „retarded dementia" definierten Gruppe gerontopsychiatrischer Patienten, zu deren Abgrenzung sowohl die Werte der Brief Psychiatric Rating Scale (BPRS) als auch des Pfeiffer Mental Status Questionnaire (MSQ) herangezogen worden waren, praktisch keine Überlappungen von affektiven und kognitiven Symptomen fanden. Eine andere Erklärung für das gleiche Phänomen wählten *Meyer-König* et al. (1984) bei ihrer Studie bei Pflegeheimbewohnern. Sie äußerten die Vermutung, daß affektive Symptome lange vor dem Auftreten kognitiver Störungen zu beobachten sind und sich so der fehlende korrelative Zusammenhang erklärt.

Beide Erklärungsmodelle müssen für die vorliegende Arbeit zurückgewiesen werden, da zum einen eine diagnostisch weitgehend homogene Patientenstichprobe untersucht wurde, zum anderen korrelative Zusammenhänge zwischen der Dauer der Erkrankung und sowohl kognitiven wie affektiven Symptomen nicht auftraten. Darüber hinaus sind bei der Erhebung des psychopathologischen Befundes gerade auch die affektiven Störungen detailliert ausexploriert worden.

Das Herausfallen der Affektstörungen aus dem sonst homogenen Korrelationsmuster der Tab. 4 erscheint besonders auffällig, wenn die Überlegung mit in Rechnung gestellt wird, daß der Untersucher bei der Exploration sich natürlich der „klassischen" Symptomenkonstellation des hirnorganischen Psychosyndroms bewußt gewesen ist. Die sich abbildende Sonderrolle der Affektstörungen könnte also im Grunde als ein Beleg für den Erfolg der Bemühungen des Untersuchers gelten, nicht auf ein erwartetes Ergebnis hin zu explorieren, sondern die einzelnen Merkmale streng getrennt entsprechend der im Glossar festgelegten Operationalisierung zu erfassen.

Versuche, affektive Symptome als differentialdiagnostisches Kriterium zur gruppenstatistischen Abgrenzung funktioneller und hirnorganischer Erkrankungen zu nutzen, wurden vielfach unternommen. Bereits die Arbeit von *Jonsson* et al. (1972), die als erste die Psychopathologie senil Dementer differenziert erfaßt und einer multivariaten statistischen Analyse unterzogen hatte, zeigte, daß affektive Parameter nicht in der Lage waren, zwischen senil Dementen und Patienten anderer Diagnosegruppen zu differenzieren.

Untersuchungen zur Differenzierung klinischer Gruppen mit Hilfe der Psychopathologie auf Syndromebene (*Gebhardt* et al. 1981) erbrachten bezüglich der Frage nach der Zugehörigkeit von Affektstörungen zum psychoorganischen Hirnsyndrom vergleichbare Ergebnisse. Der Versuch, Syndrome mittels Faktorenanalysen über differenziert erstellte psychopathologische Aufnahmebefunde zu bilden, führte bei mehreren Autorengruppen zu gut übereinstimmenden Resultaten (vgl. *Gebhardt* et al. 1981, *Pietzcker* et al. 1981). Das im Zusammenhang der vorliegenden Arbeit besonders interessierende psychoorganische Syndrom war bei allen Autorengruppen durch Störungen der Orientierung in allen vier Qualitäten sowie durch Merkfähigkeitsstörungen charakterisiert. Wegen unterschiedlicher Item-Selektionen fanden sich darüber hinaus in den Faktorenlösungen der verschiedenen Arbeitsgruppen eine Reihe zusätzlicher Symptome (z. B. Auffassungsstörungen, Konzentrationsstörungen, Gedächtnisstörungen). Bei keiner Lösung jedoch tauchten Affektstörungen unter den das psychoorganische Syndrom konstituierenden Symptomen auf.

Gebhardt et al. (1981) diskutierten die Nichtberücksichtigung wichtiger psychopathologischer Merkmale bei der Syndrombildung und unterstrichen, daß klinisch relevante Symptome, obwohl sie „jeder Kliniker als bedeutsam für seine diagnostischen Entscheidungen" ansehen dürfte, nicht berücksichtigt wurden, da sie sich nicht eindeutig nur einem einzigen Syndrom zuordnen ließen.

Die in Tab. 4 aufgeführten Befunde wie auch die dargestellten Ergebnisse anderer Autoren legen also die Überlegung nahe, daß affektive Störungen nicht unbedingt zum Kernbestand des hirnorganischen Psychosyndroms gehören, daß sie vielmehr trotz häufigen Auftretens im Rahmen dieses Syndroms vielleicht als eher unspezifische Begleitsymptomatik aufzufassen sind. Ob dieser psychopathologischen Sonderrolle auch hirnstrukturelle Relevanz zukommt, soll im nächsten Kapitel erörtert werden.

5 Computertomographie

Bis vor kurzem war die Pneumenzephalographie (PEG) die wesentliche Methode zur Darstellung interner wie externer Hirnatrophie (vgl. *Oldendorf* 1978). Während der gesamten Zeit ihrer klinischen Anwendung ist es jedoch nie gelungen, zufriedenstellend große Kontrollgruppen hirnorganisch unauffälliger Probanden zusammenzustellen. Hauptgrund für diesen Mangel war der Umstand, daß es sich bei der PEG um eine invasive und mit einer nicht unbeträchtlichen Komplikationsrate belastete Technik handelte, was die Anwendung als Screening-Methode bei gesunden Probanden ausschloß.

Seit der klinischen Einführung der Computertomographie (CT) im Jahre 1973 (*Hounsfield* 1973; *Ambrose* 1973) steht eine nicht-invasive, kein Erkrankungsrisiko mit sich bringende radiologische Untersuchungstechnik für diesen Indikationsbereich zur Verfügung. Weiterhin ist sie das einzige klinisch verbreitete röntgenologische Verfahren, das dem Untersucher direkte Informationen über den Zustand des Gewebes zur Verfügung stellt. Das PEG ist in diesem Zusammenhang von deutlich geringerem Wert, da es nur Beobachtungen der intrazerebralen Liquorräume zuläßt und jede Frage nach pathologischen Hirnveränderungen erst über den Weg der Analyse der Struktur der Liquorräume einer Beantwortung zugänglich macht.

Noch während die Computertomographie weiter technisch verbessert wird und die mit ihr gewonnenen Befunde einer lebhaften Diskussion in der Literatur unterliegen, stehen weitere Verfahren zur klinischen Anwendung bereit, die wiederum eine Umwälzung bei den bildgebenden Untersuchungsmethoden bringen werden (vgl. *Hedde* und *Reischies* 1986).

Als vorwiegend morphologische Methode ermöglicht die Magnet-Resonanz-Tomographie (MRT) beliebige multiplanare Querschnitte durch das Hirn, wobei durch eine höhere Auflösung gegenüber dem CT besser Differenzierungen zwischen grauer und weißer Substanz erzielt werden. Zusätzlich lassen sich manche Regionen artefaktfreier als im CT darstellen (z. B. basisnahe Hirnabschnitte). Erste Ergebnisse mit der MRT bei Demenzen lassen erwarten, daß sie wesentlich zur Differentialdiagnose zwischen vaskulären und primär-degenerativen Erkrankungen beitragen kann (*Besson* et al. 1985). Eine Modifikation dieses Verfahrens in Form der Magnet-Resonanz-Spektroskopie (MRS) erlaubt die quantitative Erfassung spezifischer zerebraler Metaboliten, allerdings nur in relativ großen Gewebevolumina (*Heiss* 1985). Auch für die MRS zeichnet sich ein diagnostischer Stellenwert für dementielle Erkrankungen ab.

Als Verfahren, die vorwiegend auf die Erfassung der Hirnfunktion ausgerichtet sind, sollen die Single-Photonen-Emissions-Computer-Tomographie (SPECT) und die Positronen-Emissions-Tomographie (PET) genannt werden. Die SPECT wird derzeit überwiegend zur Messung der regionalen Hirndurchblutung (rCBF) eingesetzt, wobei der zerebrale Eliminationsverlauf von inhaliertem 133-Xenon gemessen wird. Untersuchungsresultat sind bei der dynamischen SPECT mehrere parallele Horizontalschnitte der zerebralen Perfusionsverteilung. Bei der Alzheimerschen Demenz fand sich mit dieser Methode eine vorwiegend temporal lokalisierte Minderperfusion bei insgesamt erniedrigten Flußraten (z. B. *Reischies* et al. 1987). Vaskuläre Demenzen zeigten dagegen zirkumskripte polytope Perfusionsminderungen. *Rogers* et al. (1986) haben jüngst die Ergebnisse einer prospektiven Studie vorgelegt, nach der erniedrigte Flußraten in multiplen Hirnregionen der klinischen Symptomatik bei der MID im

Durchschnitt um zwei Jahre vorangehen, während bei der SDAT erst nach der klinischen Manifestation der Demenz eine diffuse Minderperfusion zu beobachten ist. Befunde unseres SPECT-Labors konnten diese Ergebnisse bisher allerdings nicht bestätigen.

Die PET bedient sich als Strahlungsquelle nicht der Gamma-, sondern der Positronenstrahlung. Mittels eines Zyklotrons wird am Untersuchungsort ein geeignetes Radiopharmakon hergestellt und muß, wegen der kurzen Halbwertszeit, sofort verwendet werden. Der Ort des Zerfalls dieses Isotops im Gehirn wird dann mittels der sogenannten Koinzidenzmessung registriert. Mit dieser Methode können Regionen, die für die jeweilige Substanz stoffwechselaktiv sind, in ähnlicher Weise wie bei der SPECT dargestellt werden. Aus der großen Zahl möglicher Radiopharmaka und ihrer spezifischen Anwendungsbereiche seien nur die F-2 Deoxy-Glukose zur Erfassung des Glukosemetabolismus und Sauerstoff 15 zur Messung der regionalen Sauerstoffaufnahme und der Durchblutung genannt. Bei der Demenz vom Alzheimer-Typ konnten mit der PET Störungen des regionalen Metabolismus, vorwiegend in der grauen Substanz des Temporo-Parietal-Bereichs dargestellt werden, deren Ausmaß mit dem klinischen Schweregrad der Demenzsymptomatik korrelierte (vgl. *Heiss* 1985). Es besteht die Hoffnung, daß über die Ermittlung spezifischer metabolischer Ausfallsmuster die in vivo Differentialdiagnostik dementieller Erkrankungen in Zukunft immer präziser werden kann (*Benson* 1984). Im Gegensatz zur SPECT, die im Begriff ist, sich als klinisches Routine-Diagnostikum zu etablieren, wird die PET dagegen auch in absehbarer Zukunft wegen des hohen personellen, technischen und finanziellen Aufwandes nur speziellen Forschungseinrichtungen vorbehalten sein.

Die Frage drängt sich allerdings auf, ob es sich bei dieser explosionsartigen Vermehrung diagnostischer Techniken wirklich um ein ohne Einschränkungen zu begrüßendes Phänomen handelt. Es erscheint jedenfalls absehbar, daß dem Kliniker im Einzelfall die Auswahl des einzusetzenden diagnostischen Verfahrens in den nächsten Jahren durch die Fülle der angebotenen Methoden nicht leichter gemacht werden wird, und daß die Ausweitung diagnostischer Technik nicht notwendigerweise stets zu höherer diagnostischer Sicherheit führen muß.

5.1 CT-Untersuchungen an Normalpopulationen

Wegen seiner Eignung als Screening-Methode liegen für das CT trotz der im Vergleich zum PEG kurzen Zeit seit seiner klinischen Einführung bereits recht umfangreiche, wenn auch noch nicht in allen Punkten befriedigende Vergleichswerte von Normalpopulationen vor, wobei vorwiegend lineare Messungen zur Anwendung kamen. *Gyldensted* und *Kosteljanetz* (1975, 1976) und – darauf aufbauend – *Gyldensted* (1977) untersuchten 50 weibliche und 50 männliche neurologisch unauffällige Patienten. Sie fanden den linken Seitenventrikel bei beiden Geschlechtern gegenüber dem rechten leicht vergrößert, die Größe beider Ventrikel lag in der Regel bei Männern über der bei Frauen. Zusätzlich ergab sich eine statistisch signifikante Größenzunahme aller zerebraler Liquorräume mit dem Alter. *Haug* (1977) untersuchte ausschließlich die Alters- und Geschlechtsabhängigkeit der Ventrikelgröße. Auch er fand eine eindeutige Abhängigkeit aller Ventrikelmaße vom Alter der Untersuchten. Korrespondierend zu den Ergebnissen von *Gyldensted* fand er bei den Frauen das Ventrikelsystem kleiner als bei Männern bzw. männlichen Jugendlichen, sofern diese älter als 15 Jahre waren. Für die Altersgruppe 0 bis 15 Jahre allerdings beschrieb er umgekehrte Verhältnisse. *Gonzalez* et al. (1978) untersuchten 100 ausgesuchte Freiwillige von über 65 Jahren, bei denen keine psychiatrische oder neurologische Erkrankung vorlag. Sie fanden eine signifikante Vergrößerung der Liquorkompartimente mit dem Alter, konnten aber keinen Unterschied zwischen den Geschlechtern ausmachen. *Schindler* und *Ludwig* (1978) verglichen 112 Computertomogramme von Patienten, die das 70. Lebensjahr überschritten hatten – bei keinem von ihnen lag ein raumfordernder Prozeß oder ein umschriebener Hirnsubstanzdefekt nach Trauma oder Infarkt vor –, mit den CT-Befunden von 100 jüngeren Patienten im Alter zwischen 20 und 40 Jahren, die nach den gleichen Ausschlußkriterien ausgewählt waren. Sie fanden hinsichtlich der Weite der Ventrikelräume eine signifikante Differenz zwischen den Gruppen im Sinne einer Größenzunahme bei den älteren Patienten. Einen statistisch bedeutsamen Unterschied der ventrikulären Meßgrößen zwischen den Geschlechtern konnten sie jedoch in keiner der beiden Patientengruppen beobachten.

Auf die Ergebnisse der Arbeitsgruppe um *Meese* und *Grumme* an der Neurochirurgischen Abteilung des Klinikums Charlottenburg soll im folgenden etwas näher eingegangen werden, da zum einen in der vorliegenden Untersuchung dasselbe CT-Gerät wie in den Studien dieser Gruppe zur Anwendung kam, zum anderen, da die hier benutzten Arbeitstechniken und Meßgrößen sich fast ausschließlich auf Erfahrungen und Resultate dieser Autoren stützten. *Meese* et al. (1980) untersuchten 160 gesunde Individuen in 8 Lebensdekaden, wobei jede durch 10 männliche und 10 weibliche Probanden vertreten war. Eine ausführliche neurologische Untersuchung sowie ein EEG hatten in keinem Fall einen Hinweis auf das Vorliegen einer neurologischen Erkrankung erbracht.

Wesentliche Ergebnisse dieser Untersuchung waren das Fehlen eines statistisch bedeutsamen Unterschiedes der verschiedenen Meßgrößen zwischen den Geschlechtern und eine deutliche hirnstrukturelle Symmetrie bei allen Altersgruppen. Die Messungen legten weiterhin nahe, drei Altersgruppen zu bilden (bis 20, 21–60 und über 60 Jahre), die sich untereinander hinsichtlich der Größe der intrakraniellen Liquorkompartimente unterschieden. Die Autoren interpretierten diese mit dem Alter von Gruppe zu Gruppe signifikant steigende Größenzunahme als den Ausdruck eines physiologischen Alternsprozesses.

Zum Abschluß dieses Abschnittes sollen nun noch einige Arbeiten angeführt werden, deren Ergebnisse differenziertere Aussagen über den Altersgang der Größe der Liquorräume bei älteren Probandengruppen zulassen. *Jacobs* et al. (1978) untersuchten mit planimetrischen Verfahren bei 135 gesunden Freiwilligen die Größe der Seitenventrikel. Sie fanden eine kontinuierliche Größenzunahme vom 1. bis 7. Lebensjahrzehnt von 1,8 auf 6,4 % des Schädelinnenraumes in der untersuchten Schicht. Im 8. Lebensjahrzehnt schnellte dieser Wert auf 11,5 % und im 9. auf 14,1 %. Die Autoren zogen daraus den Schluß, daß interne Atrophien bei jüngeren Patienten sehr viel leichter zu identifizieren seien als bei älteren. Mittels des gleichen planimetrischen Verfahrens wie in der vorgenannten Arbeit untersuchten *Jacoby* et al. (1980) 50 streng selegierte gesunde Probanden im Alter zwischen 60 und 89 Jahren und konnten die Ergebnisse von *Jacobs* et al. (1978) nicht reproduzieren: Sie fanden keinerlei statistisch bedeutsame Zusammenhänge zwischen dem Alter der Untersuchten und der Größe der Ventrikel. Als mögliche Erklärung für diese Diskrepanz diskutierten die Autoren zum einen eine möglicherweise leicht differierende Lage der untersuchten Schichten, zum anderen räumten sie auch die Möglichkeit ein, daß aus technischen Gründen die Ventrikel-Parenchym-Grenzen von beiden Autorengruppen unterschiedlich definiert gewesen sein könnten. *Hatazawa* et al. (1982) untersuchten 154 Männer und 147 Frauen ohne neurologische Ausfälle im Alter von 20 bis 79 Jahren computertomographisch unter Anwendung automatisierter planimetrischer Verfahren. Sie beobachteten eine signifikante Größenzunahme der Ventrikel bei Frauen im 5. Lebensjahrzehnt und bei Männern im 6. Lebensjahrzehnt. Für die beiden folgenden Dekaden ergab sich für beide Geschlechter jeweils eine weitere statistisch bedeutsame Ventrikelaufweitung. Als interessant verdient noch die Mitteilung der Autoren hervorgehoben zu werden, daß mit zunehmendem Alter der Untersuchten, besonders deutlich in der 8. Lebensdekade, der atrophisierende Prozeß bei Männern rascher voranschritt als bei Frauen, wenn auch der Unterschied statistisch nicht signifikant war. Zu ähnlichen Ergebnissen kamen auch *Takeda* und *Matsuzawa* (1984), die ihrer Untersuchung an 980 neurologisch unauffälligen Patienten, die sich ebenfalls dem Altersgang der Liquorräume widmete, einen kombinierten Atrophieindex zugrunde legten. Auch *Gomori* et al. (1984) fanden bei 184 hirngesunden Probanden im Alter zwischen 28 und 84 Jahren eine kontinuierliche Größenzunahme interner und externer Liquorräume.

In den meisten der bisher zitierten Arbeiten ist der Altersgang ausschließlich der Ventrikelräume untersucht worden, differenzierte Angaben über das gleichzeitige Geschehen im kortikalen Bereich sind nur in wenigen Arbeiten (z. B. *Meese* et al. 1980; *Jacoby* et al. 1980 und *Gomori* et al. 1984) zu finden. Bei der in der vorliegenden Arbeit besonders interessierenden Altersgruppe können die Ergebnisse über die Weite der hemisphärischen Sulci von *Gyldensted* (1977), der Probanden von 41 bis 86 Jahren in einer Gruppe zusammenfaßte, und die Messungen des frontalen Interhemisphärenspaltes von *Haug* (1977), der Probanden im Alter von 61 bis 75 Jahren zusammenfaßte, nur bedingt hinweisgebend sein. Während *Jacoby* et al. (1980) für die internen Liquorräume, wie dargestellt, keine signifikante Verknüpfung mit dem Alter ausmachen konnte, fanden sie für die externen Liquorräume eine solche auf dem 5 %-Niveau der Signifikanz. Die Autoren betonten in diesem Zusammenhang allerdings, daß der gefundene Korrelationskoeffizient (r = + .27) nur in 6 % der Varianz aufkläre und somit der Zusammenhang als eher schwach eingeschätzt werden müsse. *Meese* et al. (1980) und *Gomori* et al. (1984) dagegen fanden eine gleichzeitige Volumenzunahme externer wie interner Liquorräume mit dem Alter und unterstrichen, daß gerade die Gleichzeitigkeit des Prozesses in beiden Bereichen ein Charakteristikum des physiologischen Alternsprozesses darstelle.

Die Ergebnisse aller angeführten Arbeiten können dahingehend zusammengefaßt werden, daß eine Volumenzunahme der intrakraniellen Liquorräume mit dem Alter als wahrscheinlich anzusehen ist, wobei die Frage nach der Parallelität des Geschehens in externen und internen Liquorkompartimenten noch nicht als endgültig beantwortet gelten kann. Auch die Aspekte der Prozeßdynamik in höheren Altersgruppen sowie die Geschlechtsspezifität des Geschehens bedürfen weiterer Klärung. Es fehlen aber auch vor allem umfangreichere Longitudinalstudien, die intraindividuelle Vergleiche über längere Zeiträume zum Ausschluß von Kohortendifferenzen erlauben würden und gleichzeitig die differentialdiagnostische Potenz des CT besser einschätzen ließen (vgl. *Gado* et al. 1983, *Brinkman* und *Largen* 1984).

5.2 Der neuroradiologische Nachweis zerebraler Atrophie und die Frage ihrer Verknüpfung mit psychopathologischen Befunden

Anatomische Studien von *Last* und *Tompsett* (1953), *Knudsen* (1958) und *Bull* (1961) haben eindeutige Zusammenhänge zwischen linearen ventrikulären Messungen und dem Gesamtvolumen der Ventrikel ergeben. Auf der Basis dieser Ergebnisse ist es erlaubt, von röntgenologisch erhobenen Längen- und Weitenmessungen der inneren Liquorräume auf deren Volumen zu schließen. Es muß jedoch darauf hingewiesen werden, daß es bei der Bestimmung der Größe des Ventrikelsystems zwischen PEG und CT deutliche Unterschiede gibt. Erst das CT hat es möglich gemacht, diese Räume unter physiologischen Bedingungen zu untersuchen. Bei der Bewertung von PEG-Befunden ist dagegen in Rechnung zu stellen, daß die Ventrikel durch die zugeführte Luft einer künstlichen Aufweitung unterliegen. Hatten *Messert* et al. (1972) autoptisch noch eine signifikante Reduktion des Ventrikelvolumens gegenüber dem In-vivo-PEG festgestellt, so fanden *Jacobs* et al. (1976) zwischen dem In-vivo-CT und Sektionsbefunden zwar immer noch eine deutliche Abnahme des Volumens nach dem Tode, beschrieben jedoch den Schwund, für den sie keine eindeutige Ätiologie angeben konnten, als nicht so erheblich, wie er früher angenommen worden war. Autoren, die beide Untersuchungstechniken bei der gleichen Patientenpopulation einsetzten (z. B. *Hanson* et al. 1975; *Synek* 1976; *Lee* et al. 1978; *Synek* et al. 1979), fanden zwar recht gute Übereinstimmungen zwischen den Ergebnissen beider Verfahren, der unmittelbare Vergleich im Einzelfalle erwies sich jedoch als erheblich erschwert durch die geringe Verläßlichkeit des Vergrößerungs- bzw. Verkleinerungsfaktors von CT und PEG bei der bildlichen Wiedergabe (vgl. *Sabattini* 1982). Die bedingte Übereinstimmung zwischen beiden Verfahren bezieht sich im übrigen auch nur auf die Darstellung der inneren Liquorräume. Es wären bei der Untersuchung der äußeren Liquorräume unseres Erachtens auch größere Diskrepanzen zu erwarten, da in der PEG-Literatur das Thema der Sulcus-Darstellungen durchaus kontrovers diskutiert wurde (vgl. *Burhenne* und *Davis* 1963; *Nielsen* et al. 1966). Diese bedingte Übereinstimmung bezüglich der internen und die mögliche bzw. wahrscheinliche Diskrepanz bezüglich der externen Hirnatrophie zwischen PEG- und CT-Befunden ist bei der folgenden Darstellung und Diskussion neuroradiologischer Studien zur Hirnatrophie im Auge zu behalten.

Jacoby und *Levy* (1980a) formulierten zwei zentrale Fragen, die bei der Auswertung von PEG- und CT-Befunden bei der Untersuchung von dementiellen Syndromen auftauchten: 1. Wie nützlich ist Neuroradiologie in der Diagnosestellung bzw. welche zusätzlichen Informationen über den klinischen Befund hinaus stellt sie dem Untersucher zur Verfügung? 2. Welche Verknüpfungen ergeben sich zwischen klinischem Befund und neuroradiologisch nachweisbarer Veränderung?

Das PEG hat als diagnostisches Instrument sicher wesentliche Beiträge zur Klärung klinisch mehrdeutiger Kasuistiken geleistet. In einer retrospektiven Studie fand *Gosling* (1955) bei 85 % seiner Patienten mit der Diagnose präsenile bzw. senile Demenz eindeutige Hinweise für das Vorliegen zerebraler Atrophie. *Mann* (1973) beschrieb bei seinen 49 Patienten, die er über einen Zeitraum von 5 bis 10 Jahren katamnestisch verfolgte, daß die im PEG sich darstellende Weite der Seitenventrikel statistisch signifikant mit der Prognose korrelierte (88 % derjenigen Patienten, die bei der Erstuntersuchung Ventrikelaufweitungen gezeigt hatten, verstarben im Katamnesezeitraum unter dem Bild eines progredienten dementiellen Geschehens). Zwischen diesen Ergebnissen und denen von *Naguib* und *Levy* (1982), die

40 senil demente Patienten mit computertomographisch gesicherter zerebraler Atrophie über einen Katamnesezeitraum von 2 Jahren beobachteten und dabei weder der Ventrikelweite noch der kortikalen Atrophie prognostische Potenz zusprechen konnten, ergibt sich ein deutlicher Widerspruch. Am ehesten könnte hierfür die diagnostische Heterogenität der von *Mann* (1973) untersuchten Patienten verantwortlich gemacht werden. Dies bietet sich um so eher an, als *Jacoby* et al. (1981) bei einer Verlaufsuntersuchung bei depressiven Patienten gefunden hatten, daß initiale Ventrikelaufweitungen die Prognose quoad vitam signifikant negativ beeinflußten. Ein weiterer Befund von *Naguib* und *Levy* (1982) soll hier ergänzend mitgeteilt werden, da er deutlich macht, daß die diagnostische und prognostische Effizienz der Computertomographie mit der Erfassung linearer Messungen bei weitem nicht erschöpft ist. Wenn auch die ventrikulären und kortikalen Messungen prognostisch keine Hinweise gaben, so fanden die Autoren doch eine enge Verknüpfung zwischen im Parietalbereich erhobenen Dichtewerten und der Überlebensrate (vgl. *Jacoby* et al. 1983). Bei differenzierter und technologisch adäquater Auswertung dürfte also das CT dem Kliniker Informationen an die Hand geben, die bisher nur ansatzweise ausgeschöpft wurden.

In einer Reihe von CT-Untersuchungen wurde die Bedeutung dieses Untersuchungsverfahrens für die Diagnosesicherung bei dementiellen Prozessen unterstrichen. Waren die ersten dieser Arbeiten (*Huckman* et al. 1975; *Fox* et al. 1975; *Menzer* et al. 1975) noch von uneingeschränktem Optimismus hinsichtlich der diagnostischen Wertigkeit dieses Verfahrens geprägt, so wurde diese Haltung in späteren Arbeiten einer kritischen Revision unterzogen. *Fox* et al. (1979) betonten in unmittelbarer kritischer Bezugnahme auf eigene frühere Arbeiten, daß die mittels linearer Messungen computertomographisch diagnostizierte zerebrale Atrophie zwar häufig Korrelationen mit dem klinischen Befund aufweise, daß aber die Stärke dieser Verknüpfungen häufig von in der Regel nicht kontrollierten Variablen beeinflußt wurde (z. B.: Alter des Patienten). *Wells* und *Duncan* (1977) wiesen am Beispiel zweier Patienten, denen allein aufgrund computertomographischer Grenzbefunde die Diagnose einer präsenilen Demenz zugeordnet worden war, darauf hin, daß nur die Summe aller klinisch erhobenen Befunde in ihrer Kongruenz diese Diagnose rechtfertige. In einer weiteren Studie beschrieben *Jacoby* und *Levy* (1980a) in 16 % ihrer gesunden Kontrollgruppe vergrößerte Ventrikel und in 25 % der Patienten, bei denen eine senile Demenz diagnostiziert worden war, unauffällige Ventrikelverhältnisse. Diese bei einzelnen Patienten immer wieder beschriebene Diskrepanz zwischen neuroradiologischem und klinischem Befund sollte nun nicht dazu führen, die diagnostische Aussagekraft des CT generell in Frage zu stellen. Es sei hier nur an die Arbeit von *Jacobson* und *Farmer* (1979) erinnert, die bei einer kleinen Zahl von Patienten mit hirnorganischen Psychosyndromen die „hypernormalen" CT-Befunde durch das Vorhandensein von bilateralen isodensen subduralen Hämatomen befriedigend erklären konnten. Dieses Erklärungsmodell dürfte wahrscheinlich nur für eine kleine Zahl diskrepanter Befunde Gültigkeit haben, es unterstreicht jedoch die Notwendigkeit, nach herkömmlichen Kriterien „normale" CT-Befunde bei Vorliegen eindeutiger klinischer Auffälligkeiten einer kritischen Analyse zu unterziehen.

Versuche, die zweite der oben formulierten Fragen bezüglich des Zusammenhanges zwischen der Einschätzung des klinischen Schweregrades des hirnorganischen Psychosyndroms und neuroradiologischen Veränderungen zu beantworten, sind in den letzten Jahrzehnten mit wechselndem Erfolg unternommen worden. *Nielsen* et al. (1966) untersuchten 300 Patienten mit Verdacht auf eine zerebrale Atrophie pneumenzephalographisch und berichteten über einen ausgeprägten Zusammenhang zwischen intellektuellen Störungen und zerebraler Atrophie, dieser sei für die kortikale Atrophie ausgeprägter als für die ventrikuläre und am deutlichsten für einen Summenindex beider Liquorkompartimente. *Matthews* und *Booker* (1972) fanden einen signifikanten Zusammenhang zwischen unterdurchschnittlichen testpsychologischen Leistungen und pathologischen Aufweitungen der Seitenventrikel sowie des dritten Ventrikels. *Iivanainen* (1975a, b) untersuchte 268 Patienten, bei denen eine diffuse zerebrale Atrophie gesichert war. Er analysierte dabei 35 pneumenzephalographische und 97 klinische Variablen und fand eine statistisch signifikante Verknüpfung zwischen ventrikulärer Atrophie und kognitiven Minderleistungen, Koordinationsstörungen und Dysarthrie. Hinsichtlich der kortikalen Atrophie fand er allein eine signifikante Verknüpfung mit einer Reihe psychopathologischer Auffälligkeiten.

Bezogen sich die bisher aufgeführten Arbeiten ausschließlich auf pneumenzephalographische Befunde, so sollen im folgenden einige CT-Untersuchungen dargestellt werden. *Roberts* und *Caird* (1976) beschrieben eine negative Korrelation zwischen der größten erfaßten Ventrikelfläche und den Ergebnissen eines kurzen Gedächtnis- und Intelligenztestes. Einen Zusammenhang zwischen kortikaler Atrophie (Indikator war die Weite des breitesten Sulcus) und kognitiven Funktionseinbußen fanden sie nicht. *Earnest* et al. (1979) fanden signifikante Korrelationen zwischen Minderleistungen in neuropsychologischen Tests und sowohl kortikaler als auch ventrikulärer Atrophie. Diese Ergebnisse erwiesen sich als unabhängig vom Alter und vom Geschlecht der 59 untersuchten Patienten. *Hughes* und *Gado* (1981) konnten bei ihrer Studie an 100 Patienten mit unterschiedlich ausgeprägten hirnorganischen Psychosyndromen keine bedeutsamen Verknüpfungen zwischen zerebraler Atrophie (ventrikulär und kortikal) und den Ergebnissen eines standardisierten Fremdeinschätzungsbogens (Clinical Dementia Rating: CDR) finden. Sie konstatierten allerdings eine signifikante Korrelation zwischen dem Alter der Untersuchten und der zerebralen Atrophie. *Ford* und *Winter* (1981) untersuchten korrelationsstatistisch bei 59 Patienten mit seniler Demenz die Zusammenhänge zwischen interner wie externer Hirnatrophie und den Resultaten der klinischen Einschätzung des hirnorganischen Psychosyndroms. Die Computertomogramme ließen sie von unabhängigen Experten, hinsichtlich kortikaler und ventrikulärer Atrophie getrennt, in eine subjektive Rangordnung bringen, bedienten sich also nicht einer der eingeführten linearen oder planimetrischen Messungen. Sie fanden eine deutliche Verknüpfung kortikaler wie ventrikulärer Atrophie mit dem Alter der Untersuchten, zusätzlich ermittelten sie noch eine signifikante positive Korrelation zwischen der Aufweitung der Ventrikel und dem Grad der Demenz.

Auf eine umfangreiche Studie, die sich mit der hier diskutierten Problematik sehr differenziert auseinandersetzt, soll im folgenden etwas ausführlicher eingegangen werden (*Jacoby* et al. 1980; *Jacoby* und *Levy* 1980a, b). Die Autoren untersuchten insgesamt 131 ältere Probanden, von denen 50 keinerlei psychopathologische Auffälligkeiten aufwiesen, 41 Patienten litten unter affektiven Störungen und 40 waren auf der Basis eines klinischen Interviews als senile Demenzen diagnostiziert worden. Grundlage der psychiatrisch-psychologischen Untersuchung waren das Geriatric Mental State Schedule (GMS) (*Copeland* et al. 1976), eine Reihe von Gedächtnis- und Orientierungsprüfungen und der Zahlen-Symbol-Test des HAWIE. Zusätzlich wurde eine neurologische Untersuchung einschließlich der Prüfung auf das Vorliegen von Hirnwerkzeugstörungen durchgeführt. Mit den GMS-Daten wurden zwei Faktorenanalysen für die Demenz-Patienten und die an affektiven Störungen Leidenden gerechnet. Auf der Basis dieser Faktorenanalysen wurden zwei Symptomenprofile erstellt und 11 Faktoren, die sich zur Trennung der beiden Gruppen als geeignet erwiesen, extrahiert. Bezüglich aller psychologischen Tests erwies sich die Gruppe der senil Dementen als am stärksten gestört. Die Analyse der computertomographischen Daten erfolgte in zwei Schritten. Zunächst wurden die Bilder Experten vorgelegt, die das Ventrikelsystem mittels einer dreistufigen, die externen Liquorräume in fünf kortikalen Bezirken nach einer vierstufigen Skala einschätzten. In einem zweiten Schritt erfolgte dann eine planimetrische Messung der Ventrikel. Zusätzlich wurde noch eine Bestimmung der Evans-Ratio vorgenommen, also des Quotienten aus der größten Weite der Frontalhörner und dem größten internen Durchmesser des Schädels. Zwischen der „manuellen" Auswertung der CT-Befunde und den planimetrischen Messungen ergab sich eine hohe Übereinstimmung, die nach Ansicht der Autoren dafür spricht, daß in der klinischen Praxis weiterhin der „manuellen" Auswertung berechtigterweise ein hoher Stellenwert zukommt. Bei allen Probandengruppen ergab sich eine hohe Korrelation zwischen Evans-Ratio und planimetrischen Befunden. Anders als bei der Gruppe der gesunden Probanden ergab sich jedoch bei den Dementen kein statistisch signifikanter Zusammenhang zwischen kortikaler Atrophie und Ventrikelplanimetrie bzw. Evans-Ratio. Als interessanten Nebenbefund vermerkten die Autoren, daß bei 10 Patienten der Demenz-Gruppe Hinweise auf abgelaufene Hirninfarkte gefunden wurden, die weder aufgrund der Anamnese noch des klinischen Untersuchungsbefundes vermutet worden waren.

Die Autoren berichteten, daß eine unter Heranziehung aller CT-Variablen durchgeführte Diskriminanzanalyse die Gruppen der dementen und gesunden Probanden in 83,3 % der Fälle korrekt klassifizierte. Weder für die Ventrikelparameter noch für die kortikale Atrophie ergaben sich signifikante Korrelationen mit dem Alter der Probanden in der Demenz-Gruppe, in der Kontrollgruppe hingegen fand sich ein signifikanter Altersgang der kortikalen Atrophie, nicht jedoch der Ventrikelmaße. Die Zusammenhänge zwischen kortikaler Atrophie und Ventrikelaufweitung in der Kontrollgruppe und ihr Fehlen in der Demenz-Gruppe interpretierten die Autoren als einen Hinweis auf das Vorhandensein prinzipiell unterschiedlicher atrophisierender Prozesse beim normalen Altern gegenüber den Vorgängen, die in der senilen Demenz zum Tragen kommen. Diese Vermutung sahen die Autoren weiterhin gestützt durch ihr Ergebnis, daß Gedächtnis- und Orientierungsstörungen in der Kontrollgruppe mit kortikaler Atrophie, in der Demenz-Gruppe hingegen mit ventrikulärer Atrophie korrelierten. Sie stellten in diesem Zusammenhang die These auf, daß kortikale Atrophie bei gesunden älteren Probanden das organische Substrat für jenes Phänomen darstellt, das in der angelsächsischen Literatur als „benigne senile forgetfulness" bezeichnet wird. Als weiteren Zusammenhang zwischen klinischen und neuroradiologischen Befunden beschrieben die Autoren eine signifikante Korrelation zwischen dem Zahlen-Symbol-Test des HAWIE und den Ventrikelparametern in der Demenz-Gruppe. Eine hochsignifikante negative Korrelation auf dem 0,1 %-Niveau fanden die Autoren zwischen kortikaler Atrophie und paranoid-halluzinatorischen Symptomen. Sie deuteten diesen Befund als einen Hinweis darauf, daß produktive Symptome inkompatibel mit massiver kortikaler Atrophie sind. Weiterhin fanden die Autoren negative Zusammenhänge zwischen dem Faktor „Depression" und den Ventrikelparametern, dem Merkmal „Krankheitseinsicht" und der Dauer der Erkrankung. In diesen Ergebnissen sahen sie die klinische Erfahrung bestätigt, daß depressive Symptome nur in frühen Phasen des dementiellen Prozesses auftauchen und an die Einsicht an die Erkrankung geknüpft sind.

Zusammenfassend stellten die Autoren fest, daß die klinisch als senile Demenzen diagnostizierten Patienten eine deutlich stärkere interne und externe Hirnatrophie aufwiesen als die Kontrollgruppe. Bei den ersteren zeigten sich für kognitive Minderleistungen engere Zusammenhänge zu interner Atrophie, bei den letzteren zu kortikaler Atrophie.

Bondareff et al. (1981) fanden bei der Untersuchung derselben Patientengruppe mit Hilfe einer neueren CT-Analysemethode (vgl. *Naeser* et al. 1980) bei 25 Patienten mit einer senilen Demenz signifikante Verminderungen der Dichte im mittleren Temporallappen, im vorderen Frontallappen und im Kopf des Nucleus Caudatus. *Albert* et al. (1984) konnten in einer kontrollierten Studie an senil Dementen bei Kombination einer Messung der durchschnittlichen Dichte der CT-Schicht in Höhe der Cella media und des Liquorvolumens der Schicht, die die maximale Weite des dritten Ventrikels zeigt, in 93,6 % der Fälle eine korrekte Gruppenzuordnung treffen. Diese Arbeit verdient besonders wegen des kritischen Methodenvergleichs linearer, densitometrischer und volumetrischer Messungen bei Dementen Aufmerksamkeit.

Es kann festgestellt werden, daß in der Mehrzahl der dargestellten Studien eine bedeutsame Verknüpfung zwischen neuroradiologisch gesicherter Hirnatrophie und klinisch erhobenem psychopathologischen Befund wahrscheinlich gemacht werden konnte. Unterschiedliche Ergebnisse bezüglich des Grades sowie der topischen Bedingtheit der Verknüpfungen lassen sich am ehesten auf die deutlich differierende diagnostische Homogenität der untersuchten Gruppen und auf die Verschiedenartigkeit der angewandten Untersuchungsinstrumente und Meßgrößen beziehen. Auf die Bedeutung der Homogenität hat besonders *Bird* (1982) hingewiesen, der fehlende statistische Beziehungen zwischen CT-Befund und psychopathologischen Ausfällen in seinem Übersichtsartikel vorwiegend auf diagnostische Inhomogenitäten der jeweils untersuchten Gruppen zurückführte.

5.3 Eigene Befunde

Alle 39 Patienten dieser Studie waren einer computertomographischen Untersuchung zugeführt worden. Bei 3 von ihnen war allerdings das Ergebnis nicht auswertbar, zum einen, weil die Untersuchung von seiten des Patienten vorzeitig abgebrochen wurde (1 Patient), zum anderen wegen erheblicher Bewegungsartefakte, die eine Befundung unmöglich machten (2 Patienten). Bei allen 36 verbleibenden Computertomographien erfolgte ein Experten-Rating. Detaillierte Messungen konnten jedoch nur an 34 CT-Bildern vorgenommen werden, da die Qualität der restlichen 2 lineare Messungen nicht zuließ. Hinsichtlich zweier Parameter (Weite der Temporalhörner, Zahl der Sulci in der obersten Schicht) konnte bei einem Patienten keine Detailbefundung erfolgen, da die jeweils speziell interessierende Schicht nicht vorlag.

Die erhobenen Befunde und die der Bewertung zugrunde gelegten Normwerte sind der Tab. 5 zu entnehmen.

Die in den Tab. 6a und 6b zusammengefaßten korrelationsstatistischen Untersuchungen umfassen im wesentlichen die bereits in Tab. 4 aufgeführten psycho-

Tabelle 5 Kriterien für Atrophie im CT* und eigene Befunde

	Befunde					Kriterien für Atrophie			
	Minimum	Maximum	$\bar{x}$	Median	SD	Normal	leichte Atrophie	mittlere Atrophie	schwere Atrophie
TH (mm)	0	16	7,3	7,7	3,5	nicht sichtbar, strichförmig	3–5		≥ 6
V3 (mm)	5	16	10,7	10.9	3,0	≤ 7	8–10	11–14	≥ 15
HUCK (cm)	4,8	9,6	6,7	6,6	1,2	≤ 5	5,1–6,4	6,5–7,9	≥ 8
IH (mm)	0	13	6,4	6,1	3,3	< 3	3– 5	6– 9	≥ 10
CYST (mm)	2	16	9,1	8,5	3,3	< 3	3– 5	6– 9	≥ 10
NSUL	0	18	7,9	8,0	4,1	< 3	3– 5	6– 9	≥ 10
WSUL (mm)	0	8	4,4	4,3	2,0	nicht sichtbar, strichförmig	3–5		≥ 6

* nach *Meese* und *Grumme* (1980)

pathologischen Symptome, die bei mehr als 50 % der Patienten vorhanden waren. Eine Erweiterung fand nur insofern statt, als die Merkmale örtliche, situative und autopsychische Orientierung sowie Affektinkontinenz ergänzt wurden, da sie im gegebenen Zusammenhang ein besonders interessantes Korrelationsverhalten zeigten. Es werden ausnahmslos die Originalbeziehungen zwischen den Variablen wiedergegeben, da die auf eine Anregung von *Fox* et al. (1979) hin durchgeführte Drittvariablenkontrolle mit dem aktuellen Alter der Patienten als intervenierender Variablen ergeben hatte, daß die alterskorrigierten Korrelationskoeffizienten in weitem Umfang nahezu identisch mit den originalen Werten waren. Nach Alterskorrektur weiterhin signifikante Korrelationen sind in den Tab. 6a und 6b unterstrichen.

Auf die Übereinstimmungen bzw. Differenzen zwischen Original- und Partialbeziehungen wird in der Diskussion eingegangen. Dieses Vorgehen erlaubt im übrigen in den Diskussionsteilen der einzelnen Abschnitte den unmittelbaren Vergleich mit den Ergebnissen anderer Autoren, da bisher fast ausschließlich Untersuchungen publiziert wurden, bei denen hinsichtlich der Beziehungen zwischen CT-Parametern und psychopathologischen oder testpsychologischen Befunden eine Kontrolle antezedierender, interagierender oder intervenierender Drittvariablen nicht erfolgt ist.

Tab. 6 a u. b folgen am Ende dieses Kapitels, da die Einzelparameter ventrikulärer, kortikaler und zerebrellärer Atrophie in Abfolge dargestellt werden und manche im Text angesprochenen Aspekte sich auf die Korrelationsmuster mehrerer Meßgrößen beziehen, so daß die synoptische Darstellung aller im Text angesprochenen Korrelationskoeffizienten der besseren Übersicht halber geboten erschien.

5.3.1 Ergebnisse des Experten-Urteils

Bei der globalen, also nicht interne und externe Liquorräume gesondert betrachtenden Expertenbefundung lagen den Untersuchern neben den CT-Bildern auch klinische Begleitangaben wie Fragestellungen, Anamnese und – falls vorhanden – EEG, Echo- bzw. Röntgen-Befunde vor.

Bei dieser globalen, nicht-blinden Einschätzung fanden sich bei 7 Patienten (19,4 %) keine, bei 13 (36,1 %) leichte, bei 11 (30,6 %) mittlere und bei 5 (13,9 %) erhebliche Zeichen einer zerebralen Atrophie.

Beim Vergleich dieser Daten mit den Ergebnissen der später erfolgten Messung der Ventrikel- und Rinden-Parameter ergab sich, daß alle kortikalen Parameter mindestens auf dem 5 %-Niveau mit der globalen Routineeinschätzung korrelierten. Der engste Zusammenhang ergab sich hierbei zur Weite des Interhemisphärenspaltes (IH). Auch *Wu* et al. (1981) hatten die engsten Verknüpfungen zwischen einem subjektiven Expertenurteil und den Meßgrößen kortikaler Atrophie gefunden. Diese Befunde legen den Gedanken nahe, daß der Blick des Untersuchers wohl von dem prägnanten Muster erweiterter externer Liquorräume eher affiziert wurde als von der Weite der Ventrikel.

Es muß betont werden, daß bei der Untersuchung der Einzelparameter, im Gegensatz zu den Ergebnissen des Experten-Ratings, kein Patient in allen Punkten unauffällig war. Das CT-Bild jedes der 34 Untersuchten wies mindestens einen Meßwert auf, der deutlich im pathologischen Bereich lag.

Ein Expertenurteil, das in der hier dargestellten Form zustandekommt, kann im Einzelfalle durchaus zu Fehleinschätzungen und zu Irrtümern hinsichtlich der Diagnose und der einzuschlagenden Therapie führen. Dies erscheint um so problematischer, da es sich dabei um das verbreitetste Verfahren konventioneller CT-Befundung handelt. Es ist allerdings denkbar, daß eine nach interner und externer Atrophie differenzierende subjektive Beurteilung zu verläßlicheren Ergebnissen führt (vgl. *DeLeon* et al. 1980; *Drayer* et al. 1985).

5.3.2 Zusammenhänge zwischen kortikaler und ventrikulärer Atrophie

In der bisherigen neuroradiologischen Literatur sind selten Zusammenhänge zwischen kortikaler und ventrikulärer Atrophie beschrieben worden. *Nielsen* et al. (1966) fanden, daß die meisten Patienten ohne oder mit nur leicht ausgeprägter kortikaler Atrophie ebenfalls keine oder nur geringgradige ventrikuläre Atrophien aufwiesen. Auf der anderen Seite beschrieben sie, daß die Größe des ventrikulären Systems bei Patienten mit ausgeprägter kortikaler Atrophie erheblich variierte. *Hughes* und *Gado* (1981) konnten bei 100 hospitalisierten Demenz-Patienten keine statistisch bedeutsame Verknüpfung zwischen Ventrikelmaßen und kortikaler Atrophie ausmachen.

Jacoby et al. (1980) fanden in ihrer Gruppe gesunder älterer Probanden eine auf dem 1 %-Niveau signifikante Korrelation zwischen der planimetrischen Messung der Seitenventrikel und kortikaler Atrophie, dieses Ergebnis konnten sie jedoch weder für ihre Gruppe von Demenz-Patienten (*Jacoby* und *Levy* 1980a) noch für die Patienten mit affektiven Störungen (*Jacoby* und *Levy* 1980b) reproduzieren.

Wu et al. (1981) beschrieben bei einem gemischten Patientengut zwar signifikante Korrelationen zwischen der Weite der Sylvischen Furche und allen Ventrikelmaßen, vermißten jedoch Beziehungen zwischen der Sulcusweite und allen Indikatoren interner Atrophie.

Soininen et al. (1982 b) untersuchten 76 Demenzpatienten und 85 Kontrollpersonen und konnten für die Gesamtgruppe bedeutsame Verknüpfungen zwischen interner und externer Atrophie, am ausgeprägtesten zwischen der Weite der Temporalhörner und der der Inselzisterne, finden.

In der vorliegenden Untersuchung zeigten nicht nur ventrikuläre und kortikale Meßgrößen jeweils untereinander enge Zusammenhänge, sondern es bestanden auch zwischen den beiden Liquorkompartimenten bedeutsame Beziehungen. Besonders die „einfachen" Ventrikelmaße (TH, V3, HUCK) zeigten signifikante Verknüpfungen mit allen Rindenvariablen. Der engste Zusammenhang fand sich hier zwischen der Weite des dritten Ventrikels (V3) und der Weite des Interhemisphärenspaltes (IH). Für diese beiden Variablen ergab sich ein Determinationskoeffizient von $r2 = 0.61$, der die Aussage zuläßt, daß 61 % der Varianz beider Variablen wechselseitig determiniert sind. Jedoch, wenn auch nur etwa 25 % der Varianz durch die jeweils andere Variable bestimmt sind, wie es etwa bei der Huckman-Zahl (HUCK) in bezug auf die Rindenparameter der Fall ist, liegt noch eine Signifikanz auf dem 1 %-Niveau vor. Für die Prozesse im Bereich des dritten Ventrikels und der Vorderhörner kann aufgrund der vorliegenden Befunde keine Prädilektionsstelle für korrespondierende kortikale Atrophien ausgemacht werden. Horizontal wie vertikal benachbarte Rindenbereiche zeigten enge Zusammenhänge zum Geschehen in den Ventrikeln. Für die Temporalhörner ergab sich ein etwas anderes Bild. Ihre Weite korrespondierte am engsten mit der der benachbarten Inselzisternen, ein Befund, der auch *Soininen* et al. (1982b) bestätigt.

Während sowohl *Gyldensted* (1977) als auch *Jacoby* et al. (1980), die Zusammenhänge zwischen Ventrikel- und Rindenmaßen festgestellt hatten, sich auf Untersuchungen an gesunden Probanden bezogen, hatten *Soininen* et al. (1982 b) und *Wu* et al. (1981) ihre Befunde an gemischten Patientengruppen erhoben. Hingegen hatten sowohl *Nielsen* et al. (1966) als auch *Hughes* und *Gado* (1981) über Demenz-Patienten in fortgeschritteneren Stadien der Erkrankung berichtet. Die Ähnlichkeit der in der vorliegenden Arbeit erhobenen Befunde mit denen der erstgenannten Autoren dürfte dadurch beeinflußt sein, daß in unserer Studie Patienten mit leichteren Ausprägungen des hirnorganischen Psychosyndroms relativ überrepräsentiert waren. Dies wird auch dadurch unterstrichen, daß keiner der hier Untersuchten hospitalisiert war, während etwa bei *Hughes* und *Gado* (1981) ausschließlich hospitalisierte Patienten untersucht worden waren. Korrelationen zwischen beiden Liquorkompartimenten mögen also einen insgesamt eher geringeren Schädigungsgrad anzeigen.

5.3.3 Ventrikuläre Atrophien und ihre Beziehungen zu psychopathologischen Befunden

5.3.3.1 Die Weite der Temporalhörner (TH)

Die Konvexität des Hippokampus, die in die Temporalhörner hineinragt, gibt ihnen in AP-Projektion ein halbmondförmiges Aussehen und unterteilt sie in zwei Abschnitte. Einer von ihnen liegt oberhalb und einer seitlich des Hippokampus. *Lindgren* (1951) schlug vor, diese Teile supracornual und lateral cleft zu nennen. In der neuroradiologischen Literatur ist in der Regel, soweit den Temporalhörnern überhaupt Interesse geschenkt wurde, nur die Weite des lateral cleft bestimmt worden.

Zwei Autorengruppen haben versucht, auf der Basis der Weite der Temporalhörner Patienten mit degenerativ bedingter Aufweitung der Liquorräume (M. Alzheimer, senile Demenz) von solchen mit anderen Hydrozephalusformen (Low-Pressure-Hydrozephalus, Okklusivhydrozephalus) zu differenzieren. *Sjaastad* et al. (1969) bedienten sich hierbei der Pneumenzephalographie und berichteten, daß bei den von ihnen untersuchten Patienten mit zerebraler Atrophie die Temporalhörner in gleicher Weise Aufweitungen unterlagen wie die Seitenventrikel in Höhe der Cella media sowie der 3. Ventrikel. Ein ganz anderes Bild stellte sich bei Patienten mit anderen Hydrozephalusformen dar: Hier waren die Temporalhörner von der Aufweitung deutlich stärker betroffen als die anderen untersuchten Ventrikelbereiche. *LeMay* und *Hochberg* (1979) untersuchten 100 Patienten mit obstruktivem Hydrozephalus und Hydrocephalus communicans und 50 Patienten, bei denen das Ventrikelsystem degenerativen Aufweitungen unterlag, computertomographisch und bestätigten im wesentlichen die Befunde von *Sjaastad* et al. *Meese* und *Grumme* (1980) fanden bei keinem der 512 von ihnen untersuchten Patienten mit der Diagnose „hirnatrophischer Prozeß“ eine solche Dominanz der Temporalhornweiten gegenüber den übrigen Ventrikelabschnitten. Im Gegenteil betonten sie, daß die Temporalhörner nur dann hochgradig erweitert waren, wenn auch die Seitenventrikel ein solches Maß an Veränderungen aufwiesen. In diesem Zusammenhang unterstrichen sie, daß bei gleichmäßiger mittel- bis hochgradiger Erweiterung aller Ventrikelanteile die Überlegungen des Untersuchers auf das Problemfeld der Liquordynamikstörung geführt werden, sofern keine gleichrangige externe Atrophie vorliegt. Sie maßen also, im Gegensatz zu *Sjaastad* et al. (1969) den Temporalhörnern keine Sonderrolle beim Hydrocephalus internus bei. Untersuchungstechnisch bedingte Unterschiede können den Widerspruch zwischen den Befunden der beiden Autorengruppen nicht völlig aufklären, auch Probleme der Patientenselektion müssen wohl in Rechnung gestellt werden.

5.3.3.1.1 Befunde und Diskussion

Bei den in der vorliegenden Studie untersuchten Patienten fanden sich in 11 Fällen Normbefunde, 4 Patienten zeigten eine leichte und 18 eine erhebliche Aufweitung der Temporalhörner. Bei einem Patienten war hinsichtlich dieser Fragestellung keine Aussage zu treffen, da die entsprechende Schicht nicht vorlag. Nur bei einem Drittel der Patienten waren die Temporalhörner als unauffällig einzustufen. Die mittlere Temporalhornweite der Untersuchten lag mit 7,3 mm deutlich im pathologischen Bereich. In keinem Falle fand sich eine Dominanz der Temporalhornweiten gegenüber den anderen Liquorkompartimenten.

Die Weite der Temporalhörner erwies sich als unabhängig vom aktuellen Alter und vom Geschlecht der Patienten, dem Alter bei Beginn der Erkrankung sowie von deren Dauer. Nur zwei psychopathologische Merkmale zeigten eine Verknüpfung mit dem hier diskutierten Ventrikelparameter. Die Weite der Temporalhörner korrelierte mit der globalen Einschätzung des hirnorganischen Psychosyndroms auf dem 5 %-Niveau der Signifikanz ($r = +.38$) und mit dem Merkmal „gesteigerte Löschvorgänge“ auf dem 1 %-Niveau ($r = +.41$) (vgl. Tab. 6a).

Von den oben zitierten Autoren hat allein *Iivainen* (1975b) den Versuch unternommen, Aufweitungen der Temporalhörner differenziert zu klinischen Befunden in Beziehung zu setzen. Er fand eine positive Korrelation zwischen dem Grad der Aufweitung des linken Temporalhorns und der Feinmotorik der Finger sowie gegebenenfalls vorhandener Spastizität der unteren Extremitäten auf dem 5 %-Niveau. Gleichermaßen enge Beziehungen fand er zum Vorhandensein von epileptischen Anfällen, wobei hier wohl die Zusammenhänge bei rechtsseitiger Aufweitung der Temporalhörner enger waren. Ein Zusammenhang mit psychopathologischen Auffälligkeiten, wie in der vorliegenden Studie, stellte sich in seinen Untersuchungen nicht dar. *Soininen* et al. (1982b) fanden bei einer hirngesunden geriatrischen Kontrollgruppe enge Beziehungen zwischen der Aufweitung des linken Temporalhorns und Minderleistungen in einer Reihe von neuropsychologischen Tests. Sie bezogen diesen Befund auf das Konzept der „benign senile forgetfulness", teilten aber leider keine Ergebnisse ihrer Demenzgruppe mit.

Zu den hier vorgelegten Ergebnissen ist festzustellen, daß sich nur bei Aufgaben, die sehr spezielle Gedächtnisleistungen verlangten, besonders die verläßliche Speicherung der Erstinformation bei sofort danach erfolgender Zweitinformation, enge Zusammenhänge zur Weite der Temporalhörner ergaben. Der enge örtliche Zusammenhang dieser Ventrikelräume zum Hippokampus-Gebiet läßt die Befunde auch hirnfunktionell plausibel erscheinen. Darüber hinaus erinnert eine Anmerkung von *Brodal* (1969), nach der besonders die Abspeicherung und der Abruf sukzessiv gegebener Einzelinformationen hippokampalen Strukturen zugeordnet werden könne, an die Definition des Merkmals „gesteigerte Löschvorgänge" im AGP-Manual.

Im Kapitel 8, das sich den Ergebnissen der testpsychologischen Untersuchungen widmet, wird deutlich werden, daß die Weite der Temporalhörner mit einer Reihe von Testbefunden statistisch bedeutsam verknüpft ist. Es wird zu prüfen sein, inwieweit die dort dargestellten Ergebnisse mit den hier angeführten Überlegungen plausibel in Zusammenhang gebracht werden können.

5.3.3.2 Die Weite des dritten Ventrikels (V3)

Der dritte Ventrikel ist der einzige Ventrikelbereich, der vor Einführung der Computertomographie durch eine nicht-invasive Untersuchungsmethode (Echoenzephalographie) routinemäßig dargestellt wurde. Seit Einführung der Pneumenzephalographie (1918) und der eindimensionalen Echoenzephalographie (1961) widmete sich eine große Zahl von Untersuchern dem Studium dieser Hirnregion. Anders als die Pneumenzephalographie ist das Echoenzephalogramm, hierin dem CT vergleichbar, als wenig belastender Eingriff geeignet, als Basis zur Erstellung von Normwerttabellen zu dienen. *Grumme* (1977) untersuchte mit dieser Technik 1 841 neurologisch unauffällige Probanden aller Altersgruppen. Er fand eine lineare Beziehung zwischen Alter und Weite der dritten Hirnkammer bis zum Ende des achten Dezenniums. Die von ihm ermittelten Werte sind den in CT-Untersuchungen erhobenen Befunden durchaus vergleichbar (vgl. *G. Haug* 1977; *Gyldensted* 1977; *Meese* et al. 1980; *Kohlmeyer* und *Shamena* 1982). In der pneumenzephalographischen Literatur liegen Untersuchungen, die sich in Umfang und Verläßlichkeit diesen Studien vergleichen ließen, nicht vor.

5.3.3.2.1 Befunde und Diskussion

Nur 4 der im Rahmen dieser Arbeit untersuchten Patienten zeigten einen normalweiten dritten Ventrikel. 11 Patienten wiesen hier eine leichte, 16 Patienten eine mittlere und 3 Patienten eine schwere Atrophie auf. Die mittlere Weite des dritten Ventrikels lag mit 10,7 mm deutlich im pathologischen Bereich.

Zwischen dem Alter der Untersuchten und der Weite des dritten Ventrikels fand sich eine Korrelation auf dem 5 %-Niveau ($r = +.34$). Dieses Ergebnis stimmt gut überein mit den oben zitierten Angaben in der Literatur. Die Verknüpfung mit dem Alter bei Beginn der Erkrankung war deutlich weniger ausgeprägt, war aber noch signifikant. Weder zwischen der Dauer der Erkrankung sowie dem Geschlecht und der Aufweitung der mittleren Hirnkammer zeichnete sich allerdings auch nur die Tendenz eines Zusammenhangs ab.

In der vorliegenden Untersuchung fanden sich hinsichtlich psychopathologischer Parameter die engsten Zusammenhänge zwischen der Weite des dritten Ventrikels und Störungen im Bereich der Orientierung und des Affekts. Die Merkmale „örtlich desorientiert“ und „situativ desorientiert“, sowie „affektlabil“ und „affektiv inadäquat“ korrelierten auf dem 5 %-Niveau der Signifikanz mit dem hier diskutierten Ventrikelparameter. Die Kontrolle der Drittvariablen „Alter des Patienten“ führte nur für die Beziehungen zwischen Störungen der örtlichen Orientierung und der Ventrikelweite zum Verlust der Signifikanz.

Obwohl der dritte Ventrikel zu den neuroradiologisch bestuntersuchten Hirnregionen gerechnet werden kann, haben doch bisher nur relativ wenige Autoren den Versuch unternommen, Verknüpfungen zwischen Veränderungen in diesem Bereich und psychopathologischen bzw. testpsychologischen Befunden auszumachen. *Nielsen* et al. (1966) fanden bei ihrer Gruppe hirnatrophischer Patienten Zusammenhänge zwischen „intellectual impairment“ und der Weite des dritten Ventrikels. Sie stützten sich in ihrer Einschätzung der intellektuellen Leistung auf eine Vielzahl psychologischer Tests, unter denen der Goldstein-Scherer-Test und Hamburg-Wechsler-Intelligenztest als die eingeführtesten gelten dürften. Leider gaben diese Autoren für die Stärke des Zusammenhangs keine statistische Maßzahl an. *Matthews* und *Booker* (1972) unterteilten ihre Probanden nach der Ventrikelgröße in drei Gruppen und verglichen die Untergruppen mit dem größten und dem kleinsten Ventrikeldurchmesser hinsichtlich ihrer Leistung in 24 psychologischen Tests. In allen Tests erzielte die Gruppe mit den größeren Ventrikeln schlechtere Ergebnisse, in 7 von ihnen mit einer Signifikanz auf dem 5 %-Niveau. Unter den Tests befand sich auch der HAWIE, allerdings führten die Autoren die Untertests nicht gesondert auf, so daß ein sich anbietender Vergleich mit den Ergebnissen der vorliegenden Arbeit nicht in dem gewünschten Umfang durchgeführt werden konnte. *Iivainen* (1975a, b) fand zwischen der Weite des dritten Ventrikels und dem Merkmal „psychic impairment“, das er allerdings in den Erläuterungen seiner Methode leider nicht näher spezifizierte, auf dem 5 %-Niveau signifikante Korrelationen. *Ford* und *Winter* (1981) konnten in ihrer computertomographischen Untersuchung allein zwischen der Weite des dritten Ventrikels und einer von den Autoren selbst entworfenen Demenz-Skala eine statistisch signifikante Verknüpfung feststellen ($r = +.46$), während keine der anderen ventrikulären und kortikalen Meßgrößen ein positives Ergebnis erbrachte. Die Diskussion der hier vorgelegten Befunde unter Bezugnahme auf die Ergebnisse anderer Autoren wirft also Schwierigkeiten auf, da methodisch vielfach keine Vergleichbarkeit gegeben erscheint. In keiner der genannten Arbeiten wurde der vergleichenden Untersuchung ein differenzierter psychopathologischer Befund zugrunde gelegt, die Einschätzung des klinischen Bildes erfolgte vielmehr global oder orientierte sich an den Ergebnissen einer Reihe psychometrischer Tests. Die einzigen Ausnahmen bilden hier die Arbeiten von *DeLeon* et al. (1980) und *Wu* et al. (1981).

DeLeon et al. untersuchten 43 ambulante Patienten mit der Verdachtsdiagnose einer senilen Demenz und berichteten, daß die Weite des dritten Ventrikels häufiger als alle anderen gemessenen ventrikulären und kortikalen Einzelparameter signifikante Verknüpfungen mit den Ergebnissen kognitiver Tests aufwies: Mehr als die Hälfte der 37 Einzeltests war mit dieser neuroradiologischen Meßgröße signifikant verknüpft.

Besondere Bedeutung für die Diskussion der hier vorgelegten Ergebnisse hat auch die Studie der Gruppe um *Wu*, die nach Drittvariablenkontrolle von Alter und Erziehung ebenfalls die Weite des dritten Ventrikels besonders eng verknüpft fanden, mit Orientierungsstörungen. Kurz- und Langzeitgedächtnis sowie der Gesamtscore des HAWIE zeigten dagegen weit schwächere statistische Beziehungen mit diesem Ventrikelparameter.

Immerhin erscheint es bemerkenswert, daß alle zitierten Studien mindestens signifikante Verknüpfungen zwischen der Weite des dritten Ventrikels und der globalen Einschätzung der Demenz festgestellt haben. Diese erstaunliche Übereinstimmung mag durch die zentrale Lage dieser Struktur im Gehirn mitbedingt sein, die es mit sich bringt, daß für die Aufweitung nicht nur Veränderungen im Bereich der unmittelbar angrenzenden Areale verantwortlich gemacht werden können, sondern daß vielmehr auch Geschehen in entfernteren Hirnregionen die Weite und Form des dritten Ventrikels maßgeblich beeinflussen (vgl. *Bergman* et al. 1980).

5.3.3.3 Weite der Vorderhörner (HUCK)

Die von *Huckman* et al. (1975) vorgeschlagene Maßzahl zur Beschreibung der Verhältnisse in den vorderen Anteilen der Seitenventrikel ist die Summe der größten Frontalhorn-Distanz und des größten Nucleus-caudatus-Abstandes bzw. des kleinsten Durchmessers der Seitenventrikel. Bereits 1964 hatte *Bull* diesen Wert als wichtigste Maßzahl für die Beziehung zwischen linearen Messungen und der Bestimmung des Ventrikelvolumens betont. Den größten Abstand der Vorderhörner hatte er allerdings als zu unzuverlässig verworfen. Trotz dieses kritischen Einwandes wurde der Evans-Index, der Quotient aus dem größten Frontalhorn-Durchmesser und dem größten internen Schädeldurchmesser in gleicher Höhe, in den letzten drei Jahrzehnten in einer Vielzahl auch computertomographischer Studien angewandt. Die Huckman-Zahl ist dagegen ein genuin computertomographischer Index und hat in der wissenschaftlichen Literatur weite Verbreitung gefunden. Aus diesem Grunde wurde er in das Untersuchungsinstrumentarium der vorliegenden Studie aufgenommen. Auch für diesen Index scheint normalerweise ein Altersgang zu bestehen, eine Abhängigkeit vom Geschlecht jedoch nicht. *Hirushima* et al. (1983) sahen die Huckman-Zahl sogar als so stabilen Indikator an, daß sie sie als einzige Maßzahl für interne Atrophien vorschlugen.

5.3.3.3.1 Befunde und Diskussion

Die Messung der Huckman-Zahl ergab nur in 2 Fällen normale Werte. In 14 Fällen fanden sich Hinweise auf eine leichte, in 13 Fällen auf eine mittlere und in 5 Fällen auf eine schwere Atrophie im Bereich der Vorderhörner. Der Mittelwert lag bei 6,7 cm, also im Bereich mittlerer Atrophie (vgl. Tab. 5). Eine Abhängigkeit vom Geschlecht der Untersuchten fand sich nicht. Die Huckman-Zahl zeigte in der vorliegenden Untersuchung keinerlei Zusammenhänge mit dem aktuellen Alter der Untersuchten, dem Alter bei Beginn und der Dauer der Erkrankung. Bei den von *Kohlmeyer* und *Shamena* (1982) untersuchten 103 Demenz-Patienten fand sich – anders als bei der Kontrollgruppe – eine nicht signifkante Größenzunahme der Huckman-Zahl von Dekade zu Dekade. Auch *Meese* und *Grumme* (1980) beschrieben nur eine leichte Aufweitung der Vorderhörner mit dem Alter bei Patienten mit Hirnatrophien. Zusammenfassend kann gesagt werden, daß weder die Befunde der vorliegenden Arbeit noch die Mitteilungen anderer Untersucher die Annahme rechtfertigen, daß das Alter einen wesentlichen und statistisch bedeutsamen Einfluß auf die Struktur der Vorderhörner ausübt, sofern es sich bei den Untersuchten um Patienten mit Hirnatrophien handelt.

Die Tab. 6 a u. b machen deutlich, daß eine Kontrolle der Drittvariablen Alter keine der zahlreichen signifikanten Korrelationen zwischen Huckman-Zahl und psychopathologischen Merkmalen verschwinden läßt. Es ist vielmehr hervorzuheben, daß die Partialbeziehungen mit den Originalbeziehungen im wesentlichen identisch sind, da sich in keinem Fall das Signifikanzniveau veränderte. Im folgenden wird aus diesem Grund ausschließlich auf die in den Tabellen aufgeführten Originalbeziehungen Bezug genommen.

Die Überprüfung der Zusammenhänge zwischen dem Summenindex der Weite der Vorderhörner und psychopathologischen Befunden erbrachte einige bemerkenswerte Ergebnisse. Die Merkmale „umständliches Denken“ und „affektiv inadäquat“ korrelieren mit der Huckman-Zahl auf dem 1 %-Niveau (r = +.44 und r = +.39). Die auffälligsten Zusammenhänge finden sich jedoch nicht mit Denk- und Affektstörungen, sondern mit Störungen von Mnestik und Orientierung. Die Huckman-Zahl korreliert mit dem 24-Std.-Gedächtnis auf dem 1 %-Niveau (r = +.40), mit der Fähigkeit, konstituierende Daten aus der eigenen Biographie zu erinnern, auf dem 5 %-Niveau bzw. auf dem 1 %-Niveau („Datum der Heirat“: r = +.38; „Geburtsdatum“: r = +.45). Auch die Störung des Zeitgitters weist eine hochsignifikante Verknüpfung mit diesem Ventrikelparameter auf (r = +.41). Bei der Überprüfung der die Gesamtleistung der Orientierung konstituierenden Einzelbereiche zeigt sich ein nahezu homogenes Bild: „zeitliche Orientierung“ (r = +.37), „örtliche Orientierung“ (r = +.51), „situative Orientierung“ (r = +.50) und „autopsychische Orientierung“ (r = +.41) korrelieren auf vergleichbaren Signifikanzniveaus mit der Huckman-Zahl. Auch die globale Einschätzung des hirnorganischen Psychosyndroms weist enge statistische Beziehungen zur Struktur der Vorderhörner auf (r = +.37).

Anders als alle bisher besprochenen Ventrikelparameter verhält sich die Huckman-Zahl bei der Frage nach den Zusammenhängen mit Hirnwerkzeugstörungen. Weder die Untersuchung der Temporalhörner noch die Bestimmung der Weite des dritten Ventrikels ergab in dieser Hinsicht wesentliche Hinweise. Erst die Weite der Vorderhörner – und, wie weiter unten zu zeigen sein wird, ausgewählte Rindenparameter – zeigten eindeutige Korrelationen mit dem Vorliegen von Hirnwerkzeugstörungen. Signifikant waren die Verknüpfungen der Huckman-Zahl mit der amnestischen

Aphasie auf dem 0,1 %-Niveau (r = +.55) und mit der konstruktiven Apraxie auf dem 5 %-Niveau (r = +.33).

Das Muster der Korrelationen der Huckman-Zahl mit den genannten psychopathologischen Merkmalen deckt sich in weiten Bereichen mit den klassischen Symptomen des hirnorganischen Psychosyndroms. Als einziger Ventrikelparameter zeigte der Summenindex der Vorderhörner hierzu eine enge Affinität. Wie später zu zeigen sein wird, fanden sich für die Messungen der äußeren Liquorräume, insbesondere für die Weite des frontalen Interhemisphärenspaltes sowie die Zahl der in der obersten Schicht sichtbaren Sulci, ähnliche Zusammenhänge.

Bei der kritischen Würdigung der Befunde der vorliegenden Arbeit unter Bezugnahme auf die Ergebnisse anderer Autoren scheint es geboten, nicht nur solche Studien zu berücksichtigen, die sich ausschließlich auf die Huckman-Zahl als Indikator für die Weite der Vorderhörner bezogen, sondern auch solche, die andere Meßgrößen zur Beschreibung dieser Ventrikelstruktur benutzten. *Iivainen* (1975b) bestimmte in seiner pneumenzephalographischen Studie nur die größte Weite der Vorderhörner und fand eine auf dem 1 %-Niveau signifikante Verknüpfung mit der klinischen Einschätzung des Grades des „psychic impairment", ohne dies näher aufzuschlüsseln. *Kazniak, Garron* und *Fox* (1979) bildeten einen Atrophie-Index aus Huckman-Zahl und Sulcusweite und fanden eine signifikante Verknüpfung zwischen zeitlicher und örtlicher Orientierung, Neugedächtnis und konstruktiver Apraxie und dieser Maßzahl. *Tsai* und *Tsuang* (1979) untersuchten 63 hirnorganisch veränderte Patienten computertomographisch und testpsychologisch mit dem Mini-Mental-State-Test (*Folstein* und *McHugh* 1975). Auch sie bestimmten die Huckman-Zahl als ventrikuläre Meßgröße, modifizierten die Einstufung der Atrophie allerdings unter Berücksichtigung der Sulcusweiten nach einem Vorschlag von *Huckman* et al. (1975). Den so gewonnenen Grad zerebraler Atrophie fanden sie am engsten verknüpft mit Störungen der Orientierung und des Neugedächtnisses. *Jacoby* und *Levy* (1980) bestimmten bei ihren 40 Demenz-Patienten unter anderem den Evans-Index und stellten zwischen diesem Indikator für die Größe der vorderen Abschnitte der Vorderhörner signifikante Verknüpfungen mit der globalen Einschätzung von Gedächtnis- und Orientierungsstörungen, dem Faktor „Disorientation" der Geriatric Mental State Schedule und dem Zahlen-Symbol-Test des HAWIE fest. *Soininen* et al. (1982b) bedienten sich in ihrer Studie unter anderem des Frontalhorn-Index, eine dem Evans-Index vergleichbare Maßzahl, und fand diesen Indikator hochsignifikant verknüpft mit einer Reihe neuropsychologischer Tests und der Alltagskompetenz der Patienten. *DeLeon* et al. (1980) berechneten für die Weite der Vorderhörner sowie für die Weite der Seitenventrikel in Höhe des Nucleus caudatus, die beiden Elemente der Huckman-Zahl, gesonderte Indices, indem sie einen Quotienten aus den Einzelergebnissen und dem jeweils zugeordneten internen Schädeldurchmesser erstellten. Bei diesem Vorgehen ergab sich, daß die vorderen Abschnitte der Vorderhörner (bifrontal ratio) nur mit 3 % der von ihnen angewandten Fülle von psychometrischen Meßverfahren korrelierten, während die hinteren Abschnitte (bicaudate ratio) mit 27 % dieser Messungen signifikant verknüpft waren. Mit der globalen Einschätzung des hirnorganischen Psychosyndroms zeigten nur die bicaudate ratio eine auf dem 1 %-Niveau signifikante Korrelation. Auch *Wu* et al. (1981) nahmen eine differenzierte Analyse beider Abschnitte der Vorderhörner vor. Bei ihnen fand sich die Struktur beider Vorderhornregionen recht eng mit kognitiven Einbußen verknüpft, wobei besonders der Nucleus-caudatus-Bereich, auch nach Alterskontrolle, mit den Ergebnissen in einem Orientierungstest hochsignifikant verknüpft war. *Earnest* et al. (1979) fanden dagegen weitaus zahlreichere und engere Verknüpfungen der testpsychologischen Resultate mit der bifrontal ratio als mit der bicaudate ratio. Nach Kontrolle des Alters als Drittvariable erwies sich die bicaudate ratio sogar als weitgehend unabhängig von den Testresultaten. Auf die Ergebnisse dieser Autoren, soweit sie sich auf auch in dieser Arbeit benutzte Tests beziehen, wird im entsprechenden Kapitel noch näher eingegangen werden.

Zusammenfassend kann gesagt werden, daß die in der vorliegenden Arbeit gefundenen engen Verknüpfungen der Huckman-Zahl mit dem Vorliegen von Neugedächtnis- und Orientierungsstörungen die Ergebnisse anderer Autoren bestätigen und als ein Hinweis dafür gelten dürfen, daß hier ein substantieller Zusammenhang zwischen Veränderungen am organischen Substrat und psychopathologischen Auffälligkeiten vorliegt. Eine Gewichtung der beiden Elemente der Huckman-Zahl, wie sie sich in den letztzitierten Arbeiten – wenn auch recht widersprüchlich – andeutet, konnte hier nicht vorgenommen werden, da nur die Summe der größten und kleinsten Distanz zwischen den Vorderhörnern in die Analyse eingegangen war.

5.3.4 Kortikale Atrophien und ihre Beziehungen zu psychopathologischen Befunden

Die Einführung der Computertomographie in die klinische Routine hat sich, wie oben angesprochen, für die Darstellung beider Liquorkompartimente des Schädels als erheblicher Fortschritt erwiesen. Ist dieser jedoch bei der Darstellung der Ventrikelräume eher in der deutlich geringeren Belastung der Probanden zu sehen, so ist bei der Darstellung der externen Liquorräume zusätzlich auch die erhöhte Präzision und Verläßlichkeit dieses Verfahrens hervorzuheben. Trotz der beim Pneumenzephalogramm stark zu Buche schlagenden Schwierigkeiten bei der Verteilung der Luft über der Konvexität (vgl. *Schiersmann* 1952) sahen sich einige Autoren doch in der Lage, Aussagen über die Weite der Sulci zu machen. *Davidoff* und *Dyke* gaben bereits 1946 die Weite eines normalen Sulcus mit 1 bis 3 mm an. *Nielsen* et al. (1966) und *Iivainen* (1975a, b) legten diesen Normalwert ihren Untersuchungen zugrunde. Bei der Überprüfung von Zusammenhängen zwischen klinischen Befunden und kortikaler Atrophie bezogen sie sich jedoch nicht unmittelbar auf diese linearen Messungen, sondern bedienten sich dabei eines fünfstufigen Globalindex, den sie auf der Basis einer Reihe von Messungen dreier kortikaler Regionen (Frontallappen, Parietallappen, Inselzisterne) erstellt hatten. Es darf vermutet werden, daß diese Autoren trotz anderslautender Äußerungen in der Darstellung ihrer Methoden die Einzelmessung als nicht verläßlich genug ansahen und die Indexbildung als eine Möglichkeit zur Erhöhung der Validität wählten.

Nach Einführung der zerebralen Computertomographie wurde diese Diskussion erneut aufgegriffen. Während sich eine Reihe von Autoren aufgrund des CT-Befundes nicht in der Lage sahen, eine differenzierte Analyse der externen Liquorräume vorzunehmen, und deshalb die Einteilung der kortikalen Atrophie auf in der Regel vierstufigen Skalen vorschlugen (z. B. *Claveria* et al. 1976; *Jacoby* et al. 1980a; *Bergman* et al. 1980; *Benes* et al. 1983), bediente sich die Mehrzahl der Autoren linearer Messungen der Sulcusweiten. Die Vergleichbarkeit der so gewonnenen Werte wird allerdings gemindert durch den Umstand, daß vielfach eine unterschiedlich große Zahl von Sulci der Messung unterzogen wurde: Während *Roberts* und *Caird* (1976) nur am weitesten Einzelsulcus eine Messung vornahmen, führten *Wilkinson* und *Carlen* (1980) die Summe der Messung der 8 weitesten Sulci im Bereich der

Konvexität in die Literatur ein. In der Mehrzahl der Arbeiten wurde die Weite der drei oder vier größten Sulci gemessen und entweder als Summenscore oder als Mittelwert der Messungen angegeben. Während alle anderen Autoren die Sulci im Bereich der Hirnhaube untersuchten, lehnten *Gross* et al. (1982) dieses Verfahren als zu wenig verläßlich ab und berücksichtigten die oberen zwei bis drei CT-Schichten nicht, sondern untersuchten ausschließlich basisnähere Rindenbezirke. Abweichend von den genannten Verfahren bestimmte die Gruppe um *Bigler* (z. B. *Bigler* et al. 1985) den Grad der kortikalen Atrophie, indem sie das Hirnvolumen vom totalen intrakraniellen Volumen mittels eines aufwendigen Verfahrens subtrahierte.

Nur wenige Autoren führten neben Messungen in hochparietalen Rindenregionen auch Untersuchungen anderer kortikaler Bereiche differenziert durch, so bestimmten *Ford* und *Winter* (1981), *LeMay* und *Hochberg* (1979) und *G. Haug* (1977) zusätzlich die Weite des frontalen Interhemisphärenspaltes, während *DeLeon* et al. (1980) die Weite der Inselzisterne gesondert erhoben. *Schindler* und *Ludwig* (1978) teilten Ergebnisse von Messungen beider letztgenannten Regionen mit und *Benes* et al. (1983) beurteilten auf einer dreistufigen Skala 6 kortikale Regionen gesondert. Die Gruppe um *Meese* und *Grumme* (*Meese* et al. 1976, 1980; *Meese* und *Grumme* 1980) bestimmte an der Rinde vier unterschiedliche Meßgrößen (Weite des frontalen Interhemisphärenspaltes und der Inselzisterne, Zahl und Weite der kortikalen Sulci). Sie gaben für diese Messungen nicht nur einen genauen Altersgang an, sondern schlugen darüber hinaus noch eine differenzierte Graduierung des atrophischen Geschehens in diesen Regionen vor, der in der vorliegenden Arbeit gefolgt wird.

5.3.4.1 Weite des Interhemisphärenspaltes (IH)

Bei der computertomographischen Untersuchung von Patienten mit einer Alzheimerschen Demenz findet sich häufig der frontale Interhemisphärenspalt erheblich erweitert.

In der vorliegenden Arbeit wurde die in Tab. 5 angegebene Skalierung der Atrophie nach *Meese* und *Grumme* (1980) benutzt, auch wenn sie hinsichtlich der Bestimmung der oberen Grenze des Normbereichs in höheren Altersgruppen etwas zu eng gefaßt sein mag (vgl. *G. Haug* 1977 und *Meese* et al. 1980). *Haug* beschrieb bei seinen Probanden in der 4. Lebensdekade eine mittlere Weite von 1,2 mm, in der 5. eine Weite von 2,1 mm und in der Gruppe der 61- bis 75jährigen eine mittlere Weite des frontalen Interhemisphärenspaltes von 2,7 mm. *Meese* et al. fanden bei 10 % ihrer Probanden im 6. Lebensjahrzehnt und bei ebenfalls 10 % der über 70jährigen Weiten dieser Struktur zwischen 3 und 5 mm.

5.3.4.1.1 Befunde und Diskussion

Fünf der untersuchten Patienten zeigten einen normalweiten Interhemisphärenspalt, weitere 9 wiesen eine Weite von 3 bis 5 mm auf, was nach dem oben Gesagten vielleicht als grenzwertig zu gelten hat. Bei 20 Patienten fand sich eine deutliche Atrophie im Bereich des Frontallappens, wobei diese bei 14 als mittelgradig und bei 6 als hochgradig anzusehen war. Der Mittelwert betrug 6,4 mm, lag somit deutlich im pathologischen Bereich (vgl. Tab. 5).

Zwischen dem Alter der Untersuchten und der Weite des frontalen Interhemisphärenspaltes fand sich eine Korrelation auf dem 1 %-Niveau (r = +.42). Es wird zu prüfen sein, in welchem Umfang sich eine Kontrolle dieser Variablen auf die Verknüpfungen mit den psychopathologischen Merkmalen auswirkt. Das Alter bei Beginn der Erkrankung korrelierte mit diesem Rindenparameter auf dem 5 %-Niveau der Signifikanz (r = +.37). Die Dauer der Erkrankung und das Geschlecht der Untersuchten wiesen dagegen mit ihm keine deutlichen Zusammenhänge auf.

Die Untersuchung der psychopathologischen Merkmale auf mögliche Zusammenhänge mit der Weite des frontalen Interhemisphärenspaltes erbrachte bezüglich der Störungen des Denkens keine signifikanten Ergebnisse. Bei den Affektstörungen zeigte nur das Merkmal „affektlabil" (r = +.34) eine signifikante positive Korrelation, die zudem nicht altersstabil war. Die ursprünglich signifikanten Korrelationen globaler Merkfähigkeit, Neugedächtnis, 24-Stunden-Merkfähigkeit, Orientierung über die Dauer der eigenen Erkrankung und autopsychische Orientierung sowie die globale Einschätzung des hirnorganischen Psychosyndroms erwiesen sich nach Kontrolle der Drittvariablen Alter nicht mehr als statistisch bedeutsam. Die Fähigkeit, das Datum der eigenen Heirat zu erinnern (r = +.46), Zeitgitterstörungen (r = +.44) und Störungen der örtlichen (r = +.46) und der situativen Orientierung (r = +.47) wiesen Korrelationen auf dem 1 %-Niveau mit der Weite des frontalen Interhemisphärenspaltes auf, die sich dagegen auch nach einer Alterskorrektur auf dem gleichen Signifikanzniveau reproduzieren ließen. Zu den psychomotorischen Störungen fanden sich keine signifikanten Verknüpfungen. Die Merkmale „amnestische Aphasie" (r = +.38) und Apraxie (r = +.42) aus der Gruppe der Hirnwerkzeugstörungen verhielten sich gegenüber der Überprüfung ihres Zusammenhanges mit der Weite des Interhemisphärenspaltes nach Alterskorrektur recht unterschiedlich. Während die amnestische Aphasie nun keine statistisch bedeutsame Verknüpfung mehr zeigte, lag der Korrelationskoeffizient für die Apraxie mit r = +.50 jetzt sogar an der unteren Grenze des 0,1 %-Niveaus der Signifikanz. An diesem Beispiel wird deutlich, daß ursprünglich recht eng beieinander angesiedelte Korrelationskoeffizienten nach Kontrolle der Drittvariablen Alter ein völlig verändertes Zusammenhangsmuster aufweisen können, was natürlich den Vergleich mit Ergebnissen anderer Autoren, die diese Kontrolle nicht vorgenommen haben, erschwert.

Swigar et al. (1985), die sich der Methode von *Benes* et al. (1983) bedienten, untersuchten 50 stationäre gerontopsychiatrische Patienten verschiedenster Diagnosegruppen und fanden für die Einschätzung frontaler Atrophien, das Gebiet des Interhemisphärenspaltes war eingeschlossen, kaum psychopathologische Korrelate in den Item-Pools der Nurses Assessment of Global Symptomatology-Elderly (NAGS-E) und der Geriatric Rating Scale (GRS). Allein die Verknüpfung mit Euphorie erwies sich als altersstabil signifikant auf dem 1 %-Niveau, während andere kortikale Regionen weit zahlreichere Korrelationen zeigten.

Vergleicht man die für die Weite des frontalen Interhemisphärenspaltes hier gefundenen Zusammenhänge mit denen der bisher dargestellten Ventrikelparameter, so fallen weitgehende Übereinstimmungen zu den Zusammenhangskonstellationen der Huckman-Zahl auf. Da beide Parameter, allerdings aus verschiedenen Blickwinkeln, den Zustand des Frontallappens beschreiben, handelt es sich um ein hirnfunktionell eher erwartetes Ergebnis. Auch hohe Korrelationen der beiden miteinander (r = +.56, 0,1 %-Niveau der Signifikanz) deutet enge strukturelle Beziehungen beider Liquorkompartimente an. Über diese strukturellen Zusammenhänge lassen es die beschriebenen funktionellen Zusammenhänge möglich erscheinen, einen Katalog der bei Atrophie des Frontallappens auftretenden Leistungsinsuffizienzen auf dem Boden der hier erhobenen Befunde aufzustellen (vgl. *Gutzmann* 1984b).

Zusammenfassend ist festzuhalten, daß sich die enge Verknüpfung der Weite des frontalen Interhemisphärenspaltes mit dem Alter der Untersuchten gut deckt mit dem Altersgang dieser Struktur, wie er sich in Untersuchungen an gesunden Normalpopulationen herauskristallisiert hatte. Die nach Kontrolle des Alters als Drittvariable verbleibenden signifikanten Verknüpfungen mit psychopathologischen Auffälligkeiten können wohl als funktionelle Äquivalente des atrophisierenden Geschehens in den frontalen Rindenbezirken angesehen werden.

5.3.4.2 Weite der Inselzisterne (CYST)

In einer großen Zahl von Studien, die sich mit der neuropathologischen Beschreibung der Gehirne senil Dementer beschäftigten, sind zwei Prädilektionsstellen des atrophischen Geschehens beschrieben worden. Zum einen handelt es sich hierbei um die parasagittalen Anteile des Frontallappens, zum anderen um den Temporallappen und hier besonders um Strukturen im Bereich der sylvischen Furche (z. B. *Sourander* und *Sjögren* 1970). Während neuropathologische Untersuchungen naturgemäß nur einen Zustand ex post beschreiben können und zum anderen bisher keine überzeugenden neuroradiologischen Längsschnittstudien zur topischen Dynamik der Hirnatrophie vorliegen, scheinen die Ergebnisse der vorliegenden Arbeit auf einen dynamischen Zusammenhang des Geschehens im frontalen wie im temporalen Bereich hinzudeuten. Interessant ist in diesem Zusammenhang die Mitteilung von *Meese* und *Grumme* (1980), daß bei ihren Probanden in 47,7 % beide Regionen gleichmäßig erweitert waren, wobei die prozentualen Anteile in den verschiedenen Altersgruppen sich annähernd entsprachen. In 24,3 % war ein Überwiegen der Erweiterung der Inselzisterne festzustellen, wobei es sich um eine deutliche kontinuierliche Zunahme mit steigendem Alter handelte. Genau umgekehrte Verhältnisse fanden sich bei 28,5 % der Untersuchten, bei denen die Weite des Interhemisphärenspaltes überwog – ein Befund, der mit zunehmendem Alter immer seltener wurde. Die Autoren sahen sich aufgrund ihrer Befunde in der Lage, eine Patientengruppe mit temporo-frontal betonter externer Hirnatrophie von anderen Untergruppen abzugrenzen.

Der Korrelationskoeffizienz zwischen der Weite des Interhemisphärenspaltes und der Weite der Inselzisterne ist mit r = +.79 auf dem 0,1 %-Niveau signifikant. Der hieraus zu errechnende Determinationskoeffizient von r2 = .62 bedeutet, daß 62 % der Varianz der einen Variablen durch die jeweils andere bestimmt sind. Angesichts dieses außerordentlich engen Zusammenhangs und angesichts der neuropathologischerseits beschriebenen hohen Empfänglichkeit des Temporallappens für atrophische Veränderungen kann die Frage, der Veränderungen welcher Struktur die Aufweitung der Inselzisterne zugeschrieben werden kann, nur mit aller gebotenen Zurückhaltung beantwortet werden. Nach Würdigung der neuropathologischen Literatur (z. B. *Tomlinson* et al. 1968; *Brun* und *Gustafson* 1976), die nur sehr diskrete atrophische Veränderungen im Bereich der Inselrinde selbst beschrieben hat, und angesichts der in der vorliegenden Arbeit erhobenen Befunde ist zu vermuten, daß die Inselzisterne im Rahmen des atrophisierenden Geschehens einer Aufweitung unterliegt, die überwiegend zu Lasten der neokortikalen Strukturen des Temporallappens sowie des frontalen und frontoparietalen Operkulums geht. Unter dieser Prämisse läßt die

Weite der Inselzisterne auch Rückschlüsse auf die Beteiligung des Temporallappens am atrophisierenden Geschehen zu.

Die Weite der Inselzisterne wird in der CT-Literatur sehr unterschiedlich angegeben, während für Untersuchungen auf der Basis der Pneumenzephalographie keinerlei verläßliche Werte vorliegen. *Bierny* und *Komar* (1977) beschrieben diese Struktur in ihrer CT-Untersuchung als normalerweise kaum sichtbar, *Schindler* und *Ludwig* (1978) dagegen als deutlich abgrenzbar. Der Grund hierfür könnte zum einen auf einer unterschiedlichen Wahl der Meßstrecken beruhen. Noch wahrscheinlicher ist allerdings, daß es sich bei den von *Schindler* und *Ludwig* Untersuchten um Patienten mit erheblichen zerebralen Auffälligkeiten gehandelt hat, da bei den meisten von ihnen auch ein Carotis-Angiogramm angefertigt worden war. *Meese* et al. (1980) stellten bei ihrer Untersuchung eine relative Konstanz der Weite der Inselzisterne bis zum 60. Lebensjahr fest, danach konnten sie eine zunehmende Aufweitung dieser Struktur beobachten, wobei selbst im 7. Dezennium nur 5 % und im 8. Dezennium nicht mehr als 10 % der Untersuchten eine Weite der Inselzisterne zwischen 3 und 5 mm aufweisen. Größere Aufweitungen konnten sie selbst in höheren Lebensaltersstufen nicht feststellen. Aufgrund dieser Befunde erscheint es gerechtfertigt, dem Skalierungsvorschlag von *Meese* und *Grumme* (1980) zu folgen und für die Atrophie im Bereich der Inselzisterne eine gleiche Einteilung der Atrophiegrade vorzunehmen wie für die Weite des Interhemisphärenspaltes.

5.3.4.2.1 Befunde und Diskussion

Nur 1 Patient wies normalweite Inselzisternen auf. 3 zeigten nur eine leichte Atrophie. 30 Patienten, also nahezu 90 % der Untersuchten, wiesen dagegen deutlich aufgeweitete Inselzisternen auf, wobei bei 17 von ihnen die Atrophie als mittelgradig und bei 13 als hochgradig einzustufen war. Der kleinste gefundene Wert für die Weite der Inselzisterne betrug 2 mm, der maximale 16 mm und der Mittelwert 9,1 mm. Aus diesen Werten wird deutlich, daß die überwiegende Mehrzahl der untersuchten Patienten erhebliche atrophische Veränderungen des Temporallappens aufwies.

In der vorliegenden Untersuchung fand sich eine Korrelation auf dem 5 %-Niveau ($r = +.29$) zwischen der Weite der Inselzisterne und dem Alter der Untersuchten, eine Verknüpfung mit dem Alter bei Beginn der Erkrankung oder mit der Dauer der Erkrankung fand sich ebensowenig wie ein Zusammenhang mit dem Geschlecht der Patienten.

Die engste altersstabile Korrelation der Weite der Inselzisterne fand sich mit dem Merkmal „Zeitgitterstörungen“: $r = +.45$ (1 %-Niveau der Signifikanz). Korrelationen auf dem 5 %-Niveau fanden sich zwischen der Weite der Inselzisterne und den Störungen der örtlichen und situativen Orientierung ($r = +.35$, $r = +.37$) sowie der Fähigkeit, ein zentrales Datum der eigenen Biographie zu erinnern („Datum der Heirat? “: $r = +.33$). Von den letztgenannten Merkmalen erwies sich nur die Störung der situativen Orientierung in ihrer Verknüpfung mit der hier diskutierten kortikalen Meßgröße als vom Alter der Untersuchten unabhängig.

Die CT-Literatur läßt bisher bezüglich der Frage nach der funktionellen Bedeutung der pathologisch aufgeweiteten Inselzisternen unbefriedigt. *DeLeon* et al. (1980) berücksichtigten diese Struktur in ihrem Forschungsansatz, sie untersuchten dabei sogar die beiden Hemisphären gesondert und gingen somit über den Ansatz der vorliegenden Arbeit hinaus. Die Autoren konnten hinsichtlich keiner der beiden Zisternen eine bedeutsame Verknüpfung mit der Vielzahl der angewandten Tests aufdecken, auch der Schweregrad der Demenz wies keinen Zusammenhang mit der Weite der Inselzisterne auf. *Wu* et al. (1981) fanden dagegen hier die engsten altersstabilen Zusammenhänge mit Resultaten in einem Orientierungsfragebogen und dem Gesamtscore des HAWIE. *Swigar* et al. (1985) beschrieben in ihrer Stichprobe die höchsten altersstabilen Korrelationen zwischen externer Atrophie im Bereich beider Temporallappen und dem GRS-Item „reagiert nicht auf Aufforderung" sowie einer Reihe von Merkmalen, die die Alltagskompetenz berühren. Eine detaillierte Analyse von Items, die den hier hoch Korrelierenden entsprächen, wurde von allen letztgenannten Autoren nicht vorgenommen, so daß ein Vergleich der Ergebnisse nicht befriedigend möglich ist.

Schon im Abschnitt über die Weite der Temporalhörner war auf mögliche Veränderungen des Hippokampus eingegangen worden. Die hier gefundenen unterschiedlichen Korrelationsmuster für die Temporalhörner einerseits und die Inselzisterne andererseits lassen sich wohl am ehesten auf die unterschiedliche Topik und Quantität der Läsion zurückführen. Nimmt man an, daß die Weite der Temporalhörner unmittelbarer auf die Struktur des Hippokampus zu beziehen ist als die Weite der Inselzisterne, so erscheint die hohe funktionelle Spezifität der Veränderungen der erstgenannten Struktur erklärlich. Die Weite der Inselzisterne auf der anderen Seite, die nur mittelbar mit Veränderungen des Hippokampus zusammenhängt und in erster Linie auf breiter gestreute Substanzverluste des Temporallappens und der frontalen und frontoparietalen Operkula zurückzuführen ist, zeigt Zusammenhänge mit einer größeren Anzahl von Symptomen, die jedoch in ihrer Zusammenschau immer noch funktionelle Plausibilität aufweisen. Abschließend sei noch darauf hingewiesen, daß sich zwischen den Weiten von Inselzisternen und Temporalhörnern eine Korrelation auf dem 1 %-Niveau fand ($r = +.58$; $r2 = .34$). Enge Zusammenhänge des morphologischen Substrats beider Gebiete – die Varianz der einen Variablen klärt 34 % der anderen auf – konnten also gefunden werden, ohne daß sich eine derartige Konstellation aus der Struktur der psychopathologischen Zusammenhänge unmittelbar ablesen ließ.

5.3.4.3 Zahl und Weite der kortikalen Sulci (NSUL, WSUL)

Nach der Darstellung der Ergebnisse der Messungen relativ eng umschriebener Strukturen in den beiden vorangegangenen Abschnitten werden im folgenden noch Befunde mitgeteilt, die sich auf größere Rindengebiete beziehen. Zur Beurteilung wurden hierfür die CT-Schichten 4 A und 4 B herangezogen, auf denen sich erfahrungsgemäß die Sulci am besten beurteilen lassen (vgl. *Meese* et al. 1980). Die Mehrzahl der Autoren, die sich bisher unter neuroradiologischen Aspekten mit der kortikalen Atrophie beschäftigten, wählten, wie oben dargestellt, als qualitativen wie quantitativen Parameter die Weite der Sulci, unabhängig davon, ob sie sich des CT oder der PEG bedienten.

In einer Reihe von CT-Studien wurde der Frage nach dem Altersgang kortikaler Veränderungen bei Gesunden gesonderte Beachtung geschenkt. *Gyldensted* und *Konsteljanetz* (1975) fanden eine Zunahme der Sulcusweite mit dem Alter, die jedoch nur eine Tendenz darstellte und nicht signifikant war. *Gyldensted* (1977) untersuchte dann, ausgehend von der letztgenannten Studie, weitere 46 Probanden und konnte bei einem Gesamtsample von 100 erwachsenen Personen eine auf dem 5 %-Niveau signifikante Erweiterung der Sulci mit dem Alter feststellen.

Earnest et al. (1979) beobachteten zwischen einer jüngeren (Durchschnittsalter: 25,8 Jahre) und einer älteren Probandengruppe (Durchschnittsalter: 78,0 Jahre) eine hochsignifikante Differenz in der Summe der vier größten Sulci. *Hughes* und *Gado* (1981) bedienten sich der gleichen kortikalen Meßgröße und berichteten über eine signifikante Zunahme der kortikalen Atrophie in einer Gruppe älterer Patienten (75–84 Jahre) gegenüber einer jüngeren Stichprobe (65–74 Jahre). Sie schilderten diesen Zusammenhang als nicht so ausgeprägt wie den zwischen den Ventrikelweiten beider Gruppen. Aus der Arbeit geht leider nicht genau hervor, wieviele der Untersuchten tatsächlich als unauffällig hinsichtlich der kognitiven Funktionen zu gelten hatten, so daß ein Vergleich mit den vorgenannten Arbeiten nur bedingt möglich ist. *Jacoby* et al. (1980a) dagegen untersuchten 50 psychiatrisch und neurologisch unauffällige Freiwillige jenseits des 60. Lebensjahres und fanden bei diesen eine auf dem 5 %-Niveau signifikante Verknüpfung zwischen Alter und kortikaler Atrophie, wobei sie sich bei deren Bestimmung nicht linearer Messungen bedienten, sondern ein Expertenurteil zugrundelegten.

Meese et al. (1976), *Meese* und *Grumme* (1980) und *Radue* et al. (1978) beschrieben als Maß der kortikalen Atrophie neben der Angabe der Weite der Sulci auch deren Zahl, wobei *Radue* et al. beide Verfahren als gleichwertig setzten, *Meese* und *Grumme* dagegen die Zahl der erweiterten Sulci als Maß für die Flächenausdehnung des Prozesses ansahen, während sie die lokale Intensität des Geschehens als durch die Weite der Sulci charakterisiert einschätzten. Zwischen den Geschlechtern konnten in keiner der genannten Studien signifikante Unterschiede hinsichtlich des Grades kortikaler Veränderungen gefunden werden. In der vorliegenden Arbeit wurde die Zahl der Sulci in Schicht 4 A und die durchschnittliche Weite der drei größten Sulci in Schicht 4 B bestimmt (vgl. Abb. 1).

5.3.4.3.1 Befunde und Diskussion

Nur zwei der untersuchten Patienten waren hinsichtlich der Zahl der Sulci in Schicht 4 A als normal einzustufen, 7 weitere zeigten eine mäßige Atrophie. Die größte Gruppe mit 15 Patienten wies eine mittelgradige Atrophie auf, weitere 9 zeigten hochgradige atrophische Veränderungen in dieser Schicht.

Bei Berücksichtigung der durchschnittlichen Weite des größten Sulcus in Schicht 4 B als Atrophie-Indikator ergaben sich bei 10 Patienten normale Verhältnisse, 12 Untersuchte wiesen eine leichte und weitere 12 eine deutliche Atrophie auf. Der Mittelwert der Zahl der Sulci lag mit 7,9 im Bereich einer mittelgradigen Atrophie, der Mittelwert der durchschnittlichen Sulcusweite war mit 4,4 mm dagegen eher im Bereich leichter Atrophie anzusiedeln.

Nimmt man also die Zahl der Sulci als Kriterium für kortikale Atrophie an, so fanden sich bei 24 Patienten mittel- bis hochgradige pathologische Befunde. Nur bei einem Drittel der Untersuchten kommt man jedoch zum gleichen Urteil, wenn man die durchschnittliche Sulcusweite zur Beurteilungsgrundlage macht. Auf den sich hier abzeichnenden, scheinbar logischen Widerspruch wird in der Diskussion einzugehen sein.

Weder das aktuelle Alter und Geschlecht der Untersuchten noch deren Alter bei Beginn der Erkrankung zeigten einen statistisch bedeutsamen Zusammenhang mit der Struktur der Sulci. Dieses Ergebnis stimmt recht gut überein mit den Resultaten von *Jacoby* und *Levy* (1980a), *Roberts* und *Caird* (1976) und *Kohlmeyer* und *Shamena* (1982), die jeweils Gruppen senil Dementer untersucht hatten. Kontrastierend zu diesen Befunden gaben *Ford* und *Winter* (1981) für ihre hinsichtlich des Vorhandenseins und des Ausprägungsgrades hirnorganischer Symptomatik sehr heterogen zusammengesetzte Untersuchungsgruppe eine auf dem 5 %-Niveau signifikante Korrelation zwischen kortikaler Atrophie und Alter an. Da aber knapp ein Drittel der Probanden als nicht-dement eingestuft worden war, kann man vermuten, daß das Ergebnis stark durch den physiologischen Altersgang kortikaler Veränderungen beeinflußt wurde. Als Erklärung für die Diskrepanz zwischen der deutlichen Altersabhängigkeit kortikaler Veränderungen bei Normalpopulationen und der weitgehend altersunabhängigen Aufweitung der Sulci bei Demenz-Patienten diskutierten *Jacoby* und *Levy* (1980a) die Möglichkeit, daß der Effekt des atrophisierenden Geschehens den Alterseffekt überlagert und dominiert. Es kann also zusammenfassend angenommen werden, daß die Verknüpfung zwischen Alter und kortikaler zerebraler Atrophie um so stärker erscheint, je geringer das primär degenerative Geschehen ausgeprägt ist.

Als einziger der hier bisher dargestellten ventrikulären und kortikalen Parameter wies die durchschnittliche Weite der Sulci eine signifikante Verknüpfung mit der Dauer der Erkrankung auf (r = +.34). Dieser Befund könnte zur Lösung des im vorigen Abschnitt angesprochenen Problems der unterschiedlichen Einstufung der Atrophie auf Basis der Sulcusweite einerseits und der Zahl der Sulci andererseits beitragen. Will man nicht einen Fehler bei der jeweiligen Skalierung annehmen, so muß man vermuten, daß andere Variablen, z. B. die Erkrankungsdauer, beide Atrophie-Indices unterschiedlich beeinflussen. *Meese* und *Grumme* (1980) formulierten die Hypothese, daß bei Patienten, die bei gleicher Sulcuszahl deutliche unterschiedliche Sulcusbreiten aufweisen, letzte vorwiegend als Funktion der Erkrankungsdauer anzusehen sind. Dieser bisher nur klinisch plausibel gemachte Zusammenhang bildet sich nun hier mit einem Signifikanzniveau von 5 % zwischen der Dauer der Erkrankung und der Sulcusweite ab. Dieses Ergebnis legt nahe, daß die zur Bestimmung des Schweregrades der Atrophie dienenden kortikalen Parameter bei differenzierter und vergleichender Betrachtung auch Rückschlüsse auf die Dauer des Krankheitsprozesses zulassen.

Bei Betrachtung der Tab. 6 a u. b fällt auf, daß die Zahl der Sulci in Schicht 4 A derjenige zerebrale Einzelparameter ist, der am weitaus häufigsten statistisch bedeutsame Verknüpfungen mit psychopathologischen Merkmalen aufweist. 13 Korrelationen waren altersstabil signifikant. Die Sulcusweiten in der darüberliegenden Schicht dagegen zeigten nur mit 5 psychopathologischen Merkmalen signifikante altersstabile Korrelationen. Besonders auffällig erscheint der Unterschied im Korrelationsverhalten zwischen beiden kortikalen Meßgrößen im Bereich der Gedächtnis- und Orientierungsstörungen. Während die Weite der Sulci nur mit dem Merkmal „Zeitgitterstörungen" auf dem 1 %-Niveau korrelierte (r = +.40), fanden sich für die Zahl der Sulci bezüglich nahezu aller Merkmale dieser Tabelle hohe signifikante Korrelationen. Nur für das Merkmal „gesteigerte Löschvorgänge" war ein Zusammenhang mit keinem der beiden Rindenparameter feststellbar. Die globale Merkfähigkeit, das Neugedächtnis, verschiedene Indikatoren der Funktion des Altgedächtnisses und Zeitgitterstörungen korrelierten mit der Zahl der Sulci auf dem 1 %-Niveau. Für einzelne Bereiche der Orientierung ergaben sich zum Teil noch engere Zusammenhänge: „zeitliche Orientierung" (r = +.38), „örtliche Orientierung" (r =

+.52), „situative Orientierung“ (r = +.51) und „autopsychische Orientierung“ (r = +.47) zeigten ein homogenes Korrelationsmuster. Aus der Gruppe der Hirnwerkzeugstörungen zeigten die amnestische Aphasie (r = +.58; 0,1 %-Niveau der Signifikanz) altersstabile Korrelationen. Die Weite der Sulci korrelierte allein mit der amnestischen Aphasie (r = +.36) auf dem 5 %-Niveau der Signifikanz, wobei sich diese Verknüpfung ebenfalls als altersstabil erwies. Mit den Merkmalen aus den Bereichen Antrieb und Sozialverhalten sowie Verstimmungen und Gefühlsstörungen wiesen Zahl und Weite der Sulci wesentlich seltener bedeutsame Verknüpfungen auf. Es erscheint jedoch bemerkenswert, daß die Zahl der Sulci mit den Merkmalen „mangelnde Krankheitseinsicht“, „Dissimulationstendenz“, „umständliches Denken“ und „Fadenverlieren“ altersstabile Korrelationen auf dem 1 %-Niveau aufwies. Die Weite der Sulci, die ebenfalls altersstabil mit mangelnder Krankheitseinsicht korrelierte, zeigte neben einem bedeutsamen Zusammenhang mit Denkeinengungen als einziger der bisher dargestellten ventrikulären und kortikalen Parameter eine auf dem 1 %-Niveau signifikante, altersstabile Korrelation mit dem Merkmal „innere Unruhe“.

Beim Vergleich der hier dargestellten Ergebnisse mit Befunden aus der Literatur ergibt sich ein zunächst widerspruchsvolles Bild. *Roberts* et al. (1976, 1978), *Claveria* et al. (1976), *Roberts* und *Caird* (1976), *Earnest* et al. (1979), *Brinkman* et al. (1981), *Ford* und *Winter* (1981), *Soininen* (1982), *Wu* et al. (1981) und *Drayer* et al. (1985) beschrieben zwar signifikante Zusammenhänge zwischen unterschiedlich bestimmten Ventrikelaufweitungen und kognitiven Einbußen im Rahmen eines hirnorganischen Psychosyndroms, konnten dagegen keinen vergleichbar engen Zusammenhang zu kortikalen Veränderungen finden. *Bigler* et al. (1985) beschrieben im Gegensatz dazu ausschließlich enge Verknüpfungen zwischen kortikaler Atrophie und HAWIE-Untertests, während die in ihrer Stichprobe massiven ventrikulären Aufweitungen keinerlei statistische Beziehungen zu testpsychologischen Befunden zeigten. *Swigar* et al. (1985) wiederum fanden signifikante Verknüpfungen zwischen beiden Liquorkompartimenten und einer Reihe von psychopathologischen Befunden. *Hughes* und *Gado* (1981) konnten dagegen weder für ventrikuläre noch für kortikale Veränderungen im Rahmen einer Atrophie signifikante Korrelationen mit dem Grad des hirnorganischen Psychosyndroms finden. Der Unterschied zwischen den in der vorliegenden Arbeit erhobenen Befunden und den Ergebnissen der meisten oben genannten Autoren wird weniger gravierend, wenn zunächst nur dem Korrelationsmuster der globalen Einschätzung des hirnorganischen Psychosyndroms Beachtung geschenkt wird. Es fällt auf, daß dieses mit zwei kortikalen Parametern enge Verknüpfungen zeigt, die zudem bei der Kontrolle der Drittvariablen Alter noch ihre Signifikanz verlieren. Erst die differenzierte Analyse der Einzelmerkmale läßt die vielfältigen signifikanten Beziehungen deutlich werden. Da keiner der genannten Autoren den psychopathologischen Befund ähnlich differenziert erhoben hat, allein *Swigar* et al. (1985) hatten überhaupt einen im Prinzip vergleichbaren Ansatz, kann im Grunde nur bedingt von einer Diskrepanz zu den vorliegenden Befunden gesprochen werden. Ein anderer relativierender Faktor wird bei Betrachtung der Ergebnisse von *Jacoby* und *Levy* (1980a) deutlich. Diese Autoren berichteten, daß sie für ihre Gruppe senil Dementer, die meisten von ihnen befanden sich zum Zeitpunkt der Untersuchung wegen der Schwere ihres klinischen Bildes in stationärer Behandlung, nur wenig ausgeprägte Zusammenhänge zwischen kortikaler Atrophie und klinischen Symptomen feststellen konnten. Als sie hingegen die Gesamtgruppe der von ihnen untersuchten Patienten unter Einschluß solcher mit affektiven Störungen und normaler Probanden unter der gleichen Fragestellung überprüften, fanden sie enge Zusammenhänge zwischen Rindenatrophie und psychopathologischen Symptomen. Auch die Stichprobe von *Swigar* et al. (1985) setzte sich, wie oben beschrieben, aus diagnostisch sehr heterogenen Patienten zusammen und erscheint deswegen der Gesamtgruppe von *Jacoby* und *Levy* vergleichbar. Der prozentualen Verteilung der Schweregrade des hirnorganischen Psychosyndroms innerhalb der untersuchten Population scheint demnach eine wesentliche Rolle bei der Ausprägung der hier diskutierten Zusammenhänge zuzukommen. Ein dritter Aspekt dieses Problems wird beim Studium der Arbeit von *DeLeon* et al. (1980) deutlich. Diese Autoren fanden zwar keinerlei Beziehung zwischen einer Vielzahl psychologischer Tests und linearen Messungen der Sulcusweiten, dagegen erwiesen sich sowohl die globale Skalierung der kortikalen Atrophie auf einer Vierpunktskala wie auch die in eine subjektive Rangordnung gebrachten kortikalen Auffälligkeiten mit der Mehrzahl der Merkfähigkeitstests und mit beiden angewandten Einschätzungen des hirnorganischen Psychosyndroms signifikant verknüpft. Aus diesen Befunden leitet sich die Vermutung ab, daß die subjektiven Verfahren zur Feststellung des Grades kortikaler Atrophie (Vierpunktskala, Erstellung einer Rangordnung) nicht nur auf einer Einschätzung der Sulcusweiten basieren, sondern darüber hinaus noch andere Auffälligkeiten in die endgültige Einschätzung mit einbeziehen. Als ein solches Kriterium bietet sich nach den Ergebnissen der vorliegenden Arbeit besonders die Zahl der Sulci an. Als Beleg für die gleichwertige Berücksichtigung von Zahl und Weite der Sulci durch die Experten mag die gleichstarke Verknüpfung zwischen Expertenurteil und Zahl wie Weite der Sulci ($r = +.45$; $r = +.43$) gelten. Die in der Regel fehlende differenzierte psychopathologische Befunderhebung, die je spezifische Zusammensetzung der untersuchten Population hinsichtlich des Ausprägungsgrades des hirnorganischen Psychosyndroms und die unterschiedlichen Methoden zur Bestimmung des Grades der kortikalen Atrophie führen, wie dargelegt, zu kontroversen Ergebnissen bei der Frage nach den Zusammenhängen zwischen Substratveränderung und Funktionseinbußen. Die zuweilen apodiktisch formulierte These, daß zwischen kortikaler Atrophie und Grad des hirnorganischen Psychosyndroms bei der senilen Demenz keine Verknüpfung besteht, kann sowohl angesichts der hier vorgelegten Befunde wie unter Berücksichtigung der oben angeführten Überlegungen wohl nicht uneingeschränkt aufrechterhalten werden. Im Gegenteil sprechen diese Ergebnisse für solche Verknüpfungen, jedenfalls dann, wenn psychopathologischer und computertomographischer Befund nur differenziert genug erhoben werden und wenn weiterhin nicht bereits ein weit fortgeschrittener Atrophisierungsprozeß zu stark entdifferenzierend gewirkt hat.

5.3.5 Zerebelläre Atrophie

In der Literatur wird in der Regel betont, daß das Kleinhirn vom diffusen atrophisierenden Prozeß, der die senile Demenz vom Alzheimer-Typ kennzeichnet, ausgespart bleibt (z. B. *Bodechtel* 1963). In den meisten der bisher in diesem Abschnitt dargestellten und diskutierten Untersuchungen wurden zerebelläre Veränderungen nicht erwähnt. Nur *Iivainen* (1975a, b) wandte sich auch der Frage der Kleinhirnatrophie zu, er setzte ihren Stellenwert jedoch so gering an, daß er noch nicht einmal ihre Häufigkeit in seinem Patientengut angab. Dies mag wesentlich dem Umstand geschuldet sein, daß er keine einzige signifikante Korrelation zwischen zerebellärer Atrophie und klinischen Parametern ausmachen konnte. Arbeiten, die sich auf der Basis der zerebralen Computertomographie mit dem Thema der Hirnatrophie befaßten, thematisierten die Kleinhirnatrophien fast ausschließlich nur dann, wenn es sich um Untersuchungen an alkoholkranken Patienten handelte (z. B. *Haubek* und *Lee* 1979; *Avdaloff* und *Mauersberger* 1981; *v. Gall* et al. 1978). Nur wenige Autoren (z. B. *Rothman* und *Glanz* 1978; *Lee* et al. 1978; *Koller* et al. 1981) untersuchten neben chronischen Alkoholikern auch Patienten anderer Diagnosegruppen (z. B. paraneoplastische und Phenytoin-induzierte zerebelläre Atrophien). *Bondareff* et al. (1981) haben in einer computertomographischen Studie der senilen Demenz auch Atrophien der Kleinhirnlappen berücksichtigt. Sie verglichen 40 demente Patienten im Alter zwischen 62 und 81 Jahren mit 50 gesunden Freiwilligen zwischen 70 und 88 Jahren hinsichtlich der mittleren Absorptionskoeffizienten in verschiedenen Hirnregionen. Während die Dichtewerte des Uncus, des vorderen Frontallappens und des Kopfes des Nucleus caudatus beide Gruppen statistisch bedeutsam differenzieren konnten, zeigten Gesunde wie Demente im Bereich der Kleinhirnhemisphären keine Unterschiede bezüglich dieses Parameters. Da diese Arbeit ausschließlich der speziellen neuroradiologischen Fragestellung gewidmet war und klinische Daten nicht berücksichtigte, können aus ihr weitere Hinweise für das hier behandelte Problem nicht abgeleitet werden.

Für die klinische Symptomatologie im Rahmen zerebellärer Erkrankungen betonte *Brodal* (1969), daß die Symptome um so deutlicher seien, je schneller sich der pathologische Prozeß entwickle und je größere Gebiete des Kleinhirns davon betroffen seien. Bei sich langsam entwickelnden atrophisierenden Prozessen seien die Symptome dagegen rar und unspezifisch, häufiger sei sogar der Kleinhirndefekt im Rahmen der „zerebellären Flexibilität" völlig kompensiert.

5.3.5.1 Befunde und Diskussion

Bei 34 der hier computertomographisch untersuchten Patienten war das Kleinhirn beurteilbar. Die Darstellung von zwei oder mehr kortikalen Sulci im Wurmbereich sowie die Erweiterung der Oberwurmzisterne wurde als Kriterium für eine Kleinhirnwurmatrophie betrachtet. Eine Hemisphärenatrophie wurde in jenen Fällen diagnostiziert, bei denen zwei oder mehr kortikale Sulci über der Kleinhirnhemisphäre nachgewiesen wurden. Entsprechend den Vorschlägen von *Avdaloff* und *Mauersberger* (1981) wurde im Kleinhirnbereich keine differenzierte Messung vorgenommen, vielmehr wurden die Atrophien des Wurmes und der Hemisphären auf einer Vierpunktskala abgebildet (normale/leichte/mittlere/schwere Atrophie). Entsprechend dieser Kriterien zeigte ein Patient (2,9 %) ausschließlich eine Atrophie des Vermis, 2 (5,9 %) eine kombinierte Atrophie von Vermis und Kleinhirnlappen und 4 (11,8 %) eine reine Kleinhirnlappenatrophie. Insgesamt fanden sich also bei 20,6 % der Untersuchten Auffälligkeiten im Bereich des Zerebellums, die zudem nur jeweils leicht- bis mittelgradig ausgeprägt war.

Von den Verlaufsparametern korrelierte nur die Dauer der Erkrankung mit einem Indikator für Kleinhirnatrophie, der Vermis-Atrophie ($r = +.42$; 1 %-Niveau der Signifikanz). Es ist festzuhalten, daß kein anderer CT-Parameter mit diesem Verlaufscharakteristikum in vergleichbar engem Zusammenhang stand.

Die zerebellären Parameter zeigten nur eine geringe Zahl von Verknüpfungen mit psychopathologischen Merkmalen. Nach Korrektur für die Drittvariable Alter korrelierte die Vermis-Atrophie mit Affektinkontinenz auf dem 0,1 %-Niveau und mit dem Merkmal „ratlos“ auf dem 1 %-Niveau. Die Kleinhirnlappenatrophie zeigte signifikante Verknüpfungen mit den Merkmalen „affektlabil“ und „affektinkontinent“. Da die beobachteten Korrelationen zwischen zwei Variablen auch dadurch beeinflußt sein können, daß neben dem Alter eine weitere konkomittierende Variable linear mit beiden Elementen der Korrelationsanalyse zusammenhängt, wurden in einem weiteren Schritt deshalb die Effekte der möglichen Störvariablen „Einschätzung der Gesamtatrophie“ und „Dauer der Erkrankung“ auf dem Wege der Bestimmung der partiellen Korrelationskoeffizienten kontrolliert. Bei der Analyse erwies sich nun das Merkmal „Ratlosigkeit“ als nicht mehr signifikant verknüpft mit der computertomographisch bestimmten Kleinhirnatrophie. Das Merkmal „Affektinkontinenz“ dagegen zeigte erneut eine hochsignifikante Korrelation mit der Vermisatrophie ($r = +.52$), während die Kleinhirnlappenatrophie mit beiden Merkmalen, die gestörte Affektsteuerung beschreiben, auf dem 5 %-Niveau statistisch bedeutsam korrelierte ($r = +.34$). Es ist hervorzuheben, daß beide Merkmale von allen CT-Parametern am engsten mit der Atrophie im Kleinhirnbereich verknüpft sind, wobei die Affektinkontinenz sogar ausschließlich mit diesen signifikant korreliert. Die in Kapitel 4 angesprochene Beobachtung, daß Affektstörungen sich bei der Korrelationsanalyse als von allen anderen Kernsymptomen des hirnorganischen Psychosyndroms weitgehend unabhängig erwiesen hatten, gewinnt angesichts der Ergebnisse des vorliegenden Abschnitts vermehrtes Interesse.

In der Literatur wurde bis vor kurzem die Auffassung vertreten, daß Gleichgewichts- und Koordinationsstörungen die einzigen Symptome einer zerebellären Schädigung seien. Nur in einem Handbuchbeitrag von *Marburg* (1936) findet sich ein früher Hinweis auf ein möglicherweise breiteres Spektrum. Der Autor schilderte einen von *Benvenuti* 1928 untersuchten Patienten, der im Rahmen einer Kleinhirnerkrankung vorwiegend „charakterologische Defekte“ und „Störungen des psychischen Gleichgewichts“ gezeigt hatte.

In den letzten Jahren mehren sich nun die Indizien für nichtmotorische Funktionen des Kleinhirns. *Dow* (1974) unterzog die neuronalen Verknüpfungen zwischen Zerebellum und präfrontalem Assoziationskortex einer kritischen Analyse und sprach die Vermutung aus, daß die Tatsache, daß 20 % der Capsula interna aus kortiko-ponto-zerebellären Faserbündeln bestehen, die keine direkte Beziehung zu motorischen Aktivitäten hätten, von grundlegender Bedeutung für unser Verständnis emotionalen Verhaltens sein könne. Es sei wahrscheinlich, daß das Kleinhirn nicht nur motorische Funktionen moderierend beeinflusse, sondern eine vergleichbare Steuerungsfunktion auch für nichtmotorische (z. B. affektive) Bereiche habe. *Watson* (1978) unterstrich, daß der Einfluß des Kleinhirns auf die Kontrolle von Affekten zwar tierexperimentell zu belegen sei, bedauerte aber gleichzeitig, daß klinische Belege für diesen Zusammenhang noch weitgehend ausständen.

In der Zwischenzeit liegen nun einige Hinweise vor, die Verknüpfungen zwischen psychopathologischen Auffälligkeiten und Kleinhirnstörungen bei Patienten verschiedener Diagnosegruppen wahrscheinlich machen. Seit *Weinberger* et al. (1979) erstmals bei einer Gruppe Schizophrener computertomographisch Kleinhirnatrophien entdeckten, konnte dieser Befund von verschiedenen Untersuchern repliziert werden (Übersicht bei *Lohr* und *Jeste* 1986). Solche CT-Veränderungen sind wohl aber nicht Schizophrenie-spezifisch, vielmehr wurden sie auch bei Patienten mit affektiven Psychosen (z. B. *Nasrallah* et al. 1981) und degenerativen Erkrankungen (z. B. *Koller* et al. 1981) gefunden. Zusammenhänge zwischen Psychopathologie und

Strukturauffälligkeit wurden aber in der Regel nicht untersucht. Im Vordergrund stand vielmehr der Versuch, diagnostisch homogene Subgruppen der jeweiligen Grunderkrankung zu identifizieren.

Einen anderen Forschungsansatz stellen Einzelfallstudien dar, bei denen größeres Gewicht auf die differenzierte Erhebung eines psychopathologischen Befundes gelegt wurde. *Kutty* und *Prendes* (1981) beschrieben einen Patienten mit einer degenerativen zerebellären Erkrankung, der neben akustischen Halluzinationen und Wahnideen auch ein unkontrolliert-impulsives Aggressionsverhalten zeigte. *Hamilton* et al. (1983) untersuchten drei Patienten mit Kleinhirnschädigungen, bei denen psychopathologische Störungen von Kurzzeitgedächtnis, Konzentration und Abstraktionsfähigkeit auffielen. Darüber hinaus war allen eine ausgeprägte affektive Labilität gemeinsam.

Obwohl diese Kasuistiken keinen strikten Rückschluß auf die Natur nichtmotorischer zerebellärer Einflüsse zulassen, illustrieren sie doch, daß Störungen der Affektkontrolle mit strukturellen zerebellären Läsionen verknüpft sein können. Diese Überlegung korrespondiert auch gut mit Beobachtungen von *Heath* (1977), der bei elf dauerhospitalisierten Patienten mit therapierefraktären psychischen Erkrankungen Elektroden über dem Vermis und paravermalen Regionen implantierte und dort elektrische Reize setzte. Er beschrieb als den Haupteffekt dieser Maßnahmen eine Affektmodulation und als Konsequenz ein allmähliches Verschwinden unkontrollierbarer Aggressionen.

Zusammenfassend ist zu sagen, daß die vorhandenen Hinweise geeignet sind, das traditionelle Konzept ausschließlich motorischer Funktionen des Zerebellums in Frage zu stellen. Es zeichnet sich vielmehr ab, daß das Kleinhirn auf eine Vielzahl anderer Funktionen modulierend einwirkt, unter denen der Affektkontrolle eine zentrale Rolle zukommen dürfte. Die hier vorgelegten Ergebnisse stützen diese Hypothese und geben darüber hinaus zu der Frage Anlaß, ob auch bei der senilen Demenz vom Alzheimer-Typ, ähnlich wie für die Schizophrenie diskutiert, diagnostische Subgruppen differenziert werden können, die sich vielleicht nicht nur hirnstrukturell (mit/ohne Kleinhirnatrophie), sondern auch hinsichtlich des Vorhandenseins und Ausmaßes von Störungen der Affektkontrolle unterscheiden.

Erst der Einsatz differenzierterer Instrumente sowohl zur Erfassung der Affektstörungen wie auch zur Analyse der Kleinhirnstrukturen kann dieses Problem einer Lösung näherbringen (vgl. *Gutzmann* und *Kühl* 1987a).

Tabelle 6a Signifikante Korrelationen von CT-Befunden mit Gedächtnis- und Orientierungsstörungen

Merkmal	Ventrikel			Rinde				Zerebellum	
	TH	V3	HUCK	IH	CYST	NSUL	WSUL	VER	LAP
Konzentration*									
Merkfähigkeit*				+ +.32		++ $\underline{+.49}$			
Löschvorgänge	++ $\underline{+.41}$								
Neugedächtnis*				+ +.31		++ $\underline{+.47}$			
24-Std.-Gedächtnis			++ $\underline{+.40}$	+ +.38		++ $\underline{+.46}$			
„Datum des Schulabgangs?"						+ +.35			
„Datum der Heirat?"			+ $\underline{+.38}$	++ $\underline{+.46}$	+ +.33	++ +.45			
„Dauer der Krankheit?"				+ +.29		+ +.34			
„Geburtsdatum?"			++ $\underline{+.45}$			++ $\underline{+.40}$			
Zeitgitter*			++ $\underline{+.41}$	++ $\underline{+.44}$	++ $\underline{+.45}$	++ $\underline{+.42}$	++ $\underline{+.40}$		
Orientierung									
– zeitlich*			+ $\underline{+.37}$			+ +.38			
– örtlich*		+ +.31	+++ $\underline{+.51}$	++ $\underline{+.46}$	+ +.35	+++ $\underline{+.52}$			
– situativ*		+ $\underline{+.30}$	+++ $\underline{+.50}$	++ $\underline{+.47}$	+ $\underline{+.37}$	+++ $\underline{+.51}$			
– autopsychisch*			++ $\underline{+.41}$	+ +.36		++ $\underline{+.47}$			
HOPS global*	+ $\underline{+.38}$		+ $\underline{+.37}$	+ +.31		+ +.33			

* sensu AGP

–/+ : $p \leqslant .05$
––/++ : $p \leqslant .01$
–––/+++: $p \leqslant .001$

Die Unterstreichungen markieren altersstabile Koeffizienten.

Tabelle 6b Signifikante Korrelationen von CT-Befunden mit Hirnwerkzeugstörungen, psychomotorischen und Schlafstörungen, Denk- und Gefühlsstörungen

Merkmal	Ventrikel			Rinde				Zerebellum	
	TH	V3	HUCK	IH	CYST	NSUL	WSUL	VER	LAP
amnestische Aphasie*			+++ +.55	+ +.38		+++ +.58	+ +.36		
Apraxie			+ +.33	++ +.42		++ +.48			
antriebsarm*									
mangelnde Krankheitseinsicht*						++ +.46	+ +.32		
Dissimulationstendenz*						++ +.47			
Krankheitsgefühl*									
langsam*								+ +.34	
umständlich*			++ +.44			++ +.42			
preservierend*									
eingeengt*							+ +.34		
Fadenverlieren*						++ +.44			
ratlos*								++ +.39	
innere Unruhe*							++ +.46	+ +.31	
Insuffizienzgefühl*									
affektlabil*		+ +.30		+ +.34		+ +.32			++ +.40
affektinkontinent*								+++ +.57	+ +.30
affektstarr*									
affektiv inadäquat*		+ +.32	++ +.39						

*sensu AGP

—/+	p ⩽ .05
——/++	p ⩽ .01
———/+++	p ⩽ .001

6 Neurologie

Die neurologische Symptomatik bei Patienten mit einer SDAT hat in der Literatur bisher bei weitem nicht das gleiche Interesse gefunden wie psychopathologische Auffälligkeiten. In den neurologischen und psychiatrischen Lehrbüchern wird in der Regel betont, die neurologischen Befunde seien spärlich und unregelmäßig (*Schulte* und *Tölle* 1975). Sofern überhaupt Auffälligkeiten beschrieben werden, sind dies zumeist Gangstörungen (z. B. *Schulte* und *Tölle*; *Bleuler* 1969; *Poeck* 1974; *Bodechtel* 1963), an zweiter Stelle eine Erhöhung des Muskeltonus (z. B. *Ewald* 1954; *Bumke* 1948; *Schulte* und *Tölle*; *Poeck*; *Scheid* 1963). Auch Tremor (besonders der Hände), Abschwächung der Muskeleigenreflexe und träge Reaktionen der Pupillen auf Licht werden als neurologische Begleitbefunde dieser Erkrankung genannt. Es wird im folgenden zu zeigen sein, inwieweit die in den Lehrbüchern vertretene Auffassung durch aktuelle Forschungsergebnisse, nicht zuletzt durch die der vorliegenden Arbeit, bestätigt werden können.

Die neurologische Untersuchung scheint sich unter angelsächsischen Psychiatern, wie *Patterson* (1978) eindrucksvoll belegte, einer immer geringeren Beliebtheit zu erfreuen. Der Autor betonte, daß die meisten der von ihm in einer Fragebogen-Erhebung angesprochenen Psychiater an einer massiven „disuse atrophy" ihrer neurologischen Fähigkeiten gelitten hätten und verknüpfte mit diesem Befund skeptische Gedanken über die künftige Zugehörigkeit des psychiatrischen Fachgebietes zur Medizin. Gleichartige Untersuchungen für den deutschen Sprachraum liegen zwar nicht vor, doch lassen die spärlichen Angaben über neurologische Befunde bei psychiatrischen Erkrankungen – besonders beim hier zu diskutierenden hirnorganischen Psychosyndrom – den Gedanken an ein Defizit in diesem Bereich nicht als abwegig erscheinen.

Als den wesentlichen Grund für einen Psychiater, eine neurologische Untersuchung vorzunehmen, nannten *Woods* und *Short* (1985) das Bestreben, eine unerwartete neurologische Erkrankung auszuschließen. Sie apostrophierten dieses defensive Vorgehen kritisch als „Gershwin strategy" und erinnerten damit an das Schicksal des bekannten Komponisten, dessen vermeintlich primär psychische Beschwerden jahrelang psychotherapeutisch behandelt worden waren, bis schließlich ein Hirntumor entdeckt wurde. In einer retrospektiven Studie an psychiatrischen Patienten des McLean-Hospital, an dem eine gründliche neurologische Untersuchung nach Schilderung der Autoren seit Jahren zur Routine gehört, fanden sich bei 40 % der neuaufgenommenen Patienten neurologische Auffälligkeiten. Die Autoren zogen daraus den Schluß, daß eine gründliche neurologische Untersuchung bei primär-psychiatrischen Patienten nicht vorwiegend als defensive Maßnahme zur Abwehr eventueller Regreßansprüche aufzufassen sei, sondern daß sie vielmehr als gleichgewichtiges Element in alle therapeutischen und prognostischen Überlegungen eingehen solle.

6.1 Beschreibung der Stichprobe

Die Häufigkeit neurologischer Auffälligkeiten bei Patienten mit (prä-)senilen Demenzen vom Alzheimer-Typ wurde von den meisten Autoren, soweit sie sich diesem Problem überhaupt zugewandt haben, recht übereinstimmend angegeben. *Ziegler*

(1954) sprach von 70 %, *Sim* und *Sussman* (1962) von 56 %. *Coblentz* et al. (1973), *Paulson* und *Gottlieb* (1968) und *Liston* (1979b) gaben eine Häufigkeit von ca. 85 % an, *Sjögren* et al. (1952) beschrieben bei ihren Patienten ebenfalls einen Wert von deutlich über 50 % neurologischer Auffälligkeiten. *Sluss* et al. (1982) fanden durchschnittlich 1,5 neurologische Symptome bei ihren senil Dementen im Gegensatz zu 4,0 bei den Patienten mit Multi-Infarkt-Demenz. Allein der klinische Kontext und die Quantität solcher Störungen, nicht dagegen die Qualität des Einzelsymptoms ist nach diesen Autoren differentialdiagnostisch hinweisgebend.

Lauter (1970) ging auf die Frage der Abhängigkeit der klinischen Symptome vom Erkrankungsalter ein und nannte für ein Erkrankungsalter unter 49 Jahren einen Wert von 62,4 % neurologischer Störungen, für die nächsten beiden Dekaden gab er 39,5 % und 38,2 % an. Bei Patienten, die erst jenseits des 70. Lebensjahres erkrankten, fand er nur in 15,3 % der Fälle neurologische Auffälligkeiten. Diese Werte scheinen recht niedrig angesetzt, besonders wenn man sie mit den Befunden von *Paulson* und *Gottlieb* (1968) vergleicht, die sich bei ihrer Studie (Durchschnittsalter der Patienten 62,3 Jahre) ausschließlich auf die Prüfung der entwicklungsgeschichtlichen frühen Reflexe beschränkt hatten.

In der vorliegenden Studie wurden bei 25 Patienten (64,1 %) auffällige neurologische Befunde erhoben, die im folgenden näher aufgeschlüsselt werden sollen. Die Einschätzung, neurologische Befunde seien bei der senilen Demenz und dem Morbus Alzheimer „spärlich und unregelmäßig", kann also nicht geteilt werden.

Im folgenden reflektiert die Reihenfolge der Darstellung die Auftretenshäufigkeit der Symptome.

6.1.1 Orbikularis-Okuli-Reflex

Bei gesunden Versuchspersonen führt ein leichter Schlag auf die Glabella zu einem kurzen Augenschluß, bei wiederholten Versuchen verschwindet diese Reaktion jedoch schnell. Bei vielen degenerativen Zerebralerkrankungen, am augenfälligsten wohl beim Morbus Parkinson (*Klawans* und *Goodwin* 1969), findet keine Habituation statt, zuweilen wird sogar eine Steigerung der Reflexaktivität gefunden. *Pearce* (1974) und *Ferguson* et al. (1978) beschrieben diesen Effekt auch bei Patienten mit diffusen progredienten Hirnatrophien (einschließlich solcher mit senilen Demenzen). *Tweedy* et al. (1982) konnten bei 79 % ihrer 32 Alzheimer-Patienten keine Habituation der Reflexantwort feststellen. *Semple* et al. (1982) beschrieben dieses Phänomen bei 54 % ihres Samples.

In der vorliegenden Untersuchung wurde die Reflexantwort als pathologisch gewertet, wenn nach zehnmaligem Auslösen keine Habituation eingetreten war. Bei 23 Patienten (59,0 %) konnte unter diesen Bedingungen keine Habituation des Orbikularis-Okuli-Reflexes gefunden werden.

6.1.2 Palmomental-Reflex

Der Palmomental-Reflex, 1920 erstmals von *Marinesco* und *Radovici* (zit. nach *Mühler* 1958) bei einem 25jährigen Kranken mit amyotrophischer Lateralsklerose beschrieben, besteht in einer gleichseitigen Kontraktion des M. mentalis bei mechanischer Reizung des Daumenballens. Trotz seiner recht langen klinischen Anwendung erscheint seine diagnostische Wertigkeit noch immer umstritten. Selbst die Häufigkeit seines Auftretens bei Normalpopulationen ist noch nicht gesichert. *Blake* und *Kunkle* (1951) fanden ihn bei 50 % gesunder Versuchspersonen. *McDonald* et al. (1963) untersuchten fast 2 000 gesunde Rekruten und fanden den Reflex bei 30 % von ihnen. *Ritter* (1968) konnte ihn bei 15 % einer neurologisch unauffälligen Population auslösen. Von besonderem Interesse für die hier zu diskutierende Altersgruppe ist die Studie von *Otomo* (1965), der diesen Reflex bei Probanden jenseits des 60. Lebensjahres untersuchte. Er fand ihn positiv bei 53,5 % sonst neurologisch unauffälliger Personen. Für die gleiche Altersgruppe nannten *Lischweski* und *Aschoff* (1978) eine Auftretenshäufigkeit von 24 %. In der Studie von *Tweedy* et al. (1982), die den PMR auch bei rascher Habituation als pathologisches Phänomen werteten, war er bei 47 % der präsenil dementen Patienten zu beobachten.

Untersuchungen auf der Basis von Elektrostimulation und Elektroneurographie (*Reis* 1961; *Dalby* 1970; *Klein* 1971) zeigten, daß der Palmomental-Reflex ein bei gesunden wie kranken Probanden auslösbares Reflexphänomen ist. Eine undifferenzierte Wertung eines beobachteten Palmomental-Reflexes als pathologisch scheint sich aufgrund der zitierten Untersuchungen zu verbieten. Ein möglicher Grund für die sehr differierenden Angaben in der Literatur mag darin liegen, daß den Untersuchungen in der Regel kein vereinheitlichtes Graduierungsschema der Reflexantwort zugrundelag. Auch der Auslösungsmodus des Reflexes war, soweit er überhaupt angegeben wurde, recht unterschiedlich. Schließlich sind bei der Bewertung noch die Mitteilungen von *McDonald* et al. (1963) und *Klein* (1971) in Rechnung zu stellen, nach denen der psychomotorische Erregungszustand des Patienten sich modulierend auf die Reflexantwort auswirken kann. Auch der von *van Tiggelen* (1983) angesprochene bahnende Einfluß zentralaktiver Pharmaka muß im Einzelfall Berücksichtigung finden.

Für die vorliegende Untersuchung wurde der Palmomental-Reflex am liegenden und zur Entspannung aufgeforderten Patienten überprüft. Die Daumenballen beider Hände wurden mindestens fünfmal von proximal nach distal mit dem stumpfen Ende des Reflexhammers unter mäßigem Druck bestrichen. Jede nach fünfmaligem Auslösen nicht habituierende einseitige oder seitendifferente Reflexantwort wurde als pathologisch gewertet.

Unter diesen Prüfbedingungen fand sich bei 22 Patienten (56,4 %) eine pathologische Reflexantwort. Bei 10 Patienten (25,6 %) war der Reflex linksseitig, bei 6 Patienten (15,4 %) rechtsseitig und bei weiteren 6 Patienten beidseitig auszulösen.

6.1.3 Koordinationsstörungen

Koordinationsstörungen wurden von vielen Autoren (z. B. *Paulson* 1977) als häufiges neurologisches Begleitsymptom der senilen hirnatrophischen Erkrankungen beschrieben. *Iivainen* (1975a) nannte für die von ihm untersuchte Gruppe eine Häufigkeit von 25 % von Störungen im Finger-Nase-Versuch (FNV) und Knie-Hacken-Versuch (KHV).

In der vorliegenden Untersuchung wurden bei 19 Patienten (48,7 %) Störungen in diesem Bereich gefunden, von denen 18 (46,2 %) als leicht und eine (2,6 %) als schwer einzustufen war.

Gangstörungen sind bei älteren Patienten häufig und können Folge verschiedenster Erkrankungen sein. Immer wieder wird in Lehrbüchern ihre erhöhte Inzidenz bei hirnatrophischen Erkrankungen erwähnt, meist jedoch ohne Angabe prozentualer Häufigkeiten. *Coblentz* et al. (1973) fanden sie bei ihren Patienten in 25 %, *Poppe* und *Tennstedt* (1969) in 13 %, *Iivainen* (1975a) in 36 % und *Sluss* et al. (1982) in 48 % ihrer senil Dementen. *Seltzer* und *Sherwin* (1983) beobachteten sie bei 30 % ihrer senil und nur bei 12 % ihrer präsenil Dementen.

In der vorliegenden Untersuchung wurde bei 18 Patienten (46,2 %) eine Gangataxie festgestellt. Ein höheres Erkrankungsalter scheint also für das Auftreten dieser Störung zu prädestinieren.

Auch der Intentionstremor wird als eine neurologische Auffälligkeit bei Patienten der hier zu diskutierenden Diagnosegruppe beschrieben. *Liston* (1979) gab für die von ihm untersuchten Patienten eine Häufigkeit von weniger als 10 % an. In der gleichen Größenordnung bewegten sich mit 6 % die Angaben von *Poppe* und *Tennstedt* (1969) bei präsenilen und von *Sulkava* (1982) bei senilen Demenzen. Bei präsenilen Alzheimer-Patienten fanden *Krankenhagen* und *Köhler* (1973) einen Intentionstremor in 19 % der Fälle. *Seltzer* und *Sherwin* (1983) subsummierten den Tremor unter die globale Rubrik „Bewegungsstörungen" und beobachteten bei 45 % ihrer senil und bei 40 % ihrer präsenil Dementen diese Auffälligkeit. Die Prüfung des Intentionstremors erfolgte in der vorliegenden Untersuchung im Zusammenhang mit der Kontrolle der Leistungen im Bereich der Zielbewegungen. 18 Patienten (46,2 %) zeigten hierbei einen deutlichen Intentionstremor.

Das Vorhandensein einer Standataxie wurde hier mit dem Romberg-Stehversuch überprüft. Bei vergleichbaren Untersuchungen hatten *Poppe* und *Tennstedt* (1969) Auffälligkeiten bei 13 % und *Iivainen* (1975a) bei 16 % ihrer Patienten gefunden. Von den hier untersuchten Patienten zeigten 10 (25,6 %) eine Standataxie.

6.1.4 Aufhebung von Mitbewegungen

Aus der großen Gruppe der normalen Mitbewegungen wurde hier nur der Mitbewegung der Arme beim Gehen gesonderte Aufmerksamkeit geschenkt. Dieses Interesse war durch einen Hinweis von *Paulson* (1977) angeregt worden, der über eine Studie an diffus hirnorganisch geschädigten Kindern berichtet hatte, bei denen ein erhebliches Defizit an Mitbewegungen beobachtet worden war, und der daran anschließend seinen auf langjähriger klinischer Erfahrung basierenden Eindruck mitteilte, daß ganz ähnliche Phänomene häufig bei älteren Patienten mit hirnatrophischen Prozessen zu beobachten seien. Präzise Angaben über prozentuale Häufigkeiten dieses Phänomens finden sich in der Literatur leider nicht, wenn auch *Sulkava* (1982) ein der tardiven Dyskinesie vergleichbares Bild, zu dem auch die Aufhebung der Mitbewegungen gehörte, bei 20 % ihrer SDAT-Patienten beschrieb.

Mangelnde Mitbewegungen der Arme fanden sich hier bei 18 Patienten (46,2 %), davon zeigten 17 Patienten (43,6 %) eine deutliche Abschwächung und ein Patient (2,6 %) ein Fehlen der Mitbewegung der Arme beim Gehen.

6.1.5 Muskeleigenreflexe

Die Muskeleigenreflexe bei Patienten mit Hirnatropie werden in der Regel, sofern ihnen überhaupt gesondert Beachtung geschenkt wird, als abgeschwächt beschrieben. *Poeck* (1974) betonte in diesem Zusammenhang, daß etwa in der Hälfte der Fälle beide ASR fehlen. *Sulkava* (1982) dagegen berichtete sogar über eine Steigerung der MER bei 37 % ihrer senil Dementen. Wie die MER beim größeren Teil der Stichprobe geartet waren, teilt sie leider nicht mit.

In der vorliegenden Untersuchung fanden sich bei 15 Patienten (38,5 %) deutlich abgeschwächte Muskeleigenreflexe an den unteren Extremitäten, bei 3 Patienten (7,7 %) fehlten beide ASR.

6.1.6 Störungen des Geruchssinnes

Nach Angaben seines Schülers *Wasianski* litt *Kant,* der in hohem Alter an einer senilen Demenz erkrankt war (vgl. *Müller* 1967), an einer so erheblichen Störung seines Geruchs- und Geschmackssinnes (*Schultz* 1965), daß er süß nicht mehr von sauer unterscheiden konnte. Die Minderung dieser Sinnesqualitäten sollen den Philosophen, der in jüngeren Jahren als Gourmet galt, besonders hart getroffen haben. Neben dieser medizinhistorischen Reminiszenz gaben besonders die Ergebnisse zweier Arbeiten den Anstoß, eine spezielle Überprüfung des Geruchssinnes in den Untersuchungsgang mit aufzunehmen. *Paulson* (1977) berichtete in seiner Übersichtsarbeit, daß ältere Patienten und besonders solche mit seniler Demenz, bis zu 50 % ihres Geschmacks- und Geruchssinnes einbüßen, leider ohne Hinweise zur Quantifizierung zu geben. *Waldton* (1974) führte unter dieser speziellen Fragestellung eine Längsschnittuntersuchung durch und fand bei 66 senil dementen Patientinnen ein ausgeprägtes Absinken des Geschmacks- und Geruchssinnes im Verlauf der Erkrankung. Er hob besonders hervor, daß diese Symptome bereits zu einem früheren Zeitpunkt im Verlauf der Erkrankung auftraten und senil Demente deutlich von kognitiv unauffälligen Kontrollpersonen abgrenzten.

Zwei kürzlich erschienene Arbeiten unterstreichen die mögliche diagnostische (*Serby* 1986) und differentialdiagnostische Bedeutung (*Knupfer* und *Spiegel* 1986) von Geruchsstörungen bei dementiellen Erkrankungen.

In der vorliegenden Untersuchung wurde nur eine grobe Prüfung des Geruchssinnes durchgeführt. Untersuchungsinstrument war ein Set von präparierten Prüfsubstanzen, wie er in der Abteilung für Gerontopsychiatrie als Diagnostikum eingeführt ist. Es wurden Geruchswahrnehmung und -identifizierung in einer forced choice Befragung geprüft. Abschließend wurde eine globale Beurteilung der Summe der Einzelergebnisse vorgenommen.

Bei 2 Patienten war die Durchführung dieser Überprüfung aufgrund ihrer schweren hirnorganischen Symptomatik nicht verläßlich möglich. Von den verbleibenden 37 Patienten zeigten 23 (62,2 %) nur eine geringgradige Einschränkung des Geruchssinnes. Sie versagten ausschließlich bei den Qualitäten „Menthol“ und/oder „Lavendel“. 14 Patienten zeigten sich nicht in der Lage, die Geruchsqualitäten von „asa foetida“ wahrzunehmen. Nur diese Patienten wurden als im Bereich des Geruchssinnes schwer gestört eingestuft. In der Untersuchung von *Waldton* (1974) zeigten sich nur 42 % der Patienten in der Lage, „asa foetida“ wahrzunehmen.

6.1.7 Störungen der Tiefensensibilität

Für die Störungen im Bereich der Tiefensensibilität wurden hier ausschließlich die Minderleistungen im Bereich der Vibrationsempfindungen herangezogen. Pallhypaesthesie wurde von *Paulson* (1977) als eng mit dementiellen Prozessen verknüpft beschrieben. Genauere Angaben über die Inzidenz finden sich in seiner Arbeit leider nicht. *Liston* (1977) beschrieb für seine Patienten eine Auftretenshäufigkeit von unter 10 %, *Iivainen* (1975a) berichtete über eine Inzidenz von 11 %. *Jenkyn* et al. (1977) prüften neben einer großen Zahl anderer Items auch den Vibrationssinn, verwarfen ihn jedoch als Instrument der Überprüfung kortikaler Funktionen, da er bei der Untersuchung einer – allerdings recht heterogen zusammengesetzten – Gruppe von Patienten mit und ohne zerebrale Auffälligkeiten in 5,6 % falsch-positive und in 89,1 % falsch-negative Resultate erbracht hatte.

In der vorliegenden Untersuchung fanden sich bei 11 Patienten (28,2 %) deutliche Störungen im Bereich des Vibrationsempfindens.

6.1.8 „Gegenhalten“

Paulson und *Gottlieb* (1968) beschrieben als eines der charakteristischsten Phänomene der senilen Demenz eine deutliche Zunahme der Rigidität, sowohl im motorischen als auch im psychopathologischen Bereich. Sie fanden ein „Gegenhalten“ bei 29 % ihrer senil dementen Patienten. *Sim* und *Sussman* (1962) beobachteten dieses Phänomen bei 18 % ihrer Untersuchungsgruppe. *Villeneuve* et al. (1974) untersuchten gerontopsychiatrische Patienten mit hirnorganischen Psychosyndromen und fanden bei 50 % von ihnen ein „Gegenhalten“. *Seltzer* und *Sherwin* (1983) beobachteten es bei 59 % der senilen und bei 33 % der präsenilen Patienten. *Semple* et al. (1982) konnten ein Gegenhalten sogar bei 77 % ihrer senil Dementen auslösen. *Poppe* und *Tennstedt* hingegen (1969) stellten dieses Phänomen nur bei 6,7 % ihrer Patienten fest.

Unter „Gegenhalten“ wird nach *Kleist* (1927), der dieses pathologische Phänomen zuerst „bei Arteriosklerotikern hervorlocken“ konnte, eine deutliche Steigerung des Muskeltonus bei passiver Bewegung der Extremität durch den Untersucher verstanden. Zur Prüfung dieses Phänomens wurde der Patient aufgefordert, sich zu entspannen, und, wenn dieses nicht hinreichend erschien, versucht, ihn im Gespräch abzulenken. Erst wenn unter diesen Bedingungen eine ruckartige passive Streckung des gebeugten Armes oder Beines ein Gegenhalten oder sogar eine aktive Beugung im Ellenbogen oder Kniegelenk auslöste, wurde dieses Symptom als vorhanden gewertet.

Der hier gefundene Wert von 23,1 % (9 Patienten) für dieses Symptom erscheint im Vergleich zu den Angaben von *Semple* et al. (1982) als niedrig, es sollte jedoch angemerkt werden, daß die von diesen Autoren untersuchten Patienten in der Regel erheblich schwerere hirnorganische Auffälligkeiten aufwiesen und sich deshalb als Vergleichsgruppe nicht ohne weiteres anbieten. Auch bei den Patienten von *Paulson* und *Gottlieb* (1968) handelte es sich um hirnorganisch erheblich beeinträchtigte Patienten, ihr Durchschnittsalter war jedoch wesentlich niedriger als in der letztzitierten Arbeit, was zu der relativ geringeren Inzidenz dieses Symptoms geführt haben mag. Eine interessante Aussage über die diagnostische Wertigkeit dieses Symptoms machten *Jenkyn* et al. (1977): In ihrer Population führte die Überprüfung dieses Symptoms in 5,6 % der Fälle zu einem falsch-positiven, in 47,4 % der Fälle zu einem falsch-negativen Ergebnis. Das „Gegenhalten“ erwies sich bei ihnen als eines der am besten zwischen Hirngesunden und hirnorganisch Veränderten trennenden Merkmale.

6.1.9 Schnauzreflex

In den Studien von *Villeneuve* et al. (1974) und *Paulson* und *Gottlieb* (1968), die sich speziell mit der Frage nach dem Wiederauftauchen von Instinktbewegungen im Rahmen eines hirnatrophischen Geschehens beschäftigten, wurde die Häufigkeit des Schnauzreflexes mit 79 % bzw. 52 % angegeben. *Sulkava* (1982) fand ihn bei 83 % der senilen und 67 % der präsenilen Alzheimer-Fälle, wobei betont werden muß, daß es sich bei ihnen um schwerkranke dauerhospitalisierte Patienten handelte. *Liston* (1979), der diesen Reflex im Rahmen einer umfangreicheren neurologischen Untersuchung prüfte, beobachtete ihn bei 48 % seiner Patienten. *Tweedy* et al. (1982) fanden den Schnauzreflex bei 19 % ihrer Alzheimer-Patienten. *Van Tiggelen* (1983) sah diesen Reflex als spezifischen Indikator für eine Fehlfunktion der dopaminergen Neurotransmission im nigrostriatalen System und im angrenzenden Frontallappen an, da er ihn bei Parkinson-Patienten mit insuffizienter L-Dopa-Substitution verknüpft fand.

In der vorliegenden Untersuchung wurde die Prüfung auf das Vorliegen dieses Reflexes dergestalt vorgenommen, daß ein über die Lippen des Patienten gelegter Spatel leicht mit dem Reflexhammer beklopft wurde. Als pathologische Reflexantwort wurde gewertet, wenn sich auf diesen Reiz hin die Lippen deutlich vorstülpten. Ein nur leichtes Öffnen des Mundes wurde dagegen nicht als pathologisch gewertet.

Bei 3 Patienten (7,7 %) fand sich ein deutlicher Schnauzreflex. Dieses Ergebnis erscheint recht unerwartet, wenn man die Mitteilung von *Villeneuve* et al. (1974) in Rechnung stellt, nach der selbst bei ihrer gesunden altersgematchten Vergleichsgruppe in 22 % der Fälle ein solcher Reflex auszulösen war. Ein Teil der Erklärung mag in dem Umstand liegen, daß diese Autoren bereits eine geringgradige Reflexantwort (ein Runzeln der Lippen) als positiv bewerteten.

6.2 Beziehungen zwischen neurologischen und computertomographischen Befunden

Konnten in den vorherigen Kapiteln in der Regel Zusammenhänge auf der Basis der Bestimmung von Korrelationskoeffizienten beschrieben werden, so eignete sich dieses Verfahren für die Zusammenhangsanalyse von neurologischen und computertomographischen Befunden aufgrund des Datenniveaus der ersteren nicht. Um zu verläßlichen Aussagen zu kommen, wurden die neurologischen Daten dieser Untersuchung dichotomisiert (vorhanden/nicht vorhanden), die ursprünglich intervallskalierten computertomographischen Befunde hingegen in eine Ordinalskala transponiert. Auf dieser Basis wurden Kontingenztabellen erstellt und der jeweils errechnete Chi-Quadrat-Wert auf seine Signifikanz überprüft. In Tab. 7 sind nur diejenigen Chi-Quadrat-Werte aufgeführt, die ein Signifikanzniveau von $p \leqslant .1$ aufweisen.

6.2.1 Instinktbewegungen und „Primitivreflexe"

Der nicht-habituierende Orbikularis-Okuli-Reflex zeigte Zusammenhangstendenzen sowohl mit der Weite des dritten Ventrikels wie mit der des Interhemisphärenspaltes. Eine spezifische Affinität zu einem der beiden Liquorräume fand sich nicht.

Tabelle 7 Neurologische Symptome und Hirnatrophie (Angaben in chi-quadrat-Werten; n = 36)

Symptom	rel. Häufigkeit d. Symptoms	global	Ventrikel			Rinde				Zerebellum	
			TH	V3	HUCK	IH	CYST	NSUL	WSUL	VER	LAP
PATH, OOR	59,0			6,63°		5,67°					
PMR	56,4										
Koordinationsstörungen	48,7		8,78^{+}								
Gangstörungen	46,2	7,01°				5,66°		6,04^{+}	8,31^{+}		4,88°
mangelnde Mitbewegung d. Arme	46,2										
Intentionstremor	46,2						4,84°				6,91^{+}
MER abgeschwächt	38,5										
Geruchssinn gestört	35,9	9,19^{+}							9,39^{++}		
(Tiefen-)Sensibilität abgeschwächt	28,2				7,56°						
Romberg positiv	25,6										
Gegenhalten	23,1							7,67^{+}			
Schnauzreflex	7,7		7,14^{+}			5,36°					
Freiheitsgrade*		3	3	3	3	2	2	2	2	2	2

* bemessen sich nach der Skalierung der Spaltenvariablen, da alle Zeilenvariablen dichotomisiert sind.

° : $p \leqslant .1$
\+ : $p \leqslant .05$
++ : $p \leqslant .01$
+++ : $p \leqslant .001$

Pearce (1974) vermutete, daß es sich bei der fehlenden Habituation bei senil dementen Patienten um das Wiederauftauchen eines Primitivreflexes bei diffuser Hirnschädigung handeln könnte, daß aber das gleiche Phänomen bei Parkinson-Kranken eher auf eine verstärkte Vermeidungsreaktion zurückzuführen sei. Er sah sich außerstande, für das Wiederauftauchen dieses Reflexes bei diffus Hirngeschädigten ein spezifisches Substrat zu nennen und gab der Vermutung Ausdruck, daß es sich eher um eine unspezifische Reaktion auf eine diffuse Schädigung handeln könne. In gleicher Weise äußerten sich *Ferguson* et al. (1978). Auch die Resultate der vorliegenden Untersuchung deuten in die gleiche Richtung.

Der Palmomental-Reflex, mit 56,4 % das zweithäufigste neurologische Symptom der hier untersuchten Patienten, wies zu keinem computertomographischen Parameter einen ausgeprägten Zusammenhang auf. Nach den Angaben von *Otomo* (1965), der bei über 50 % hirngesunder alter Menschen diesen Reflex beobachtete, erstaunt der aus diesen Ergebnissen zu schließende Charakter des Unspezifischen auch wenig. Bei Berücksichtigung der Befunde von *Lischewski* und *Aschoff* (1978), die diesem Reflex sowohl eine hohe diagnostische wie topographische Relevanz beimaßen, kann jedoch der hier erhobene Befund nicht als befriedigend bezeichnet werden. Es kann noch ergänzend angemerkt werden, daß auch die ausschließliche Bewertung von einseitigen Reflexantworten als pathologisch zu keinem günstigeren Ergebnis führte. Auf der Basis der hier dargestellten Befunde kann die Vermutung geäußert werden, daß es sich bei diesem Reflex um eine hochgradig unspezifische Reaktion des Gehirns auf alters- wie atrophiebedingten Neuronenverlust handelt.

Zwischen der muskulären Hypertonie (Gegenhalten) und der Zahl der kortikalen Sulci fand sich ein signifikanter Zusammenhang auf dem 5 %-Niveau. Dieser Befund steht in deutlichem Gegensatz zu dem von *Iivainen* (1975b), der eine auf dem 0,1 %-Niveau signifikante Korrelation zwischen dieser Störung und der Aufweitung der inneren Liquorräume beschrieb, jedoch keine nennenswerte Zusammenhangstendenz zur kortikalen Atrophie finden konnte. Es scheint sinnvoll, gerade angesichts der Tatsache, daß von den hier untersuchten Patienten 23,1 % dieses Symptom aufwiesen, während *Iivainen* nur in 10 % diese Störung beobachten konnte, sich einer endgültigen vergleichenden Wertung beider Befunde zu enthalten. Der Schluß darf aber erlaubt sein, daß das Gegenhalten, sofern seine Überprüfung unter definierten und reproduzierbaren Kriterien erfolgt, durchaus einen Hinweis auf das Vorliegen einer diffusen zerebralen Schädigung geben kann.

Der Schnauzreflex war mit 7,7 % das hier am seltensten vertretene Symptom. Er zeigte eine deutliche Zusammenhangstendenz sowohl mit der Weite der Temporalhörner wie mit der des Interhemisphärenspaltes. Nicht nur diffus das Cerebrum schädigende Prozesse, sondern auch speziell den Frontalpol betreffende Erkrankungen (vgl. *Paulson* und *Gottlieb* 1968; *van Tiggelen* 1983) können diesen Reflex (wieder-)auftreten lassen.

6.2.2 Koordinationsstörungen

Zwischen Minderleistungen beim KHV und FNV und der Weite der Temporalhörner ergab sich ein auf dem 5 %-Niveau statistisch signifikanter Zusammenhang. Auch *Iivainen* (1975b) fand für diese Form von Koordinationsstörungen sehr viel engere Zusammenhänge zu ventrikulären als zu kortikalen Parametern, auch in seiner Arbeit waren hier die Korrelationen zu tiefen temporalen Strukturen am engsten.

Für die Gangstörungen ergab sich in der vorliegenden Studie ein völlig anderes Zusammenhangsmuster. Sie zeigten eine Zusammenhangstendenz mit der Weite des Interhemisphärenspaltes und der Atrophie der Kleinhirnlappen und auf dem 5 %-Niveau signifikante Zusammenhänge mit Zahl und Weite der kortikalen Sulci. Über ähnliche Ergebnisse berichtete *Iivainen* (1975b), der ebenfalls enge Korrelationen zwischen Gangstörungen und kortikaler Atrophie fand. Er sah sich jedoch nicht in der Lage, Gangauffälligkeiten mit dem Zustand der Kleinhirnrinde in Zusammenhang zu bringen. Daß er einen solchen Zusammenhang aber auch zu keinem der anderen neurologischen Befunde herstellen konnte, führte er auf die schlechte Beurteilbarkeit dieser Struktur im Pneumenzephalogramm zurück.

Die Struktur der Kleinhirnrinde zeigte die statistisch bedeutsame Verknüpfung (signifikant auf dem 5 %-Niveau) mit dem Intentionstremor. Für diesen ergab sich als ein weiterer Befund lediglich eine Zusammenhangstendenz zur Weite der Inselzisterne. Von allen hier untersuchten Koordinationsstörungen erwies sich der Intentionstremor als am engsten mit dem Zustand der Kleinhirnrinde verbunden, wohingegen gestörte Zielbewegungen und Gangstörungen deutlicher mit zerebralen Atrophien verknüpft waren. Dies kann als ein Hinweis darauf gedeutet werden, daß bei den letztgenannten Störungsformen eher die Afferenzen oder Efferenzen betroffen waren, beim Intentionstremor dagegen das Koordinationszentrum im Kleinhirn selber alteriert war.

Die Standataxie (geprüft am Romberg-Stehversuch) zeigte ebensowenig wie die mangelnde Mitbewegung der Arme eine Zusammenhangstendenz mit zerebralen oder zerebellären Parametern. *Iivainen* kam beim Romberg-Versuch zum gleichen Ergebnis, die Mitbewegung der Arme war von ihm nicht geprüft worden. Das Fehlen deutlicher Zusammenhänge zwischen diesen beiden Formen von Koordinationsstörungen mit zerebralen oder zerebellären Befunden kann vielleicht dadurch erklärt werden, daß beide als besonders anfällig für psychische Überlagerungen gelten.

6.2.3 Andere neurologische Befunde

Zwischen der Abschwächung der Muskeleigenreflexe, einem Symptom, das in 38,5 % der hier untersuchten Patienten zu finden war, und den computertomographischen Befunden fand sich keine statistisch nachweisbare Verknüpfung. Die Verteilung über alle Atrophiegrade aller geprüften Parameter war nahezu homogen. Diese Befunde erlauben wohl nur den einen Schluß, daß es sich bei diesem Symptom um ein weitgehend unspezifisches Phänomen handelt, das weder diagnostisch noch topographisch in irgendeiner Weise hinweisgebend ist.

Störungen im Bereich des Geruchssinnes zeigten auf dem 1 %-Niveau signifikante Zusammenhänge mit kortikaler Atrophie (Weite der Sulci), eine Verknüpfung mit der Schädigung frontaler Strukturen fand sich nicht. Ein Zusammenhang mit dem Alter der Untersuchten war nicht auszumachen, so daß es sich um einen Effekt handeln könnte, der unmittelbar auf die zerebrale Grunderkrankung zu beziehen ist. Dieser Schluß wird unterstützt von Untersuchungen von *Warner* et al. (1986) und *Serby* (1986), die bei Demenzen vom Alzheimer-Typ spezifische olfaktorische Funktionsstörungen beschrieben und sie auf Defizite in der cholinergen Neurotransmission bezogen. Versuche, bei gesunden Kontrollpersonen Geruchsstörungen durch die Blockade cholinerger Systeme mittels Skopolamin zu provozieren, sind jedoch bisher erfolglos geblieben (*Serby* 1986). *Knupfer* und *Spiegel* (1986) stellten ebenfalls Befunde vor, die olfaktorische Störungen als spezifisches Symptom im Rahmen der Alzheimer-Demenz erscheinen lassen. Sie warfen bei der Diskussion ihrer Ergebnisse allerdings die kritische Frage auf, ob nicht mnestische (Erinnerung an Gerüche) oder sprachliche Defizite (Benennung von Gerüchen) eine spezifische olfaktorische Störung nur vorgetäuscht haben könnten.

Auch wenn die angeschnittene Frage zur Zeit nicht abschließend beantwortet werden kann, sollte diese Diskussion zumindest die Aufmerksamkeit auf eine Symptomatik von hoher praktischer Bedeutung lenken. Nicht nur, daß die unzureichende Wahrnehmung und Identifizierung toxischer Substanzen eine erhebliche potentielle Gefährdung für den Patienten und seine Umgebung mit sich bringen kann, darüber hinaus mag auch eine gestörte Geruchs- und Geschmackswahrnehmung ungünstige diätetische Konsequenzen haben und zur Fehlernährung führen. Schließlich darf auch nicht übersehen werden, daß die Intaktheit dieser Funktionen ein wesentliches Moment der Lebensqualität auch der älteren Menschen bedeutet.

Die Störung des Vibrationssinnes zeigte deutliche Zusammenhangstendenzen mit der Huckman-Zahl. *Iivainen* (1975b) kam zu ganz ähnlichen Ergebnissen. Er fand eine auf dem 1 %-Niveau signifikante Korrelation dieses Symptoms mit Aufweitungen der Ventrikel. Diese recht übereinstimmenden Befunde legen den Schluß nahe, daß die ventrikelnah gelegenen Anteile der für diese Funktion wichtigen Strukturen erheblich vulnerabler gegenüber atrophischen Schädigungen sind, als der sensible Kortex selbst.

6.3 Der Face-Hand-Test

Der Face-Hand-Test (FHT) wurde aus der neurologischen Sensibilitätsprüfung abgeleitet (*Bender* et al. 1951). Viele Autoren rechnen ihn derzeit allerdings eher den psychometrischen Testverfahren zu, vorwiegend aufgrund der Tatsache, daß er in standardisierter Form (*Green* und *Fink* 1954) vorliegt und seine Diskriminationsfähigkeit im Vergleich zu weitaus komplexeren psychologischen Testverfahren erwiesen ist (*Irving* et al. 1970).

Im Rahmen der vorliegenden Untersuchung wurde der FHT als Teil der neurologischen Befunderhebung durchgeführt. Der Patient wurde gebeten, seine Hände auf den Tisch zu legen und die Augen zu schließen. Der Test setzte sich aus zehn einzelnen Versuchen zusammen, die darin bestanden, den Patienten gleichzeitig an Wange und/oder Handrücken durch Fingerdruck zu reizen. Im Anschluß an jeden einzelnen Versuch wurde der Patient gefragt, wo der Untersucher ihn berührt habe. Es wurde versucht, die einzelnen Versuche hinsichtlich der Stärke der Reizung und der Gleichzeitigkeit der Reizapplikation möglichst gleichzuhalten (vgl. *Belmont* et al. 1968).

Die Abfolge der einzelnen Versuche war folgendermaßen festgelegt:

1. rechte Wange – linke Hand
2. linke Wange – rechte Hand
3. rechte Wange – rechte Hand
4. linke Wange – linke Hand
5. rechte Wange – linke Wange
6. rechte Hand – linke Hand
7. rechte Wange – linke Hand

8. linke Wange – rechte Hand
9. rechte Wange – rechte Hand
10. linke Wange – linke Hand.

Die letzten vier Versuche sind Wiederholungen der ersten vier, die 5. und 6. Aufgabe wurde jeweils nur einmal gestellt. Wenn der Patient bei den ersten beiden Versuchen jeweils nur einen Reizort angab, wurde er gefragt: „Wurden Sie noch an einer anderen Stelle berührt? “. Ab Versuch 3 wurden die Antworten ohne weitere Nachfragen akzeptiert.

Bei der Beurteilung des Testergebnisses wurden zwei Kategorien möglicher Fehler berücksichtigt:

1. Auslöschung eines Reizes (Extinction):
   Der Patient gab nur einen Reizort an, diesen allerdings korrekt.
2. Fehllokalisation eines Reizortes (Displacement):
   Der Patient lokalisierte einen Reiz falsch; unmaßgeblich war es für die Zuordnung in diese Fehlerkategorie, ob der zweite Reizort ebenfalls falsch oder aber richtig angegeben wurde.

Für beide Fehlerkategorien wurde jeweils ein Summenscore gebildet.

Die Häufigkeitsverteilungen, die Mittel- bzw. Medianwerte sowie die Standardabweichungen der beiden Fehlerkategorien sind den Tab. 8a und 8b zu entnehmen.

Tabelle 8a FHT-Extinction

Fehlerzahl	n	%
0	6	15,4
1	10	25,6
2	7	17,9
3	2	5,1
4	2	5,1
5	4	10,3
6	3	7,7
8	5	12,8

$\bar{x}$: 2.97
median : 1.93
SD: 2.70

Tabelle 8b FHT-Displacement

Fehlerzahl	n	%
0	27	69,2
1	2	5,1
2	3	7,7
3	5	12,8
4	2	5,1

$\bar{x}$: 0.6
median: 0.2
SD : 1.16

Tabelle 8c

	HOPS	CT	IQ
FHT Extinction	+++ +.53	+ +.27	––– –.58
FHT Displacement	+++ +.59	+ +.36	––– –.57

Hervorzuheben ist, daß 69,2 % der Patienten keine Fehllokalisation des Reizortes zeigten, hingegen nur bei 15,4 % keinerlei Reizauslöschung zu beobachten war. Trotz dieser so unterschiedlichen Häufigkeiten der einzelnen Fehlerkategorien erbrachte eine Zusammenhangsanalyse eine statistisch bedeutsame Verknüpfung zwischen ihnen (r = +.43; 1 %-Niveau der Signifikanz). Dies deutet darauf hin, daß den in den jeweiligen Fehlerkategorien sich ausdrückenden Minderleistungen eine gleiche Ursache zugrundeliegen könnte. Eine gleiche Tendenz läßt sich aus den in Tab. 8c dargestellten Zusammenhangsanalysen ablesen.

Beide Fehlerkategorien korrelierten positiv auf dem 1 %-Niveau mit der globalen Einschätzung des hirnorganischen Psychosyndroms, mit der globalen computertomographischen Einschätzung der Hirnatrophie ebenfalls positiv auf dem 5 %-Niveau und mit dem mittels des HAWIE bestimmten IQ negativ auf dem 0,1 %-Niveau.

Eine Überprüfung beider Fehlerkategorien auf Zusammenhänge mit den Verlaufsparametern erbrachte keine positiven Ergebnisse. Weder das aktuelle Alter der Patienten, das Alter bei Beginn der Erkrankung noch die Dauer der Erkrankung wiesen signifikante Korrelationen mit der Reizlöschung oder Fehllokalisation eines Reizortes auf. Bei der Frage der hirnlokalisatorischen Zuordnung der bei diesem Test geforderten Leistung ergab sich der interessante Befund, daß nur die Weite der in der obersten Schicht sichtbaren Sulci (WSUL) mit der Fehlerkategorie „Extinction" statistisch bedeutsam verknüpft war (r = +.32; 5 %-Niveau der Signifikanz). Die Kategorie „Displacement" erwies sich als völlig unabhängig von den überprüften ventrikulären Parametern, zu den Indikatoren der Rindenatrophie zeigte sie nur bezüglich der Zahl und Weite der Sulci engere Beziehungen, die jedoch beide knapp statistische Signifikanz verfehlten.

Bei der Standardisierung dieses Tests hatten *Green* und *Fink* (1954) Patienten mit diffusen Hirnschädigungen ebenso wie solche mit Schizophrenien, Angstsyndromen und endogenen Depressionen untersucht. Auch stand ihnen eine altersgematchte Kontrollgruppe von psychopathologisch unauffälligen Probanden zur Verfügung. Die wenigen Fehler der gesunden Versuchspersonen beschränkten sich im wesentlichen auf die Versuche 1 bis 5 und bestanden ausschließlich in einer einmaligen Reizauslöschung. Identische Ergebnisse fanden sich bei den Patienten mit funktionellen psychiatrischen Erkrankungen. Im Gegensatz dazu fanden sich bei 90 % der hirnorganisch kranken Patienten Fehler beider Kategorien, wobei die Autoren besonders betonten, daß Fehler in den letzten 5 Versuchen das Vorliegen einer hirnorganischen Erkrankung wahrscheinlich machten. *Belmont* et al. (1968) stellten sich die Frage, ob der Einfluß des Alters der Versuchspersonen auf das Testergebnis eindeutig von Typ und Häufigkeit der Minderleistung aufgrund von zerebralen Schädigungen unterschieden werden kann. Sie untersuchten je eine Gruppe von hirngesunden Probanden und Apoplektikern (Durchschnittsalter 67 bzw. 65 Jahre). Es stellte sich heraus, daß die Gruppe der gesunden Versuchspersonen deutlich weniger Fehler machte und diese zudem ausschließlich in einer einzelnen Reizauslöschung bei den ersten vier Versuchen bestanden. Die Fehler der Hirngeschädigten dagegen waren weitaus häufiger, streuten über sämtliche 10 Versuche und bestanden zudem oft in einer Fehllokalisation des Reizortes. Zu ganz ähnlichen Ergebnissen wie die eben zitierten Autoren kamen *Brink* et al. (1978) und *Basavaraju* et al. (1981), die Patienten mit senilen Demenzen mit altersgematchten Kontrollgruppen verglichen. Während diese Autoren sich aufgrund ihrer Untersuchungen übereinstimmend dafür aussprachen, daß der FHT als ein sensibles Instrument zur Aufdeckung hirnorganischer Schädigungen zu gelten habe, lenkte *Mishara* (1979) die Aufmerksamkeit auf einen bis zu diesem Augenblick wenig beachteten Aspekt. Er untersuchte eine Gruppe von hospitalisierten gerontopsychiatrischen Patienten (Durchschnittsalter 70 Jahre) mit dem FHT, teilte diese dann und führte eine Untergruppe einem komplexen psychosozialen Therapieprogramm zu, während er die andere Untergruppe nicht behandelte. Nach 9 Monaten verglich er die FHT-Leistungen beider Untergruppen und kam zu dem Ergebnis, daß sich psychosoziale Aktivierung eindeutig fördernd auf die Leistungen im FHT ausgewirkt hatte. In einem weiteren Schritt verglich er die FHT-Scores mit Leistungen in Prüfungen der sozialen Kompetenz und psychologischen Tests. Hierbei zeigte der FHT enge Zusammenhänge mit Untertests des HAWIE („Gemeinsamkeiten finden", „Zahlen-Symbol-Test") und dem Trail-Making-Test, nicht jedoch mit dem Grad der sozialen Kompetenz.

Belmont et al. (1968) vermuteten, daß die Minderleistung im FHT vorwiegend auf der Unfähigkeit beruhe, multiple Reize zu integrieren, und nicht so sehr auf der Schwierigkeit, sie einzeln wahrzunehmen. *Birch* et al. (1967) definierten als einen der zugrundeliegenden Prozesse eine verzögerte Reizleitung auf der Ebene integrierender neuronaler Systeme (z. B. Assoziationsfasern). Nach den Befunden von *Mishara* (1979), aber auch aufgrund der Ergebnisse der vorliegenden Arbeit kann die Vermutung ausgesprochen werden, daß die Ergebnisse im FHT nicht nur auf einen zerebralen Substratdefekt hinweisen, sondern daß sie auch funktionelle Parameter reflektieren. Andernfalls wären solche eklatanten Verbesserungen, wie sie *Mishara* beschreibt, kaum erklärlich. Auch die hochsignifikanten Verknüpfungen mit psychopathologischen Parametern scheinen den FHT als ein sensibles Instrument zur Messung des psychischen Funktionszustandes auszuweisen (vgl. *Gutzmann* und *Avdaloff* 1980). Darüber hinaus weist die dargestellte Beziehung zwischen der morphologischen Struktur des Gehirns im hochparietalen Bereich und der Fähigkeit, simultane taktile Reize zu diskriminieren, auch eine hohe hirnfunktionelle Plausibilität auf.

7 Elektroenzophalographie

7.1 Das EEG im Alter

Die mittels des EEG zu registrierende bioelektrische Aktivität des Gehirns ist zunächst abhängig von dessen Reifungsgrad. Es zeigt von Geburt bis zur Adoleszenz eine sich ständig ändernde Form, wobei sich Entwicklungsperioden mit Dominanz bestimmter Frequenzbänder unterscheiden lassen. Vom Zeitpunkt der Geburt an werden die Rhythmen allmählich schneller, regelmäßiger und stabiler, bis sie gegen das 20. Lebensjahr eine relative Konstanz erreicht haben. Zwar weist auch noch das normale EEG des Erwachsenen im Wachzustand eine erhebliche interindividuelle Variationsbreite auf, trotzdem lassen sich einige charakteristische Typen der Grundaktivität unterscheiden. Hat sich nach Abschluß der Reifung bei einem Individuum eine bestimmt geartete hirnelektrische Organisation herausgebildet, so wird diese während der mittleren Lebensphase mit hoher Zuverlässigkeit aufrechterhalten.

Als häufigste Organisationsform unter Ruhebedingungen gilt das Alpha-EEG. Es ist gekennzeichnet durch über allen Hirnregionen dominierende Alpha-Wellen, die ihr Ausprägungsmaximum über den parieto-okzipitalen Hirnarealen haben. Als „Normvariante" bei etwa 8 % der Bevölkerung, die Angaben variieren zwischen 0,5 und 15 %, findet sich das Beta-EEG, bei dem die Beta-Wellen, ohne wesentliche Aplitudenunterschiede über den einzelnen Hirnregionen zu zeigen, als Grundrhythmus imponieren.

Seltenere „Normvarianten" sind das flache EEG und der okzipitale 4–5/Sekunden-Grundrhythmus (vgl. *Christian* 1968).

Während das EEG in den mittleren Lebensphasen eine weitgehende intraindividuelle Stabilität aufweist, treten mit dem 5. und 6. Lebensjahrzehnt qualifizierbare und quantifizierbare Alternsveränderungen in Erscheinung (*Kanowski* 1971). Dabei imponiert vor allem eine Verschiebung des Frequenzspektrums, d. h. eine Verlangsamung der Alpha-Frequenz (*Obrist* 1954). Damit verbunden ist häufig eine Diskontinuität und Spannungsreduktion der Alpha-Wellen sowie eine Anteriorisierung des Alpha-Ausprägungsmaximums (vgl. *Christian* 1984). Später stellt sich dann häufig wohl eine zweite Phase relativer Stabilität ein, wie Untersuchungen an hirngesunden 100jährigen Probanden zeigten. *Hubbard* et al. (1976) konnten an einer entsprechenden Probandengruppe nachweisen, daß zwischen dem 80. und 100. Lebensjahr keine weitere Alpha-Verlangsamung mehr auftrat.

Zur Verlangsamung in der sechsten und siebenten Lebensdekade gesellt sich eine Häufigkeitszunahme langsamer Wellen, vorwiegend aus dem Theta-Band. Theta-Wellen treten im Temporalbereich akzentuiert auf, werden auch häufiger durch Gruppen monomorpher Delta-Rhythmen unterbrochen („abnorme Rhythmisierungen").

Eine weitere im Alter, vielleicht aufgrund unspezifischer pathologischer Veränderungen, häufige Veränderung betrifft den Beta-Rhythmus, der besonders bei Frauen zu finden ist (*Mundy-Castle* et al. 1954). Während er im Alter von 15 Jahren nach *Gibbs* und *Gibbs* (1971) nur in 3 % angetroffen wird, nimmt er mit zunehmendem Alter deutlich an Häufigkeit zu. So findet man ihn im 30. Lebensjahr schon in 12 %, zwischen dem 40. und 50. Lebensjahr in 17 % und jenseits des 60. Lebensjahres in 20 % aller Fälle (nach *Neundörfer* 1975). Nach dem 75. Lebensjahr wird der Beta-Zuwachs deutlich geringer und nimmt danach wieder ab, bis schließlich die Beta-Aktivität zugunsten der beschriebenen Alpha-Verlangsamung häufig gänzlich schwindet (*Christian* 1984). Es wird die These diskutiert, daß bei älteren Probandengruppen die Beta-Aktivierung als Ausdruck gegenregulatorischer Prozesse zu verstehen sei und häufig mit einer größeren Fähigkeit zu sozialer Adaptation und erhöhtem Lernvermögen einhergehe (*Bente,* persönl. Mitt.).

Auf zwei weitere hirnelektrische Spezifika des alternden Menschen soll im folgenden kurz eingegangen werden: Organisation und Ablauf subklinischer Vigilanzschwankungen und Frequenz und Topik von Herdstörungen.

Nach der von *Loomis* et al. 1937 gegebenen und von *Bente* (1964) weiter differenzierten Einteilung der Vigilanzstadien ist das dem entspannten Wachen (relaxed wakefulness) entsprechende Stadium A gekennzeichnet durch eine Verlangsamung des okzipitalen Alpha-Rhythmus bei gleichzeitiger Rhythmisierung und Anteriorisierung. Das B-Stadium zeichnet sich dagegen durch einen von okzipital nach frontal fortschreitenden Alpha-Zerfall und eine Spannungsreduktion aus. Bei weiterem Absinken des Vigilanzniveaus werden dann die Schlafstadien C, D und E erreicht. Im Zusammenhang der Alternsveränderungen des EEG erscheint der Hinweis wichtig, daß das subvigile Stadium A auch topisch gekennzeichnet ist und zwar durch eine Alpha-Anteriorisierung. Von den meisten Untersuchern wird lediglich die Alpha-Verlangsamung als ein Charakteristikum des Alters-EEGs angesehen (*Matejcek* 1981). Es könnte durchaus sein, daß diese Alpha-Verlangsamung in vielen Fällen Ausdruck eines auf das Stadium A reduzierten Vigilanzniveaus ist. Reine EEG-Frequenzanalysen vernachlässigen in vielen Fällen Aspekte der zeitlichen und topischen Relationen, die zur Erfassung der Vigilanzstadien und ihrer Dynamik notwendig wären. Nur wenige Untersuchungen haben sich bisher diesem spezifisch dynamischen Aspekt gewidmet. *Girke* und *Kanowski* (1972) haben bei gerontopsychiatrischen Patienten in etwa 70 % der untersuchten Fälle deutliche Phasen von Vigilanzschwankungen im Wach-EEG gefunden. Diese Zahl liegt etwa fünffach höher als die 15,7 % deutlicher Vigilanzschwankungen, die *Bente* (1964) bei einem gemischt neuropsychiatrischen poliklinischen Krankengut beschrieben hatte. Als für diesen doch erheblichen Unterschied ursächliche Erklärung bietet sich neben der diagnosenorientierten Patientenselektion die Altersverteilung beider Gruppen an.

Über die oben beschriebenen Veränderungen des EEGs hinaus findet man bei älteren Patienten häufig Herdbefunde, ohne daß jeweils eine neurologische Symptomatik zugeordnet werden kann. Diese Herde finden sich in ihrer überwiegenden Mehrzahl in der linken Fronto-Temporal-Region. *Helmchen* et al. (1967) diskutierten für diese Befunde eine Reihe von möglichen Erklärungen und favorisierten schließlich eine vaskuläre Ätiologie (vgl. *Bruens* et al. 1960; *Müller* und *Schwartz* 1978). Die Befunde von *Torres* et al. (1983) konnten diese Hypothese nicht bestätigen. Die Autoren verglichen 84 geriatrische Patienten, die sich nach einem apoplektischen Insult wieder stabilisiert hatten, mit 98 altersparallelisierten Kontrollpersonen. Sie fanden zwar erwartungsgemäß in der Patientengruppe den Anteil von bilateral-diffuser langsamer Aktivität gegenüber den Gesunden deutlich erhöht, überraschend war dagegen, daß linksseitige fronto-temporale Theta-Herde bei den Kontrollpersonen signifikant häufiger waren. Wenn also bei den Patienten aufgrund ihrer eindeutigen vaskulären Erkrankung eine schlechtere Durchblutungssituation angenommen werden kann, spiegelt sich diese eher in der bilateral-diffusen Verlangsamung als in den beschriebenen Herdstörungen. *Ulrich* (1986) sah unter Berücksichtigung dieser Befunde diese „Foci" eher als lokale Manifestationen einer globalen Funktionsstörung an, die leichtergradig und klinisch inapparent anzunehmen sei. Ihre Topik bezog er auf die funktionelle Ungleichgewichtigkeit der beiden Hirnhälften hinsichtlich der Vigilanzreduktion.

7.2 EEG-Veränderungen bei dementiellen Prozessen

Von *Berger* (nach *Kanowski* 1971) wurden schon in der Frühzeit der Elektroenzephalographie Beobachtungen über diffuse EEG-Verlangsamungen bei Patienten mit seniler Demenz mitgeteilt. *McAdam* und *Robinson* fanden 1956 bei 50 Patienten mit generalisierten Abbauerscheinungen, die unter recht strengen Kriterien selegiert worden waren, Rangkorrelationen zwischen dem Anteil langsamer Wellen im EEG und dem Grad des intellektuellen Defizits. *Silverman* et al. (1955) beobachteten bei 40 Patienten jenseits des 60. Lebensjahres Zusammenhänge zwischen sozio-ökonomischem Status und EEG-Veränderungen. Je niedriger der Grad sozialer Integration und Funktionsfähigkeit war, desto häufiger fanden sich hirnelektrische Auffälligkeiten.

Eine große Zahl von Untersuchern hat sich in der Zwischenzeit der Frage nach Zusammenhängen zwischen pathomorph veränderten Elektroenzephalogrammen und psychopathologischen Auffälligkeiten bei älteren Patienten zugewandt (vgl. *Kanowski* 1971; *Bente* 1982). Ein wesentliches Problem bei der Bewertung dieser Studien stellt häufig die diagnostisch heterogene Zusammensetzung der untersuchten Patientengruppen dar. Zudem wurde die Skalierung der jeweiligen intellektuellen Defizite häufig zu grob und kaum reliabel vorgenommen. Eine Quantifizierung psychopathologischer Auffälligkeiten, wie sie etwa mit dem AGP-System inzwischen möglich ist, wird weitgehend vermißt. Trotz dieser Einschränkungen sollen einige Ergebnisse solcher Arbeiten kurz vorgestellt werden. *Luce* und *Rothschildt* (1953), *Mundy-Castle* et al. (1954) und *Frey* und *Sjögren* (1959) beschrieben eine deutliche positive Korrelation zwischen diffusen EEG-Veränderungen und dementiellen Bildern. Einige Autoren, so etwa *Obrist* (1978) und *Soininen* et al. (1982a) fanden stärkere Zusammenhänge zwischen EEG und psychopathologischen Befunden, wenn sie atrophisierende und vaskuläre Demenzformen getrennt untersuchten. *Luce* und *Rothschildt* (1953) brachten Störungen des Sprachvollzugs, der Orientierung und der Mnestik in engen Zusammenhang mit EEG-Veränderungen. Im Bereich psychomotorischer, affektiver und produktiv-psychotischer Symptome fanden sie hingegen keine Korrelationen. *Short* et al. (1968) dagegen berichteten über enge Zusammenhänge zwischen EEG-Veränderungen und Störungen des Affekts und der intellektuellen Leistung.

Eine Reihe von Autoren haben sich den Zusammenhängen zwischen den Ergebnissen psychometrischer Testverfahren und EEG-Veränderungen im Alter zugewandt. *Obrist* et al. (1962) fanden bei psychisch unauffälligen ambulanten Probanden keine Zusammenhänge zwischen EEG und Intelligenzquotient. Bei Hospitalpatienten und Altenheimbewohnern hingegen beobachteten sie eine Zusammenhangstendenz zwischen diffuser EEG-Verlangsamung und niedrigen Intelligenzquotienten. Besonders der Handlungsteil des HAWIE ergab hier enge Korrelationen, der Verbalteil hingegen nicht. Berücksichtigt wurde allerdings nur das Frequenzverhalten einer Spur, so daß die entscheidenden topographischen und dynamischen Beziehungen außer Betracht blieben. Zur Frage der Differentialdiagnose zwischen atrophisierenden und vaskulären Demenzen gaben *Gordon* und *Sim* (1967) eine Literaturübersicht und verknüpften diese mit einer Serie eigener Patienten. Sie faßten die Ergebnisse dahingehend zusammen, daß diffuse EEG-Verlangsamungen ohne Herdbefunde und zusätzlich ein weitgehendes Fehlen des Alpha-Rhythmus die meisten präsenilen Demenzen, besonders die vom Alzheimer-Typ, charakterisieren. Zusätzlich hielten sie fest, daß das Ausmaß zerebraler Atrophie, wie es mittels Pneumenzephalogramm festgestellt worden war, in recht engem Zusammenhang mit dem Schweregrad der EEG-Veränderungen stand. *Constantinidis* et al. (1969) verglichen 32 Fälle zerebrovaskulärer Erkrankungen mit 40 Fällen von Morbus Alzheimer und 25 Fällen von gemischt atrophisierend-vaskulärer Demenz. Auch sie stellten bei den Alzheimer-Patienten ein weitgehendes Fehlen des Alpha-Rhythmus fest, wohingegen sie bei den zerebrovaskulären Demenzen in der Regel einen recht gut ausgeprägten, allerdings verlangsamten Alpha-Rhythmus beschrieben. Bei dem letztgenannten Typ der Demenz stellten sie zusätzlich ein häufiges Auftreten fokaler Störungen fest. In gleicher Weise äußerten sich auch *Müller* und *Schwartz* (1978) und *Soininen* et al. (1982 a).

In den letzten Jahren hat neben der Registrierung der Spontanaktivität neuronaler Strukturen die Erfassung spezifischer Antworten auf Sinnesreize zunehmend an Bedeutung gewonnen. Diese evozierten Potentiale (EP) werden normalerweise von der Spontanaktivität des EEG verdeckt und lassen sich nur durch Summation einer großen Zahl einzelner Reizantworten aus der Hintergrundaktivität hervorheben. Neben visuell evozierten Potentialen (VEP) lassen sich auch somatosensorisch (SEP) und akustisch evozierte Potentiale (AEP) ableiten. Bei der Beurteilung werden vor allem die zeitlichen Abstände (Latenzen) der einzelnen Komponenten vom Reiz, die Amplituden und der Formenverlauf der Kurve herangezogen. Zwei Anteile der Reizantworten sind zu unterscheiden: Bei den frühen Komponenten handelt es sich um unmittelbar stimulusabhängige Potentiale der Erregungsfortleitung in die primären sensorischen Projektionsgebiete; die nach ca. 150 ms einsetzenden späten Anteile, meist aus mehreren negativen (N) und positiven (P) Komponenten zusammengesetzt, spiegeln dagegen eher kognitive Verarbeitungsprozesse wider. Die späten EP verändern sich mit zunehmendem Alter, wobei weniger hirnstrukturelle Involutionsprozesse als vielmehr sich verändernde neurophysiologische Parameter (Habituation, Variabilität, Niveau und Dynamik der hirnelektrischen Organisation) und psychologische Variablen (z. B. Motivation) als Ursache diskutiert werden (*Hegerl* et al. 1985). Trotz dieser methodischen Probleme sind die späten EP als ein wertvolles Instrument anzusehen, das es erlaubt, Korrelate geistiger Prozesse abzubilden. Bei der Diagnostik von Demenzprozessen wurde von den späten EP bisher vorwiegend die P 300-Komponente herangezogen. *Goodin* et al. (1978) fanden bei einer diagnostisch heterogenen Gruppe von Dementen eine deutliche Verlängerung der P 300-Latenz, unabhängig von der Diagnose. Nicht immer konnte dieses Ergebnis später repliziert werden (vgl. *Pfefferbaum* et al. 1982). Andere Autoren sprachen sich auch für differierende Beurteilungsparameter aus, etwa für die Verlängerung der relativen Refraktärzeit (*Gerhard* et al. 1982). Die Möglichkeiten dieses Verfahrens sind derzeit sicher noch nicht voll zu überschauen, allerdings gibt es Hinweise auf seine differentialdiagnostische Wertigkeit bei der Unterscheidung von vaskulären und primär degenerativen Demenzen (*Quadbeck* und *Broseanu* 1984).

Zum Abschluß dieser Übersicht sei noch auf einige Studien hingewiesen, deren spezielle Fragestellungen wichtige Parallelen zu den in der vorliegenden Arbeit angesprochenen Problemen aufweisen. *Stefoski* et al. (1976) untersuchten 35 ältere Patienten mit klinischen Zeichen einer Demenz. Die Autoren konnten keine Korrelationen zwischen dem Vorhandensein oder dem Schweregrad diffuser EEG-Verlangsamungen und dem Grad computertomographisch festgestellter zerebraler Atrophie finden. Sie führten dieses Ergebnis darauf zurück, daß diese EEG-Veränderungen bei Patienten mit Demenz eher auf funktionell-dynamische Störungen zurückzuführen sind als auf strukturelle und computertomographisch verifizierbare Substratdefekte. Auch *Roberts* et al. (1978) konnten bei der Untersuchung von 81 Demenz-Patienten zwischen computertomographisch bestimmter Ventrikelaufweitung und Verlangsamung des EEG-Grundrhythmus keine statistisch bedeutsame Verknüpfung ausmachen. Im Gegensatz zu diesen beiden Autorengruppen fanden *Kaszniak* et al. (1979) in ihrer Gruppe von 78 hospitalisierten Patienten mit einem chronisch psychoorganischen Syndrom eine auf dem 5 %-Niveau signifikante Korrelation zwischen einem computertomographisch bestimmten Atrophie-Index und einer diffussen EEG-Verlangsamung. Auch *Drayer* et al. (1985) beschrieben gleichermaßen signifikante Zusammenhänge zwischen mittels linearer Messungen ermittelter Aufweitung der Seitenventrikel und einer EEG-Verlangsamung bei 60 Alzheimer-Patienten (mittleres Alter: 60,7 Jahre). Die in beiden Arbeiten sehr unterschiedliche und weitgehend unabhängige Verknüpfung von CT- und EEG-Meßgrößen mit den Ergebnissen einer Reihe psychologischer Leistungstests läßt jedoch vermuten, wie von *Kaszniak* et al. bezüglich der eigenen Befunde bereits kritisch angemerkt, daß EEG-Verlangsamung und zerebrale Atrophie wohl vielleicht doch, trotz der geschilderten statistisch bedeutsamen Verknüpfung miteinander, weitgehend unabhängig voneinander ablaufende pathologische Prozesse repräsentieren.

Keine der angeführten Arbeiten konnte also bei kritischer Betrachtung eine befriedigend abgesicherte Verknüpfung zwischen CT- und EEG-Befunden belegen.

7.3 Eigene Befunde

7.3.1 Beschreibung der Stichprobe

19 Patienten (50 %) wiesen ein Alpha-EEG auf, 7 Patienten (18,4 %) zeigten ein Beta-EEG, weitere 7 Patienten ein frequenzlabiles und 3 Patienten (7,9 %) ein unregelmäßiges EEG. Bei der Frage nach einer möglichen Geschlechtsspezifität der Grundaktivität konnte eine Tendenz zu schnelleren Frequenzen bei den weiblichen Patienten gefunden werden, eine signifikante Verknüpfung ergab sich jedoch nicht. 23 Patienten (60,5 %) zeigte keine Herdstörungen. Bei 13 Patienten (34,2 %) fand sich ein Herd im linken Temporo-Parietal-Bereich, bei einem (2,6 %) im linken Okzipital-Bereich und bei einem weiteren im rechten Temporo-Parietal-Bereich. Eine Geschlechtsspezifität dieser Störungen konnte nicht gesichert werden.

Krampfpotentiale wurden bei keinem der Untersuchten gefunden.

12 Patienten (31,6 %) wiesen deutliche Zeichen von Vigilanzstörungen im EEG auf. Davon zeigten 3 Patienten (7,9 %) subvigile Schwankungen, die das Stadium C erreichten. 9 Patienten (23,7 %) erreichten nur das A/B-Stadium. In keinem Fall wurde ein Schlafstadium D beobachtet.

7.3.2 Zusammenhangsanalyse und Diskussion

7.3.2.1 Grundaktivität

Bei den 26 Patienten mit weitgehend stabilem Grundrhythmus (Alpha- oder Beta-EEG) wurde versucht, Zusammenhänge zwischen Frequenz und Verlaufsparametern zu sichern. Eine auf dem 1 %-Niveau signifikante negative Korrelation ergab sich hierbei zu der Dauer der Erkrankung ($r = -.38$). Ein Zusammenhang mit dem Alter bei Beginn der Erkrankung oder mit dem aktuellen Alter ergab sich nicht. Die Zusammenhänge zwischen dem Vorhandensein und der Ausprägung psychopathologischer Auffälligkeiten und der Frequenz erwiesen sich als nicht signifikant.

Ein signifikanter Zusammenhang mit anderen EEG-Parametern fand sich nicht, ebensowenig fanden sich statistisch bedeutsame Beziehungen zu den morphologischen Meßgrößen.

Zusammenfassend läßt sich sagen, daß sich deutliche Zusammenhänge zwischen dem Geschlecht der Patienten und der Dauer der Erkrankung einerseits und der EEG-Grundaktivität andererseits finden ließen. Differenziertere Analysen der Beziehungen zwischen Frequenzspektren und klinischer Symptomatik sind naturgemäß Studien vorbehalten, die sich speziellerer Auswertungsverfahren bedienen und sich nicht allein auf eine klinische Routinebefundung stützen.

7.3.2.2 Herdstörungen

Wie *Helmchen, Kanowski* und *Künkel* (1967) betonten, werden linksseitige Herde mit dem Lebensalter häufiger, rechtsseitige dementsprechend seltener. Auch in der vorliegenden Arbeit fand sich in diesem Punkt ein deutlicher Zusammenhang. Alter und linksseitiger Herdbefund korrelierten positiv auf dem 1 %-Niveau ($r = +.38$). Der einzige rechtsseitige Herdbefund wurde bei einem 56jährigen Patienten erhoben.

Zwischen Herdbefunden und psychopathologischen sowie morphologischen Auffälligkeiten ergaben sich keine signifikanten Zusammenhänge.

7.3.2.3 Vigilanzstörungen

Ein auf dem 5 %-Niveau signifikanter Zusammenhang fand sich zwischen dem Geschlecht der Patienten und dem Vorhandensein von Störungen der Vigilanzregulation. Während sich in der vorliegenden Arbeit allerdings die männlichen Patienten gegenüber Vigilanzstörungen als erheblich empfänglicher erwiesen als die weiblichen, hatten *Girke* und *Kanowski* (1972) bei ihrem Gesamtsample von 11 Poliklinik- und 12 Hospitalpatienten ein Überwiegen dieser Störungen beim weiblichen Geschlecht gefunden. Nur bei der gesonderten Untersuchung der ambulanten Patienten konnten sie ein umgekehrtes Verhältnis ausmachen, das dem in der vorliegenden Arbeit erhobenen Befund in der Tendenz – nicht jedoch in der Prägnanz – vergleichbar ist. An dieser Stelle wird erneut deutlich, welche Bedeutung der Homogenität des untersuchten Samples zukommt. Ein Alterseinfluß auf das Vorhandensein oder die Ausprägung von Vigilanzstörungen ließ sich in der vorliegenden Arbeit nicht belegen, ein Ergebnis, daß sich mit den von *Girke* und *Kanowski* erhobenen Befunden deckt.

Bei der Frage nach dem Zusammenhang mit dem Grad der psychopathologischen Auffälligkeit fand sich eine Tendenz zu stärkeren Vigilanzschwankungen bei schwerer gestörten Patienten. Zwei der 3 Patienten, die das Stadium C erreichten, litten unter einem schweren hirnorganischen Psychosyndrom, bei dem dritten war es mittelgradig ausgeprägt. Die Schwankungen im Bereich der Stadien A und B waren hingegen nahezu gleichmäßig über alle Grade des hirnorganischen Psychosyndroms verteilt. Vigilanzstörungen und externe wie interne Hirnatrophie wiesen keinerlei Zusammenhangstendenzen auf.

Mit einigen Merkmalen der Bereiche Mnestik, Orientierung und Affektstörungen fanden sich leichte Zusammenhangstendenzen im Sinne von stärkeren psychopathologischen Auffälligkeiten bei stärkeren Vigilanzschwankungen. Ein auch nur annähernd signifikantes Niveau wurde jedoch in keinem Fall erreicht.

Zusammenfassend ist festzuhalten, daß die als funktionsdynamische Parameter aufzufassenden EEG-Befunde keine Verknüpfungen mit der Weite der ventrikulären wie subarachnoidalen Liquorräume zeigten. Sie korrelierten dagegen, wenn auch eher selten, mit psychopathologischen Auffälligkeiten, die ebenfalls als Funktionsgrößen des erkrankten Hirns anzusehen sind. Es läßt sich also sagen, daß die EEG-Parameter in der vorliegenden Arbeit, anders als die bisher diskutierten psychischen Funktionen, nur wenig zur Aufhellung des komplexen Zusammenhanges zwischen Substrat und Funktion bei hirnatrophischen Prozessen beitragen konnten. Der Grund hierfür dürfte zum einen in der ungenügenden Differenziertheit der EEG-Befunderhebung zu suchen sein – klinische Kurvenanalyse mag hinsichtlich Organisationsniveau, Struktur und Dynamik der hirnelektrischen Musterbildung bei der vorliegenden Fragestellung ein zu grobes Raster anlegen –, zum anderen könnte sich aber auch ein vermuteter Zusammenhang zwischen bioelektrischer Hirnaktivität und zerebraler Atrophie wegen der allein an der Struktur der Liquorräume orientierten CT-Analyse der Entdeckung entzogen haben. Es bleibt abzuwarten, ob die Anwendung differenzierterer Methoden der EEG- und CT-Analyse in Zukunft befriedigendere Ergebnisse liefern kann.

8 Testpsychologie

Die Anwendung psychodiagnostischer Testverfahren zum Nachweis einer organischen Hirnschädigung ist nicht unumstritten. Einige Autoren (z. B. *McFie* 1969) sahen sich in der Lage, auf der Basis einer testpsychologischen Befunderhebung gezielte Angaben über das Vorhandensein einer hirnorganischen Schädigung machen zu können. Andere Autoren (z. B. *Fischer* und *Jacobi* 1978) kamen zu dem Schluß, daß selbst eindeutige Hirnorganiker von eindeutigen Nicht-Hirnorganikern auf der Ebene der Testbefunde nicht hinreichend zu differenzieren sind. *Spreen* und *Benton* (1965) gaben die Wahrscheinlichkeit für die korrekte Voraussage einer Hirnschädigung unter Anwendung eines Einzeltests mit 71 % und unter der optimalen Kombination und Gewichtung verschiedener Verfahren mit 80 % an. *Sturm* et al. (1975) stellten dagegen fest, daß man im klinischen Bereich bereits durch gezielte und sachkundige Befragung in 60 bis 70 % der Fälle zutreffende Ergebnisse erzielen kann. *Fähndrich* et al. (1980) resümieren diesen Standpunkt folgendermaßen: „Es wäre viel sinnvoller, die allzu global formulierte Frage nach der testpsychologischen Bestätigung einer hirnorganischen Störung als bei unserem Wissensstand nicht genügend sicher beantwortbar zu unterlassen und eine differenzierte Leistungsdiagnostik mit dem Ziel durchzuführen, Entscheidungsgrundlagen z. B. für ein gezieltes Trainingsprogramm zu erhalten, das die Defizite und vorhandenen Kompetenzen berücksichtigt.“ Bei *Gutzmann* und *Kühl* (1987b) finden sich einige Hinweise zu Problemen einer differenzierten Befunderhebung als Grundvoraussetzung diagnostischen und therapeutischen Handelns.

In der vorliegenden Untersuchung sollten die angewandten testpsychologischen Verfahren allerdings nicht zur Diagnosesicherung durchgeführt werden, wovor im übrigen *Hartje* und *Orgass* (1972) nachdrücklich warnten, es sollte vielmehr allein der Frage nachgegangen werden, ob und gegebenenfalls welche Zusammenhänge zwischen testpsychologisch erfaßten Störungen und computertomographisch bestimmten Substratdefekten bestehen.

Einer Anregung von *Kaszniak* et al. (1979) folgend, nach der bei allen korrelationsstatistischen Untersuchungen der Beziehung zwischen Hirnatrophie und testpsychologischen Ergebnissen bei geriatrischen Populationen nicht nur das Alter, sondern auch das prämorbide Ausbildungsniveau in die Interpretation der Ergebnisse mit einbezogen werden sollte, wurden die Korrelationskoeffizienten der Tab. 10 einer entsprechenden Drittvariablen-Kontrolle unterzogen. Die nach der Kontrolle des aktuellen Alters und der Ausbildung weiterhin statistische Bedeutsamkeit aufweisenden Werte sind in der Tabelle durch Unterstreichungen markiert. Auf die Fälle wesentlicher Differenzen zwischen Original- und Partialbeziehung wird in der Diskussion jeweils eingegangen.

8.1 Hamburg-Wechsler-Intelligenztest für Erwachsene

Die Konstruktion des HAWIE basiert auf der Annahme einer Zwei-Faktoren-Theorie (*Spearman* 1904). Danach liegt allen Testaufgaben neben einem Generalfaktor, der die „allgemeine Intelligenz“ mißt, ein spezifischer Faktor zugrunde, der Aufschluß über die Leistungsfähigkeit in verschiedenen Bereichen gibt. In Erweiterung des *Spearman*schen Ansatzes geht *Wechsler* (1964) von zwei weiteren Faktoren aus, die zwar nicht in gleicher Weise allgemein sind wie der Generalfaktor, aber doch jeweils eine größere Zahl von Funktionen übergreifen: solche, die überwiegend verbale Leistungen umfassen und solche, die eine praktische Auseinandersetzung mit der Aufgabe verlangen. Die Unterteilung des HAWIE in einen Verbalteil und einen Handlungsteil spiegelt dieses Konzept wider. Der Verbalteil umfaßt die fünf Untertests Allgemeines Wissen (AW), Allgemeines Verständnis (AV), Zahlennachsprechen (ZN), Rechnerisches Denken (RD), Gemeinsamkeitenfinden (GF) und als zusätzlichen Untertest den Wortschatztest (WT). Der Handlungsteil enthält die Untertests Zahlen-Symbol-Test (ZS), Bilderordnen (BO), Bilderergänzen (BE), Mosaik-Test (MT) und Figurenlegen (FL). Die Wertpunkte der zehn Untertests aus Verbal- und Handlungsteil ergeben den Gesamttestwert, der auf eine IQ-Skala mit einem Mittel von 100 und auf Klassengrenzen transformiert wird, die am wahrscheinlichen Fehler orientiert sind. Der HAWIE ist der am stärksten verbreitete Individual-Intelligenztest im deutschen Sprachraum (*Brickenkamp* 1975a). Reliabilitäts-Untersuchungen haben eine hohe Zuverlässigkeit vor allem für den Gesamt-IQ, den Verbal-IQ und den Handlungs-IQ sowie die Untertests RD, GF und MT ergeben. Einige Untertests sind stärkeren Schwankungen unterworfen. Insgesamt besitzt der Test jedoch eine zufriedenstellende Validität und läßt auch Aussagen über Leistungen in einzelnen Intelligenzbereichen zu.

Zwei der am häufigsten als sensible Indikatoren für Hirnorganik genannte Untertests sind der Zahlen-Symbol-Test und der Mosaik-Test. *Wechsler* selbst (1964) nannte den ZS „einen der ältesten und am besten bearbeiteten psychologischen Tests". Er fordere vom Prüfling „die Assoziation gewisser Symbole, wobei die Geschwindigkeit und Genauigkeit dieser Assoziation als Maßstab der intellektuellen Fähigkeit dient". Eine große Zahl von späteren Arbeiten erwies die Sensibilität des ZS und anderer Substitutionstests gegenüber hirnorganisch bedingten Leistungseinbußen (*Kaufman* 1968). Der Mosaiktest, in dem die Konstruktion geometrischer Muster mit farbigen Blöcken entsprechend einem als Zeichnung vorgegebenen Modell verlangt wird, war zunächst von *Kohs* (1923) als ein nicht-verbaler Intelligenztest konzipiert worden, der nicht spezifisch empfindlich sein sollte gegenüber Störungen der räumlichen Vorstellungen. Da jeder Subtest eine Fülle von Fähigkeiten sowie deren Koordination verlangt, können schlechte Testergebnisse aus einer großen Zahl möglicher Minderleistungen resultieren. Zum Beispiel sind Antworten im Zahlen-Symbol-Test unter anderem das Produkt der Integration visueller Wahrnehmung, okulomotorischer, feinmotorischer und intellektueller Leistung. Ein schlechtes Ergebnis in diesem Subtest kann also Resultat einer, mehrerer oder aller genannten Funktionen sein (*Smith* 1975).

8.1.1 Befunde und Diskussion

In Tab. 9 sind die deskriptiven Angaben zusammengefaßt. 31 Patienten konnten den Test vollständig absolvieren. Auffällig ist die deutliche Spannbreite des Gesamt-IQ von minimal 68 bis maximal 112 Gesamtpunkten. Der Mittelwert liegt mit 91,4 Punkten deutlich im subnormalen Bereich. Auffällig erscheint weiterhin, daß der Mittelwert des Verbalteils (98,45) erheblich über dem des Handlungsteils (84,13) liegt. Handelte es sich hierbei um die Ergebnisse der Testung eines einzelnen Probanden, so würde die Verbalteil/Handlungsteil-Differenz von mehr als 14 Punkten in Richtung einer organischen Hirnerkrankung deuten.

Tabelle 9 Testpsychologische Ergebnisse

Test	n	Skala	min	max	$\bar{x}$	Median	SD
HAWIE							
Gesamt-IQ	31	IQ	68	112	91,44	88,50	14,08
Verbal-IQ	31	IQ	76	123	98,45	100,00	13,74
Handlungs-IQ	31	IQ	55	111	84,13	83,00	16,12
AW	31	WP	3	14	8,24	7,88	3,44
AV	31	WP	3	15	9,03	9,00	3,23
ZN	31	WP	3	15	9,94	10,58	3,10
RD	31	WP	0	14	6,77	7,00	3,14
GF	31	WP	3	14	8,25	8,17	3,34
WT	31	WP	3	13	8,77	8,29	2,67
ZS	31	WP	0	10	4,77	4,67	2,90
BO	31	WP	0	14	6,03	6,25	3,81
BE	31	WP	0	13	5,73	6,00	3,88
MT	31	WP	0	11	4,97	4,38	2,93
FL	31	WP	0	11	5,87	5,75	3,35
Trail-Making-Test	31	RW	40	80	68,39	74,75	13,18
Benton-Test	29	RW	1	15	5,48	5,13	3,46
d_2-Test	23	SW	72	98	88,48	89,00	8,35

SD = Standardabweichung
WP = Wertpunkt
SW = Standardwert
IQ = Intelligenzquotient
RW = Rohwert

Die Analyse der Ergebnisse der Subtests zeigt, daß der ZS mit durchschnittlich 4,77 Wertpunkten die deutlichste Leistungseinbuße repräsentiert. An zweiter Stelle folgt der MT mit einem Mittelwert von 4,97 Wertpunkten. Erst deutlich dahinter rangieren die Untertests BE (5,73 Wertpunkte) und FL (5,87 Wertpunkte). An fünfter Stelle folgt als letzter „Handlungstest" das BO mit durchschnittlich 6,03 Wertpunkten. Erst nach wiederum deutlichem Abstand kommt der erste Untertest des Verbalteils (RD: 6,77 Wertpunkte).

Bei Betrachtung von Tab. 10 verdient zunächst die Spalte V3 Beachtung, in der die Korrelationen der HAWIE-Befunde mit der Weite des dritten Ventrikels aufgeführt sind. Alle Korrelationskoeffizienten dieser Spalte sind positiv und beziehen sich, mit Ausnahme des BO, auf den Verbalteil. Der positive Zusammenhang zwischen Ventrikelweite und Testergebnis erscheint zunächst paradox. Zur Erklärung muß ein oben beschriebener Befund herangezogen werden, nach dem sich eine positive Korrelation zwischen prämorbider Ausbildungshöhe und Grad der Hirnatrophie ergeben hatte. Bei der Korrektur der Korrelationskoeffizienten bezüglich Alter und Ausbildungsniveau verlieren sämtliche Verknüpfungen zwischen den Subtests des Verbalteils und der Weite des dritten Ventrikels ihre statistische Bedeutsamkeit. Dieser Befund korrespondiert gut mit dem Hinweis von *Riegel* (1972), der in seinem Handbuchartikel betonte, daß besonders die Leistung im Verbalteil und seinen Subtests von der ursprünglichen Leistungshöhe des Probanden determiniert wird. Da sich aber – mit einer Ausnahme – allein die Korrelationen mit der Weite des dritten Ventrikels als „paradox" herausstellten, können diese Befunde als Beleg dafür angenommen werden, daß diese als alleiniges Maß für den Grad der Hirnatrophie nur bedingt aussagekräftig ist, wie bereits oben vermutet wurde (vgl. Kapitel 5). Interessant erscheint in diesem Zusammenhang weiterhin ein Ergebnis von *Matthews* und *Booker* (1972), die in einer pneumenzephalographischen Studie Korrelationen zwischen planimetrischen Messungen des dritten Ventrikels und der Seitenventrikel einerseits und einer Zahl testpsychologischer Variablen andererseits überprüft hatten. Diese Autoren fanden zwischen der Weite des dritten Ventrikels und dem Verbalteil des HAWIE ebenfalls eine gleichgerichtete, mithin positive Korrelation, ohne diesen Befund allerdings in ihrer Diskussion näher zu behandeln. Sowohl die letztzitierte Studie als auch die Ergebnisse der vorliegenden Arbeit machen deutlich, daß der Verbalteil des HAWIE wie auch seine Subtests nicht nur keinen Hinweis auf das Vorliegen einer hirnorganischen Erkrankung geben, sondern den Untersucher sogar in die Irre leiten können.

Der Untertest BO, der ebenfalls eine positive signifikante Korrelation mit der Weite des dritten Ventrikels zeigte, wurde von *Wechsler* selbst als problematischster Subtest des Handlungsteils beschrieben: „Unser Ziel war es, allgemein bekannte Situationen auszuwählen, dennoch war eine Anzahl von Bildern für einige Menschen sehr verwirrend. In anderen Fällen wurden Personen besonderen Niveaus durch die eine oder andere Bildserie erheblich begünstigt." Wenn man den Begriff „besonderes Niveau" durch den Begriff „hohes prämorbides Ausbildungsniveau" ersetzt, wäre so eine mögliche Antwort auf die Frage angedeutet, warum ein „hirnorganiksensibler" Subtest positiv mit der Weite des dritten Ventrikels in der hier untersuchten Gruppe korreliert. Daß diese Erklärung jedoch sicher nicht hinreicht, wird durch den Umstand deutlich, daß weder eine Korrektur des Korrelationskoeffizienten hinsichtlich des Alters noch hinsichtlich des Ausbildungsniveaus zu einem Verschwinden der statistischen Bedeutsamkeit führt. Es muß also auch die Möglichkeits ins Auge gefaßt werden, daß andere Parameter sowohl die Leistung in diesem Subtest wie dessen Korrelationsverhalten wesentlich mitbeeinflussen. Im Rahmen dieser Untersuchung gelang es jedoch nicht, eine solche Einflußgröße eindeutig zu identifizieren. Daß es sich bei diesem irritierenden Ergebnis nicht um einen die hier untersuchte Stichprobe charakterisierenden statistischen Artefakt handeln dürfte, wird beim Studium der Arbeit von *McFie* (1969) deutlich. Dieser hatte ebenfalls eine positive Korrelation zwischen dem BO und einem linearen Ventrikelmaß (Durchmesser der Seitenventrikel) beschrieben, ohne das Ergebnis jedoch eingehender zu diskutieren. Sowohl aus den oben dargestellten Ergebnissen dieser Arbeit als auch aus einigen Hinweisen in der Literatur wird also deutlich, daß sowohl die Subtests des Verbalteils wie auch das BO keine verläßlichen Hinweise auf das Vorliegen und den Grad einer Hirnatrophie geben, daß sie im Gegenteil sogar bei unkritischer Wertung zu Fehlschlüssen führen können.

Ein gänzlich anderes Bild ergibt sich bei der Betrachtung der beiden Subtests des Handlungsteils, die in der deskriptiven Analyse die geringste durchschnittliche Wertpunktzahl aufgewiesen hatten (ZS, MT). Beide zeigen nahezu homogene statistisch bedeutsame Verknüpfungen mit der Weite der Temporalhörner, der Weite des Interhemisphärenspaltes und der Zahl der in der obersten Schicht sichtbaren Sulci, wobei allein die Beziehung zwischen der Weite der Temporalhörner und dem MT bei Kontrolle der Drittvariablen Alter und Ausbildungsniveau ihre Signifikanz verliert. Dieses Ergebnis korrespondiert mit den Befunden von *Violon* und *Rustin* (1971), die vom Ergebnis dieser beiden Untertests auf das Vorhandensein einer organischen Hirnschädigung glaubten schließen zu können. *Fogel* (1964) hatte sogar dem Ergebnis im Mosaiktest allein die gleiche Genauigkeit hinsichtlich der Bestimmung des Vorhandenseins eines organischen Hirnschadens zugesprochen wie der gesamten Testbatterie des HAWIE. Auch *Weingartner* et al. (1981) unterstrichen die herausragende Bedeutung des Mosaiktests in der Hirnorganikerdiagnostik und hoben zusätzlich hervor, daß der ebenfalls häufig eingesetzte Subtest ZN bei der hier diskutierten Fragestellung häufig zu falsch-negativen Resultaten führt.

In der computertomographischen Literatur wurden mehrfach die Zusammenhänge zwischen Hirnatrophie und Subtests des HAWIE überprüft, wobei dem ZS besonderes Interesse gewidmet wurde. Während *Jacoby* und *Levy* (1980a) nur eine signifikante negative Korrelation zwischen der Ventrikelweite und der Leistung im ZS bei Demenz-Patienten ausmachen konnten – bezüglich kortikaler Veränderungen ergab sich bei ihnen kein solcher Zusammenhang –, beschrieben *DeLeon* et al. (1980) gleichsinnige bedeutsame Verknüpfungen zwischen diesem Test und der Einschätzung ventrikulärer wie kortikaler Atrophie. Auch *Earnest* et al. (1979) fanden hochsignifikante Korrelationen zwischen Meßwerten beider Liquorkompartimente und dem ZS, wobei allerdings nach einer Partialkorrelation mit dem Alter als Kontrollvariable nur noch die Verknüpfung mit der Ventrikelweite statistische Bedeutsamkeit aufwies, während eine solche mit den Indikatoren kortikaler Atrophie sich nicht mehr nachweisen ließ. Die letztgenannte Autorengruppe führte ebenfalls eine Zusammenhangsanalyse zwischen den Indikatoren zerebraler Atrophie und den Ergebnissen im MT durch. Die dabei gefundenen Korrelationen erwiesen sich jedoch nicht als altersstabil. Zu diesen Ergebnissen, die die Befunde der vorliegenden Arbeit nur bedingt bestätigen, muß methodenkritisch angemerkt werden, daß *Earnest* et al. (1979) zwei hinsichtlich des Alters extrem differierende Gruppen untersuchten: Das Durchschnittsalter der jüngeren Gruppe betrug 25,8 Jahre, das der älteren 78,0 Jahre. Es kann also vermutet werden, daß bei der durchgeführten Partialkorrelation mit dem Alter als Drittvariable gleichzeitig andere, nicht näher spezifizierte Einflußgrößen die statistische Analyse beeinflußt haben können. *Bigler* et al. (1985), die Alzheimer-Patienten (mittleres Alter 67,9 Jahre) nach dem Grad der zerebralen Atrophie in zwei Gruppen unterteilten, fanden in der Teilgruppe mit ausgeprägter kortikaler Atrophie signifikant schlechtere Leistungen im HAWIE, besonders in den Untertests des Handlungsteils, als in der Gruppe mit geringergradiger Rindenatrophie. Bei Aufteilung der Gesamtgruppe nach dem Grad ventrikulärer Atrophie ließ sich dieser Befund nicht reproduzieren. Bei *Wu* et al. (1982), bei denen wie in der vorliegenden Arbeit Alter und Erziehung kontrolliert worden waren, korrelierte die Gesamtleistung im HAWIE am besten (signifikant auf dem 1 %-Niveau) mit einem aus ventrikulären und kortikalen Meßwerten zusammengesetzten Atrophie-Score.

8.2 Trail-Making-Test

Der Trail-Making-Test, erstmals vorgeschlagen von *Armitage* (1946) und dann von *Reitan* (1956) mit einem ausführlichen Manual versehen und in die Hirnorganiker-Diagnostik eingeführt, besteht aus zwei Teilen. Im Teil A wird dem Probanden die Aufgabe gestellt, 25 durchnumerierte Kreise, die ungeordnet über einen DIN-A4-Bogen verteilt sind, mit einer Linie zu verbinden. Im Teil B ist die Aufgabenstellung dahingehend modifiziert, daß Zahlen und Buchstaben alternieren und der Proband zwischen Zahlen und Buchstaben abwechseln muß (1-A-2-B-3 usw.). In der vorliegenden Studie wurde nur der Teil A gegeben. Diese Reduktion des Testumfanges bot sich zum einen aus zeitökonomischen Gründen an, zum anderen konnte wegen des geringeren Schwierigkeitsgrades des Teils A eine größere Zahl von Probanden untersucht werden. Die Entscheidung zu diesem Vorgehen fiel um so leichter, als für beide Teile des Tests gesonderte alterskorrigierte Normwerte vorliegen (*Davies* 1968).

Als individuelles Testergebnis wurde die Zahl der Sekunden festgehalten, die der Proband brauchte, um den Testbogen fertigzustellen.

8.2.1 Befunde und Diskussion

31 Patienten waren in der Lage, den Test korrekt auszuführen. Sie brauchten zur Lösung durchschnittlich 68,4 Sekunden (Minimum: 40 Sekunden, Maximum: 80 Sekunden). Dieser Wert kann der Studie von *Davies* (1968) zufolge als altersentsprechend angesehen werden. Somit läßt sich das Ergebnis dieses Tests nicht als Beleg für die hirnorganische Beeinträchtigung der Untersuchten heranziehen. Eine von *Reitan* und *Tarshes* (1959) untersuchte Patientengruppe mit diffusen hirnorganischen Schädigungen benötigte für die gleiche Aufgabe im Durchschnitt 59,4 Sekunden. Es muß allerdings angemerkt werden, daß die wenigen Angaben, die die Autoren über den Grad des hirnorganischen Psychosyndroms ihrer Probanden machten, keinen Rückschluß auf den klinischen Schweregrad des hirnorganischen Psychosyndroms erlauben.

Es fand sich eine auf dem 5 %-Niveau signifikante positive Korrelation zwischen der beim Trail-Making-Test benötigten Zeit und der Zahl der in der obersten Schicht sichtbaren Sulci ($r = +.37$). Eine weitere statistisch bedeutsame Verknüpfung stellte sich nicht dar.

Es kann festgehalten werden, daß hier der gleiche kortikale Parameter (NSUL) statistisch signifikante Verknüpfungen mit dem Testergebnis aufwies wie bei den beiden Subtests des HAWIE (MT, ZS). Dagegen ließ sich jedoch kein statistisch bedeutsamer Zusammenhang zwischen der Weite des Interhemisphärenspaltes und den Ventrikelmaßen aufzeigen.

Bei Durchsicht der Literatur fällt auf, daß die Ergebnisse früherer Arbeiten, in denen dem Trail-Making-Test eine hohe Diskriminationsfähigkeit bei der Auslese hirnorganisch bedingter Störungen zugesprochen worden war (z. B. *Reitan* 1958), in späteren Jahren unter verschiedenen Aspekten relativiert wurden. In nahezu identischen Formulierungen wiesen einige Autoren auf das Problem hin, daß die Ergebnisse in diesem Test vom Alter der Probanden und ihrem prämorbiden Ausbildungsniveau abhängen (*Orgel* und *McDonald* 1967; *Gordon* 1972). *Davies* (1968) äußerte sich zu dieser Frage dahingehend, daß es ihrer Ansicht nach zunächst günstig sein dürfte, relativ altershomogene Gruppen zu untersuchen, um so der Schwierigkeit aus dem Wege zu gehen, einen jungen Hirnorganiker mit psychopathologisch unauffälligen älteren Probanden vergleichen zu müssen. Bei einem solchen Vergleich würde dieser Test ihrer Meinung nach sonst überfordert. Ein interessanter Hinweis in der Frage nach der Abhängigkeit des Testergebnisses vom prämorbiden Ausbildungsniveau findet sich in einer Arbeit von *Korman* und *Blumberg* (1963), die zwischen beiden Variablen keinerlei statistisch bedeutsame Beziehung fanden. *Vega* und *Parsons* (1967) untersuchten neben anderen Fragestellungen die Auswirkung von Alter und Erziehung bei einer Gruppe von Hirnorganikern und einer gesunden Kontrollgruppe. Sie stellten heraus, daß das Alter der Probanden mit ihrer Testleistung bei den Organikern auf dem 5 %-Niveau und bei den Gesunden auf dem 1 %-Niveau korrelierte. Die Variable Erziehung hingegen erbrachte nur bei den gesunden Kontrollpersonen eine Korrelation auf dem 1 %-Niveau, bei den Hirnorganikern ergab sich keine Verknüpfung. In einer kontrollierten Studie von *Storandt* et al. (1984) waren Patienten und Kontrollgruppe hinsichtlich Alter und Erziehung so gut parallelisiert, daß diese Faktoren das Ergebnis nicht beeinflussen konnten. Unter diesen Bedingungen erwies sich der Trail-Making-Test als gut geeignet, zwischen Frühformen der senilen Demenz vom Alzheimer-Typ und gesunden Kontrollpersonen zu unterscheiden. Unter zusätzlicher Berücksichtigung zweier Subtests der Wechsler-Memory-Scale und des Word-Fluency-Tests nach *Thurstone* konnten die Autoren sogar eine korrekte Klassifizierung in 98 % der Fälle erzielen.

Zur Zeit liegen nur wenige Studien vor, die neuroradiologische Daten (CT) mit den Ergebnissen des Trail-Making-Tests vergleichen. *Tsushima* und *Wedding* (1979) untersuchten 45 Patienten, von denen allerdings nur 6 an einer degenerativen Hirnerkrankung litten. Das durchschnittliche Alter der Untersuchten lag bei 42,4 Jahren. Angesichts dieses Untersuchungssamples sahen sich die Autoren nicht in der Lage, definitive Angaben über die hier in Rede stehenden Fragestellungen zu machen. Sie hoben jedoch ihren Befund hervor, daß die CT-Befunde in keinem Fall falsch-positive Ergebnisse erbracht hätten, so daß sich eine genauere Untersuchung der Zusammenhänge zwischen CT-Befunden, Alter und Testleistung bei Patienten mit Hirnatrophie anbieten würde. *Earnest* et al. (1979) stellten in ihrer bereits zitierten Arbeit auf dem 1 %-Niveau signifikante Verknüpfungen zwischen interner wie externer Hirnatrophie und den Ergebnissen im Trail-Making-Test fest. Bei einer Kontrolle des Alters der Untersuchten als Drittvariable verloren die Korrelationen ihre statistische Bedeutsamkeit. Zur Einschätzung dieses Ergebnisses sei an die im letzten Unterabschnitt angesprochenen speziellen Probleme der in dieser Arbeit vorgenommenen Partialkorrelationen erinnert.

Bei den in der vorliegenden Arbeit untersuchten Patienten fand sich keinerlei Zusammenhangstendenz zwischen der Leistung im Trail-Making-Test, dem Alter oder dem Ausbildungsniveau der Patienten. In diesen Befunden könnte sich zum einen die relative Altershomogenität der Untersuchungsgruppe ausdrücken, zum anderen könnte die fehlende Verknüpfung mit der Variable „Ausbildung" ein Hinweis darauf sein, daß – wie bereits in der Studie von *Vega* und *Parsons* (1967) angedeutet – das prämorbide Ausbildungsniveau bei der Untersuchung von Patienten mit hirnorganischem Psychosyndrom auf die Leistung im Trail-Making-Test keinen nennenswerten Einfluß hat.

8.3 Benton-Test

Der Benton-Test (*Benton* 1968) soll der Feststellung von Leistungsstörungen im Bereich visueller Merkfähigkeit dienen und darüber hinaus Hinweise auf das Vorhandensein von Hirnerkrankungen und Hirnverletzungen geben (*Brickenkamp* 1975b). Der Test existiert als Zeichenform und als Wahlform. Bei der hier aus Gründen der Zeitökonomie sowie der unproblematischen interindividuellen Vergleichbarkeit verwendeten Wahlform G, die aus 15 Tafeln besteht, mußte der Proband die gesehenen Figurenkonstellationen auf einer Wahltafel mit 4 Alternativen herausfinden und zeigen. Die Tafel wurde ihm 10 Sekunden dargeboten, unmittelbar danach mußte er die Auswahl treffen (Instruktion M).

Tabelle 10 Zusammenhänge zwischen computertomographischen und testpsychologischen Befunden

Test	KK	Ventrikel			Rinde			
		TH	V3	HUCK	IH	CYST	NSUL	WSUL
HAWIE								
Gesamt-IQ								
Verbal-IQ	P		$+.27^{o}$					
Handlungs-IQ								
AW	P		$+.29^{o}$					
AV	P							
ZN	P							$-.27^{o}$
RD	P		$+.26^{o}$					
GF	P		$+.32^{+}$					
WT	P							
ZS	P	$-.35^{-}$			$-.35^{-}$		$-.35^{-}$	
BO	P		$+.45^{++}$	$+.33^{+}$				
BE	P							
MT	P	$-.31^{o}$			$-.33^{-}$		$-.35^{-}$	
FL	P							
Trail-Making-Test	P						$+.37^{+}$	
Benton-Test	P	$+.36^{+}$						
Test d_2	P	$-.37^{-}$					$-.33^{-}$	

o : $p < .1$
+/– : $p \leqslant .05$
++/–– : $p \leqslant .01$
+++/––– : $p \leqslant .001$

Die Unterstreichungen markieren alters- und ausbildungsstabile Koeffizienten.

8.3.1 Befunde und Diskussion

29 vollständige Testprotokolle konnten der statistischen Analyse zugrundegelegt werden. Es wurde die Zahl der Fehler, die dem Probanden unterliefen, als Ergebnis festgehalten. Durchschnittlich machten die Patienten 5,48 Fehler (SD = 3,46). Das Ergebnis dieses Tests ist zwischen den Intelligenzbereichen „Grenzwert" und „Schwachsinn" einzuordnen (vgl. *Benton* 1968).

Der einzige statistisch bedeutsame Zusammenhang fand sich zu der Weite der Temporalhörner (r = +.36; 5 %-Niveau der Signifikanz). Wie bereits ausführlich dargestellt und diskutiert (vgl. Kapitel 5), zeigte die Weite der Temporalhörner die engsten Verknüpfungen mit den Leistungen in Aufgaben, die sehr spezielle Gedächtnisleistungen verlangen. Auch der für das Ergebnis im Benton-Test gefundene Zusammenhang läßt sich in dieses Konzept einordnen. Interesse verdient noch ein Hinweis von *Freytag* et al. (1979), die 124 Patienten mit gesicherten lokalisierten Hirnschädigungen untersuchten. Danach soll der Benton-Test (geprüft in seiner Zeichen-Form) frontal Hirngeschädigte nicht als Hirnorganiker zu identifizieren in der Lage sein. Die Autoren fanden den stärksten Zusammenhang mit zirkumskripten rechtsparietalen Läsionen, jedoch schnitten auch linkstemporal verletzte Patienten deutlich unterdurchschnittlich ab. *Brinkman* et al. (1981) fanden bei ihren 58 älteren Probanden, von denen die Hälfte aufgrund anamnestischer und klinischer Befunde als senil Demente eingestuft worden war, enge Beziehungen zwischen den Ergebnissen in der Wahl-Form des Benton-Tests und verschiedenen linearen Messungen der internen Liquorräume. Leider differenzierten die Autoren in ihrer Analyse nicht zwischen den verschiedenen Ventrikelabschnitten, so daß ein direkter Vergleich mit den Befunden der vorliegenden Arbeit nicht möglich ist.

Die dargestellten Befunde unterstützen die Vermutung, daß der Benton-Test, zumindest in seiner hier geprüften Wahlform G, bei bekannter diffuser Hirnschädigung des Probanden eher lokalisatorische als quantifizierende Hinweise geben kann.

8.4 Test d2

Der Test d2 (*Brickenkamp* 1962) soll die Belastbarkeit der visuellen Aufmerksamkeit messen. Ursprünglich wurde der Test nur zur Auslese ungeeigneter Kraftfahrer entwickelt, später wurde er dann auch bei der Diagnostik allgemeiner Leistungsfähigkeit in Schule, Berufsberatung, klinischen Institutionen und Betrieben eingesetzt. Er ist heute im deutschen Sprachraum der gebräuchlichste Konzentrationstest (*Brickenkamp* 1975c). Der Proband hat aus einer Reihe ähnlicher Zeichen das d durchzustreichen, das mit (insgesamt) 2 Strichen versehen ist. Für die Zwecke dieser Untersuchung fand ausschließlich der SW-standardisierte (M = 100; SD = 10) Gesamttestwert (GZ-F) Berücksichtigung.

8.4.1 Befunde und Diskussion

Dieser Test erwies sich als für die Patienten äußerst schwierig. Nur 23 konnten ihn vollständig absolvieren. Der Gesamttestwert lag im Durchschnitt bei 88,48 (SD = 8.35). Verglichen mit der oben angesprochenen Hirnorganiker-Gruppe von *Freytag* et al. (1979), die über einen Mittelwert von 92,0 mit einer Standardabweichung von 11,2 berichteten, deuten die hier gefundenen Werte auf keine bedeutsamen Unterschiede zu unseren Patienten hinsichtlich Leistungsniveau und Leistungshomogenität hin.

Es fanden sich auf dem 5 %-Niveau signifikante negative Zusammenhänge zwischen dem Gesamtleistungswert und der Weite der Temporalhörner sowie der Zahl der in der obersten Schicht sichtbaren Sulci (r = –.37 und r = –.33). Diese Ergebnisse korrespondieren gut mit den von *Freytag* et al. (1979) mitgeteilten Befunden. Die Autoren fanden die niedrigsten Gesamtleistungswerte bei rechtsparietal Verletzten (M = 84.1), Patienten mit linksokzipitalen (M = 85.4), linkstemporalen (M = 88.9) und rechtstemporalen (M = 94.7) Schäden. Abgesehen von den okzipitalen Substrateinbußen, die in der vorliegenden Arbeit nicht gesondert untersucht wurden, ergeben sich für temporale wie hoch-parietale Strukturen übereinstimmend enge Zusammenhänge mit der Leistungshöhe im Test d2.

9 Zusammenfassung

1. Die senile Demenz vom Alzheimer-Typ kann für die überwiegende Mehrzahl dementieller Erkrankungen bei älteren Menschen ursächlich verantwortlich gemacht werden. Während ihre Ätiologie noch nicht gesichert werden konnte und deshalb kausale Therapien noch nicht zur Verfügung stehen, zeichnen sich die sozio-ökonomischen Konsequenzen dieser Erkrankung immer deutlicher ab.

Die vorliegende Arbeit versucht zunächst, die Entwicklung und wesentliche Ergebnisse der Forschung zu diesem Thema zu skizzieren. In einem zweiten Schritt soll auf der Basis einer Reihe klinischer Parameter ein Eindruck von der Vielschichtigkeit der Symptomatik dieser Erkrankung gegeben werden.

2. Es wurden 39 Patienten der Abteilung für Gerontopsychiatrie der FU Berlin, die an einer nach klinischen Kriterien gesicherten Alzheimerschen Demenz litten, untersucht. Dabei handelte es sich um 21 Frauen und 18 Männer. Das Durchschnittsalter betrug 69,4 Jahre, die durchschnittliche Dauer der Erkrankung 4,0 Jahre.

Grundlage der Dokumentation der psychiatrischen und neurologischen Befunde war das Dokumentationssystem der Arbeitsgemeinschaft für Gerontopsychiatrie (AGP), ergänzt um einige Merkmale, deren Einbeziehung sich nach Angaben in der Literatur als notwendig erwiesen hatte.

Die psychologische Testbatterie umfaßte HAWIE, Benton-Test, Test d2 und Trail-Making-Test.

Die Computertomographien der Patienten wurden zunächst von Experten befundet und danach einer Zahl differenzierter linearer Messungen unterzogen. Die Auswertung der Elektroenzephalographien erfolgte ausschließlich visuell.

3. Im wesentlichen ergaben sich die folgenden deskriptiven Befunde:

Etwa die Hälfte der Untersuchten wies ein leichtes, ein weiteres Drittel ein mittelgradiges und etwa 20 % ein schweres hirnorganisches Psychosyndrom auf. Bei der differenzierten psychopathologischen Befunderhebung zeigten die Patienten deutliche Auffälligkeiten in den Bereichen Mnestik und Orientierung. Auch war die Untersuchungsgruppe gekennzeichnet durch umständliches Denken, Ratlosigkeit, Affektstörungen und mangelnde Krankheitseinsicht. Als häufigste Hirnwerkzeugstörungen wurden amnestische Aphasie und konstruktive Apraxie beobachtet.

Alle Patienten zeigten im Computertomogramm eine zerebrale Atrophie, wobei die Substanzverluste im Bereich der Temporallappen am ausgeprägtesten waren.

Ein Drittel der Untersuchten wies im EEG Herdstörungen im linken Temporo-Parietal-Bereich auf. In gleicher Häufigkeit wurden deutliche Vigilanzstörungen gefunden.

Neurologische Störungen fanden sich bei zwei Drittel der Patienten, wobei Primitivreflexe am häufigsten zu beobachten waren. Koordinationsstörungen lagen bei der Hälfte, Abschwächungen der Muskeleigenreflexe und Geruchsstörungen bei jeweils etwa einem Drittel der Untersuchten vor. Auffällig waren weiterhin bei der überwiegenden Mehrzahl erhebliche Störungen bei der Diskrimination simultan gegebener taktiler Reize.

Bei der testpsychologischen Untersuchung fanden sich im Handlungsteil des HAWIE – besonders im Zahlen-Symbol-Test und im Mosaiktest –, im Benton-Test sowie im Test d2 die auffälligsten Ergebnisse.

4. Bevor die wesentlichen Ergebnisse der Zusammenhangsanalyse dargestellt werden, erscheint es geboten, kurz auf den Aspekt der statistischen Wertigkeit der Resultate einzugehen.

Bei den 237 erfaßten Einzelvariablen ließen sich theoretisch 27 966 bivariate Korrelationen überprüfen. In der vorliegenden Untersuchung wurden nun hypothesengesteuert nur 7,1 % aller möglichen Zusammenhänge überprüft. 9,8 % von ihnen erwiesen sich als signifikant auf dem 5 %-Niveau, 7,9 % auf dem 1 %-Niveau und 14 % auf dem 0,1 %-Niveau. Wenn man berücksichtigt, daß bei der Gesamtsumme aller innerhalb des gegebenen Variablensatzes theoretisch möglichen Verknüpfungen nur 28 zufällig ein Signifikanzniveau von $p = .001$ erreichen, kann die Zahl von 279 Korrelationen dieses Signifikanzniveaus bei der tatsächlich untersuchten Teilsumme von Verknüpfungen als überzufällig gelten. An Anschaulichkeit gewinnt diese Überlegung angesichts des Umstandes, daß in der vorliegenden Untersuchung ein Signifikanzniveau von $p < .001$ in der Regel Korrelationskoeffizienten von $r = .50$ voraussetzt, daß also in diesen Fällen jeweils mindestens 25 % der Varianz aufgeklärt werden. Es kann also davon ausgegangen werden, daß es sich bei der Vielzahl der gefundenen statistisch bedeutsamen Verknüpfungen zwischen Einzelmerkmalen bzw. Merkmalssystemen beim gewählten, hypothesengesteuerten Untersuchungsansatz in der Mehrzahl nicht um statistische Scheinbefunde handelt.

Bei der Zusammenhangsanalyse ergaben sich folgende wesentliche Ergebnisse:

Störungen von Mnestik und Orientierung, Hirnwerkzeugstörungen, Denkstörungen sowie Auffälligkeiten in den Bereichen Antrieb und Sozialverhalten erwiesen sich als eng miteinander verknüpft und ließen an ein homogenes Syndrom denken. Die für das hirnorganische Psychosyndrom vielfach als charakteristisch bezeichneten Störungen der Affektsteuerung erschienen dagegen als von allen anderen Symptomen weitgehend unabhängig.

Die meisten der erfaßten psychopathologischen Merkmale wiesen statistisch bedeutsame, altersstabile und klinisch plausible Korrelationen mit einem oder mehreren CT-Parametern auf. Störungen der Affektsteuerung erwiesen sich als weitgehend unabhängig von der Weite der ventrikulären und kortikalen Liquorräume im Bereich des Großhirns. Sie waren dagegen eng verknüpft mit den Indikatoren für das Vorliegen einer Kleinhirnatrophie, ein Befund, der mit in der Literatur formulierten Hypothesen über die globale Modulatorfunktion des Zerebellums korrespondiert. Die globale Einschätzung des Grades des hirnorganischen Psychosyndroms korrelierte nur deutlich schwächer als die psychopathologischen Einzelmerkmale mit den CT-Indices, vorwiegend denen der internen Liquorräume, worin sich die Überlegenheit einer differenzierten Befunderhebung gegenüber globalen Beurteilungen ausdrücken dürfte.

Ein Zusammenhang zwischen EEG- und CT-Parametern ergab sich nicht.

Auch bei der Überprüfung der Beziehungen zwischen neurologischen und computertomographischen Befunden konnten nur wenige statistisch bedeutsame Verknüpfungen aufgedeckt werden.

Von den psychologischen Tests erwiesen sich diejenigen als am engsten mit CT-Parametern ausbildungs- und altersstabil korreliert, in denen die Patienten auch die schlechtesten Leistungen aufwiesen.

Die Summe der vorgelegten Befunde legt den Gedanken nahe, daß die senile Demenz vom Alzheimer-Typ, zumindest in frühen Phasen der Erkrankung, nicht als ein funktionsdynamisch und topologisch homogenes Krankheitsbild anzusehen ist, sondern daß es sich vielmehr dabei um ein multilokuläres Geschehen mit umschriebenen Funktionsausfällen handelt, die im einzelnen Fall das klinische Bild in charakteristischer Weise prägen. Erst bei Fortschreiten der Erkrankung nivelliert sich das Bild, so daß dann eine differenzierte Analyse des Zusammenhanges zwischen Funktion und Substrat zunehmend schwieriger wird. Dieser Umstand dürfte auch neben der vielfach diagnostisch zu heterogenen Stichprobenzusammensetzung für die aktuell kontroverse Behandlung des Themas in der Literatur verantwortlich sein.

Literatur

Albert, M., Naeser, M.A., Levine, H.L., Garvey, A.J. (1984): CT density numbers in patients with senile dementia of the Alzheimer's type. Arch. Neurol. 41, 1264–1269

Alexander, D.A. (1972): „Senile dementia" – a changing perspective. Brit. J. Psychiatr. 121, 207–214

Alexopoulos, G., Lieberman, K.W., Young, R.C. (1984): Platelet MAO activity in primary degenerative dementia. Am. J. Psychiatr. 141, 97–99

Alzheimer, A. (1907): Über eine eigenartige Erkrankung der Hirnrinde. Allg. Z. Psychiatr. 64, 146–148

Ambrose, J. (1973): Computerized transverse axial scanning (tomography): II. Clinical application. Brit. J. Radiol. 46, 1023–1047

Amster, L.E., Kraus, H.H. (1974): The relationship between life crises and mental deterioration in old age. Int. J. Aging & Human Develop. 5, 51–55

Appell, J., Kertesz, A., Fisman, M. (1982): A study of language functioning in Alzheimer patients. Brain Lang. 17, 73–91

Arie, T. (1973): Dementia in the elderly: Diagnosis and assessment. Brit. Med. J. IV, 540–543

Armitage, S.G. (1946): An analysis of certain psychological tests used for the evaluation of brain injury. Psychol. Monogr. 60 (Whole No. 227)

Avdaloff, W., Mauersberger, W. (1981): Über die frühen Symptome der Kleinhirnatrophie beim chronischen Alkoholismus. Nervenarzt 52, 333–339

Baeyer, W. von (1947): Zur Pathocharakterologie der organischen Persönlichkeitsveränderungen. Nervenarzt 18, 21–28

Ball, M.J., Lo, R. (1977): Topographic distribution of neurofibrillary tangles and granulovascular degeneration in hippocampal cortex of aging and demented patients. Acta Neuropathol. (Berlin) 42, 73–80

Barron, S., Jacobs, L., Kinkel, W.R. (1976): Changes in sice of normal lateral ventricles during aging determined by computerized tomography. Neurology 26, 1011–1013

Basavaraju, N.G., Silverstone, F.A., Libow, L.S., Paraskevas, K. (1981): Primitive reflexes and perceptual sensory tests in the elderly – their usefulness in dementia. J. Chron. Dis. 34, 367–377

Behan, P.O., Behan, W.M.H. (1979): Possible immunological factors in Alzheimer's disease. In: *A.I.M. Glen* et al. (Eds.), Alzheimer's disease (pp 33–35). Livingstone, Edinburgh-London-New York

Belmont, I.U., Birch, H.G., Karp, E. (1968): The sequence of errors made to double simultaneous stimulation in older persons. Cortex 4, 280–287

Bender, M., Fink, M., Green, M. (1951): Patterns in perception on simultaneous tests of face and hand. Arch. Neurol. Psychiatr. 66, 355–357

Benes, F.M., Swigar, M.E., Rothman, L.G., Opsahl, Ch., Dowds, M. (1983): CT scan studies on superficial cerebral regions: Frequency and distribution of abnormalities in elderly psychiatric patients. Neurobiol. Aging 4, 289–295

Benson, D.F. (1984): New developments in diagnosis-CAT, PET and NMR. Psychiatr. Annals 14, 192–197

Bente, D. (1964): Die Insuffizienz des Vigilitätstonus. Habilitationsschrift, Erlangen-Nürnberg

Bente, D. (1982): Vigilanzregulation, hirnorganisches Psychosyndrom und Alterserkrankungen: Ein psychophysiologisches Modell. In: *D. Bente, H. Coper, S. Kanowski* (Hrsg.), Hirnorganische Psychosyndrome im Alter. Springer, Berlin-Heidelberg-New York, S. 63–73

Benton, A.L. (1968): Der Benton-Test. Handbuch (Bearbeitung: *O. Spreen*), 3. Aufl. Huber, Bern

Bergener, M. (1984): Gerontopsychiatrische Versorgung. In: *D. Oswald, W.M. Herrmann, S. Kanowski, U.M. Lehr, H. Thomae* (Hrsg.), Gerontologie. Kohlhammer, Stuttgart-Berlin-Köln-Mainz, S. 161–168

Bergman, H., Borg, S., Hindmarsh, T., Ideström, I.-M., Mützell, S. (1980): Computed tomography of the brain, clinical examination and neuropsychological assessment of a random sample of men from the general population. Acta Psychiat. Scand. 62, Suppl. 286, 47–56

Besson, J.A.D., Corrigan, F.M., Iljon Forman, E., Eastwood, L.M., Smith, F.W., Ashcroft, G.W. (1985): Nuclear magnetic resonance (NMR). II. Imaging in dementia. Brit. J. Psychiatr. 146, 31–35

Bierny, J.P., Komar, N.N. (1977): The sylvian cistern on computed tomography scanning. J. Comp. Ass. Tomograph. 1, 227–230

Bigler, E.D., Hubler, A.W., Cullum, C.M., Turkheimer, E. (1985): Intellectual and memory functions in dementia. Computerized axial tomography volume correlations. J. Nerv. Ment. Dis. 173, 347–352

Birch, H.G., Belmont, I., Karp, E. (1967): Delayed information processing and extinction following cerebral damage. Brain 90, 113–130

Bird, J.M. (1982): Computerized tomography, atrophy, and dementia. A review. Progr. Neurobiol. 19, 91–115

Blake, J., Kunkle, E.Ch. (1951): The palmomental reflex. Arch. Neurol. Psychiatr. 65, 337–345

Blessed, B., Tomlinson, B.E., Roth, M. (1968): The association between quantitative measures of dementia and of senile change in the cerebral gray matter of elderly subjects. Brit. J. Psychiatr. 114, 797–811

Bleuler, E. (1972): Lehrbuch der Psychiatrie, 12. Aufl. Springer, Berlin-Heidelberg-New York

Blume, D., Hauss, W.H., Kuhlmeyer, E., Oberwittler, W. (1974): Abschlußbericht der interdisziplinären Untersuchung über den Gesundheitszustand älterer Menschen unter besonderer Berücksichtigung ihres sozialen Status und ihrer gesellschaftlichen Kommunikation. MAGS Altenhilfe 2. Westfalendruck, Dortmund

Bodechtel, G. (1963): Differentialdiagnose neurologischer Krankheitsbilder. Thieme, Stuttgart

Bondareff, W. (1983): Age and Alzheimer's disease. Lancet 1, 1447

Bondareff, W., Baldy, R., Levy, R. (1981): Quantitative computed tomography in senile dementia. Arch. Gen. Psychiatr. 38, 1365–1368

Bondareff, W., Mountjoy, C.Q., Roth, M. (1982): Selective loss of neurones of origin of adrenergic projection to cerebral cortex (nucleus locus coeruleus) in senile dementia. Lancet 1, 783–784

Bonhoeffer, K. (1912): Die Psychosen im Gefolge von akuten Infekten, Allgemeinerkrankungen etc. In: *G. Aschaffenburg* (Hrsg.), Handbuch der Psychiatrie. Deuticke, Leipzig

Bowen, D.M., Davison, A.N., Francis, P.T., Neary, D., Palmer, A.M. (1984): Alzheimer's disease: Importance of acetylcholine and tanglebearing cortical neurones. In: *R.J. Wurtman, S.H. Corkin, J.H. Growdon* (Eds.), Alzheimer's disease: advances in basic research and therapies. Raven Press, New York, pp. 9–97

Brassow, F., Baumann, K. (1978): Volume of brain ventricles in man determined by CT. Neuroradiology 16, 181–182

Brickenkamp, R. (1962): Test d2. Handanweisung. Hogrefe, Göttingen

Brickenkamp, R. (1975a): Stichwort: HAWIE. Handbuch psychologischer und pädagogischer Tests. Hogrefe, Göttingen-Toronto-Zürich, S. 112–117

Brickenkamp, R. (1975b): Stichwort: Benton-Test. Handbuch psychologischer und pädagogischer Tests. Hogrefe, Göttingen-Toronto-Zürich, S. 489–490

Brickenkamp, R. (1975c): Stichwort: Test d2. Handbuch psychologischer und pädagogischer Tests. Hogrefe, Göttingen-Toronto-Zürich, S. 237–240

Brink, T.L., Capri, D. (1978): Senile confusion: Limitations of assessment by the face-hand-test, MSQ, and staff ratings. J. Am. Geriatr. Soc. 26, 380–382

Brinkman, S.O., Largen, J.W. (1984): Changes in brain ventricular sice with repeated CAT scans in suspected Alzheimer's disease. Am. J. Psychiatr. 141, 81–83

Brodal, A. (1969): Neurological anatomy. Oxford University Press, New York-London-Toronto

Brun, A., Gustafson, L. (1976): Distribution of cerebral degeneration in Alzheimer's disease. Arch. Psychiatr. Nervenkr. 223, 15–33

Bull, J.W.D. (1961): The Robert Wartenberg memorial lecture: The volume of the cerebral ventricles. Neurology 11, 1–9

Bumke, D. (1948): Lehrbuch der Geisteskrankheiten. J.F. Bergmann, München

Burhenne, H.J., Davies, H. (1963): The ventricular span in cerebral pneumography. Am. J. Roentgenol. 92, 1164–1176

Carlen, P.L., Wilkinson, D.A. (1980): Alcoholic brain damage and reversible deficits. Acta Psychiatr. Scand. 62, Suppl. 262, 103–118

Christian, W. (1968): Klinische Elektroencephalographie. Thieme, Stuttgart

Christian, W. (1984): Das Elektroencephalogramm (EEG) im höheren Lebensalter. Nervenarzt 55, 517–524

Ciompi, L., Kanowski, S. (1973): Manual zur Dokumentation psychiatrischer Befunde bei Alterskranken. Provisorische Fassung (unveröffentl.)

Ciompi, L., Kanowski, S. (1981): AGP-Dokumentationssystem der Arbeitsgemeinschaft für Gerontopsychiatrie. In: Internationale Skalen für Psychiatrie (Hrsg. CIPS - Collegium Internationale Psychiatriae Scalarum). Beltz, Weinheim

Ciompi, L., Lobrinus, A., Müller, C., Wertheimer, J., Frost, N., Helmchen, H., Hermann, U., Kanowski, S. (1972): Vorschlag für eine gerontopsychiatrische Basisdokumentation. In: *S. Kanowski* (Hrsg.), Janssen Symp. Gerontopsych., 2. Berlin, S. 211–232

Ciompi, L., Lobrinus, A., Müller, C. (1973): Basisdokumentation in der Gerontopsychiatrie: Das AGP-System. In: *M. Bergener* (Hrsg.), Janssen Symp. Gerontopsych., 3. Düsseldorf, S. 130–145

Claveria, L.E., Moseley, I.F., Stevenson, J.F. (1976): The clinical significance of „cerebral atrophy" as shown by CAT. In: *W. Lanksch, E. Kazner* (Eds.), Cranial computerized tomography. Springer, Berlin-Heidelberg-New York, pp. 213–217

Cleary, P.D., Goldberg, I.D., Kessler, L.G., Nycz, G.R. (1982): Screening for mental disorders among primary care patients. Arch. Gen. Psychiatr. 39, 837–840

Coblentz, J.M., Mattis, S. (1973): Presenile dementia: Clinical aspects and evaluation of cerebrospinal fluid dynamics. Arch. Neurol. 29, 299–308

Cole, M.G., Dastoor, D.P., Koszycki, D. (1983): The Hierarchic Dementia Scale. J. Clin. Experiment. Gerontol. 5, 219–234

Constantinidis, J., Garonne, G., DeAjuriaguerra, J. (1962): L'hérédité des démences de l'age avancé. Encéphale 51, 301–344

Constantinidis, J., Krassoievitch, M., Tissot, R. (1969): Corrélations entre le perturbations électroencephalographiques et les lésions anatomo-histologiques dans les démences. Encéphale 58, 19–52

Cooper, B., Bickel, H. (1984): Population screening and the early detection of dementing disorders in old age: A review. Psychol. Med. 14, 81–95

Cooper, B., Sosna, U. (1983): Psychische Erkrankungen in der Altenbevölkerung. Nervenarzt 54, 239–249

Copeland, J.R., Kellehrer, M.J., Kellett, J.M., Gourlay, A.J., Gurland, B.J., Fleiss, J.L., Sharpe, L. (1976): A semi-structured clinical interview for the assessment of diagnosis and mental state in the elderly: The GMS. I. Development and reliability. Psychol. Med. 6, 439–449

Coper, H., Schulze, G. (1980): Pharmakotherapie im Alter. Urban & Schwarzenberg, München-Wien-Baltimore

Corsellis, J.A.N. (1962): Mental illness and the aging brain. Oxford University Press, London

Corsellis, J.A.N. (1969): The pathology of dementia. Brit. J. Hosp. Med. 2, 695–702

Crapper, D.R., Krishman, S.S., Quittkat, S. (1976): Aluminium, neurofibrillary degeneration, and Alzheimer's disease. Brain 99, 67–80

Curth, K. (1978): Altern als sozialstrukturelles Problem. In: *J. Hohmeier, H.-J. Pohl* (Hrsg.), Alter als Stigma. Suhrkamp, Frankfurt/M., S. 31–53

Dalby, M.A. (1970): The diagnostic value of the pollico-mental reflex. Acta Neurol. Scand. 46, 601–608

Dandy, W.E. (1918): Ventriculography following the injection of air into the cerebral ventricles. Ann. Surg. 68, 5–11

Davidoff, L.M., Dyke, C.G. (1946): The normal encephalogram, 2nd ed. Lea & Febiger, Philadelphia

Davies, A.D.M. (1968): The influence of age on Trail-Making-Test performance. J. Clin. Psychol. 24, 96–98

Davies, P., Wolozin, B. (1986): Proceedings of the 1986 meeting of the Society for Neuroscience. Albert Einstein Coll., New York (in press)

DeAjuriaguerra, J., Rego, A., Tissot, R. (1963): Activites motrices stereotypees dans les démences du grand âge. Ann. Med. Psychol. 121, 641–664

DeAjuriaguerra, J., Rey, M., Bellet-Muller, M. (1964): A propos de quelques problèmes posés par le déficit operatoire des vieilliards atteints de démence dégénérative en début d'évolution. Cortex 1, 232–256

DeAjuriaguerra, J., Richard, J., Rodriguez, R., Tissot, R. (1966): Quelques aspects de la désintegration des praxies idéomotrices dans les démences du grand âge. Cortex 3, 438–462

DeLeon, M., Ferris, S.H., George, A.E., Reisberg, B., Kricheff, I., Gershon, S. (1980): Computed tomography evaluations of brain-behavior relationships in senile dementia of the Alzheimer's type. Neurobiol. Aging 1, 69–79

Dow, R.S. (1974): Some novel concepts of cerebellar physiology. Mt. Sinai J. Med. 41, 103–119

Drachman, D.A., Sahakian, B.J. (1980): Memory and cognitive function in the elderly; a preliminary trial of physostigmin. Arch. Neurol. 17, 407–410

Drayer, B.P., Heyman, A., Wilkinson, W., Barrett, L., Weinberg, T. (1985): Early-onset Alzheimer's disease: An analysis of CT findings. Ann. Neurol. 17, 407–410

Earnest, M.P., Heaton, R.K. Wilkinson, W.E., Manke, W.F. (1979): Cortical atrophy, ventricular enlargement and intellectual impairment in the aged. Neurology 29, 1138–1143

Englund, E., Brun, A. (1981): Senile dementia: A structural basis for etiological and therapeutic considerations. In: *C. Perris, G. Struwe, B. Jansson* (Eds.). Elsevier, Amsterdam, pp. 951–956

Esquirol, E. (1845): Mental maladies: A treatise on insanity. Lea & Blanchard, Philadelphia

Evans, J.G. (1983): Towards 2201-population changes: Implications for care. The health services. J. Royal Soc. Health 103, 220–221, 238

Fähndrich, E., Gebhardt, R., Neumann, H. (1981): Zum Problem der Diagnosensicherung des hirnorganischen Psychosyndroms. Arch. Psychiatr. Nervenkr. 229, 239–248

Ferguson, I.T., Lenman, J.A.R., Johnston, B.B. (1978): Habituation of the orbicularis oculi reflex in dementia and dyskinetic states. J. Neurol. Neurosurg. Psychiatr. 41, 824–828

Ferszt, R., Gertz, H.J. (1982): Morphologie des physiologischen Alterns und des hirnorganischen Psychosyndroms. In: *D. Bente, H. Coper, S. Kanowski* (Hrsg.), Hirnorganische Psychosyndrome im Alter. Springer, Berlin-Heidelberg-New York, S. 123–153

Filley, C.M., Brownell, H.H., Albert, M.L. (1985): Education provides no protection against Alzheimer's disease. Neurology 35, 1781–1784

Fischer, P.A., Jacobi, P. (1978): Diagnostik hirnorganischer Störungen. In: *L.J. Pongratz* (Hrsg.), Handbuch der Psychologie, 2. Halbbd. Hogrefe, Göttingen-Toronto-Zürich, S. 1756–1782

Fogel, M.L. (1964): The intelligence-quotient as an index of brain damage. Am. J. Orthopsychiatr. 34, 555–562

Folstein, M.F., Breitner, C.S. (1982): Language disorder predicts familial Alzheimer's disease. In: *S. Corkin* et al. (Eds.), Alzheimer's disease (Aging Vol. 19). Raven Press, New York, S. 197–200

Folstein, M.F., Folstein, S.E., McHugh, P.R. (1975): „Mini Mental State". A practical method for grading the cognitive state of patients for the clinician. J. Psychiatr. Res. 12, 189–198

Folstein, M.L., McHugh, P.R. (1978): Dementia syndrome of depression. In: *R. Katzman, R.D. Terry, K.L. Bick* (Eds.), Alzheimer's disease: senile dementia and related disorders. Raven Press, New York, S. 87–93

Ford, Ch.V., Winter, J. (1981): Computerized axial tomograms and dementia in elderly patients. J. Gerontol. 36, 164–169

Fox, J.H., Kaszniak, A.W., Huckman, M.S. (1979): Computerized tomographic scanning not very helpful in dementia – nor in craniopharyngioma. N. Engl. J. Med. 300, 437

Fox, J.H., Topel, J.L., Huckman, M.S. (1975): Use of computerized tomography in senile dementia. J. Neurol. Neurosurg. Psychiatr. 38, 948–953

Franke, H. (1973): Was gibt es Neues und Wissenswertes auf dem Gebiet der Geriatrie? Z. Allgemeinmed. 49, 599–605

Frey, T.S., Sjögren, H. (1959): The electroencephalogram in elderly persons suffering from neuropsychiatric disorders. Acta Psychiatr. Scand. 34, 438–450

Freytag, H.W., Walter, B., Weber, V., Wulffen, H. v. (1979): Welche Aussagekraft besitzen die geläufigen psychodiagnostischen Testverfahren für den Nachweis eines organischen Hirnschadens. Arch. Psychiatr. Nervenkr. 227, 109–120

Gado, M., Hughes, G.P., Naidich, T., Moran, C. (1979): Atrophy versus aging. J. Comput. Assist. Tomography 3, 553

Gado, M., Hughes, G.P., Danziger, W., Chi, D. (1983): Aging, dementia, and brain atrophy. A longitudinal computed tomography study. Am. J. Neurorad. 4, 699–702

Gainotti, G., Caltagirone, C., Masullo, C., Miceli, G. (1980): Patterns of neuropsychologic impairment in various groups of dementia. In: *L. Amaducci* (Ed.), Aging of the brain and dementia (Aging Vol. 13). Raven Press, New York, S. 245–250

Gajdusek, D.C. (1985): Hypothesis: Interference with axonal transport of neurofilament as a common mechanism in certain diseases of the central nervous system. N. Engl. J. Med. 312, 714–719

Gall, M. v., Becker, H. (1978): Zur Anwendung der Computertomographie in der klinischen Praxis. Fortschr. Neurol. Psychiatr. 46, 361–368

Garcia, C.A., Reding, M.J., Blass, J.P. (1981): Overdiagnosis of dementia. J. Am. Geriat. Soc. 29, 407–410

Gebhardt, R., Pietzcker, A., Freudenthal, K., Langer, Ch. (1981): Die Bildung von Syndromen im AMP-System. Arch. Psychiatr. Nervenkr. 231, 93–109

Gerhard, H., Jörg, J., Lehmann, H.J. (1982): Die cerebrale Refraktärperiode des somatosensorischen Systems bei der Diagnose hirnatrophischer Erkrankungen. Nervenarzt 53, 572–575

Gerhard, L., Bergener, M., Homayun, M. (1972): Vascular changes in Alzheimer's disease. J. Neurol. 201, 43–61

Gibbs, F.A., Gibbs, E.L. (1971): Elektroenzephalographie. Klinische Erfahrungen, Möglichkeiten und Grenzen. G. Fischer, Stuttgart

Girke, W., Kanowski, S. (1972): Elektroenzephalographische Untersuchungen der Vigilanz bei psychischen Störungen im höheren Alter und ihre therapeutische Bedeutung. Act. Gerontol. 2, 279–286

Gomori, J.M., Steiner, I., Melamed, E., Cooper, G. (1984): The assessment of changes in brain volume using combined linear measurements. Neuroradiology 26, 21–24

Gonzales, C.F., Lantieri, R.L., Nathan, R.J. (1978): The CT scan appearance of the brain in the normal elderly population: A correlative study. Neuroradiology 16, 120–122

Goodin, D.S, Squires, K.C., Starr, A. (1978): Long latency event-related components of the auditory-evoked potential in dementia. Brain 101, 635–648

Gordon, E.B., Sim, M. (1967): The EEG in presenile dementia. J. Neurol. Neurosurg. Psychiatr. 30, 285–291

Gordon, N.G. (1972): The Trail Making Test in neuropsychological diagnosis. J. Clin. Psychol. 28, 167–169

Gosling, R.H. (1955): The association of dementia with radiologically demonstrated cerebral atrophy. J. Neurol. Neurosurg. Psychiatr. 18, 129–133

Green, M., Fink, K. (1954): Standardization of the Face Hand Test. Neurology 4, 221–227

Gross, G., Huber, G., Schüttler, R. (1982): Möglichkeiten und Grenzen der kranialen Computertomographie bei psychiatrischen Krankheiten und Störungen. Lebensversicherungsmed. 1, 3–9

Gruenberg, E.M. (1961): A mental health survey of elder persons. In: *P.H. Hoch* (Ed.), Comparative epidemiology of the mental disorders. Grune & Stratton, New York-London, pp. 13–23

Gruenberg, E.M. (1978): Epidemiology. In: *R. Katzman, R.D. Terry, K.L. Bick* (Eds.), Senile dementia and related disorders (Aging Vol. 7). Raven Press, New York, pp. 323–326

Grumme, T. (1977): Die Breite der 3. Hirnkammer vom Frühgeborenen bis ins 10. Dezennium. Fortschr. Neurol. Psychiatr. 45, 223–268

Gurland, B.J., Fleiss, J.L., Goldberg, G., Sharpe, L., Copeland, J.R., Kellehrer, M.J., Kellett, J.M. (1976): A semi-structured clinical interview for the assessment of diagnosis and mental state in the elderly: The GMS. II. A factor analysis. Psychol. Med. 6, 451–459

Gustafson, L. (1975): Psychiatric symptoms in dementia with onset in the presenile period. Acta Psychiatr. Scand. 58, Suppl. 257, 1–35

Gustafson, L. (1985): Differential diagnosis with special reference to treatable dementias and pseudodementia conditions. Dan. Med. Bull. 32, Suppl. 1, 55–60

Gustafson, L., Nilsson, L. (1982): Differential diagnosis of presenile dementia on clinical grounds. Acta Psychiatr. Scand. 65, 194–209

Gutzmann, H. (1984a): Psychopharmakotherapie. In: *W.D. Oswald, W.M. Herrmann, S. Kanowski, U.M. Lehr, H. Thomae* (Hrsg.), Gerontologie. Kohlhammer, Stuttgart, S. 373–380

Gutzmann, H. (1984b): Frontallappensyndrome bei (prä-)senilen Demenzen vom Alzheimer-Typ: Eine korrelationsstatistische Untersuchung. Z. Gerontol. 17, 128–131

Gutzmann, H., Avdaloff, W. (1980): Mental impairment (dementia) and cerebral atrophy in geriatric patients. Mech. Ageing Development 14, 459–468

Gutzmann, H., Kühl, K.-P. (1987a): Emotion control and cerebellar atrophy in senile dementia. Arch. Gerontol. Geriatr.6, 61–71

Gutzmann, H., Kühl, K.-P. (1987b): Klinische Beurteilungsebenen hirnorganischer Psychosyndrome: Zum Problem einer differenzierten Befunderhebung. In: *H. Coper, H. Heimann, S. Kanowski, H. Künkel* (Hrsg.), Hirnorganische Psychosyndrome im Alter, III. Springer, Berlin-Heidelberg-New York-Tokio, S. 29–53

Guy, W., Ban, T.A. (1985): The AGP system. Translation of: *L. Ciompi, S. Kanowski, H. Krüger, R. Urban, H. Gutzmann* (Hrsg.), Das AGP-System: Manual zur Dokumentation psychiatrischer Befunde bei Alterskranken, 2. Fassung. Springer, Berlin-Heidelberg-New York-Tokio

Gyldensted, C. (1977): Measurements of normal ventricular system and hemispheric sulci of 100 adults with computed tomography. Neuroradiology 14, 183–192

Gyldensted, C., Kosteljanetz, M. (1975): Measurements of the normal hemispheric sulci with computer tomography: A preliminary study on 44 adults. Neuroradiology 10, 147–149

Gyldensted, C., Kosteljanetz, M. (1976): Measurements of the normal ventricular system with computer tomography of the brain. A preliminary study on 44 adults. Neuroradiology 10, 205–213

Hachinski, V.C., Iliff, L.D., Zilhka, D., du Boulay, D.H., McAllister, V.L., Marshall, J., Ross Russell, R.W., Symon, L. (1975): Cerebral blood flow in dementia. Arch. Neurol. 32, 632–637

Hamilton, N.G., Frick, R.B., Takahashi, T., Hopping, M.W. (1983): Psychiatric symptoms and cerebellar pathology. Am. J. Psychiatr. 140, 1322–1326

Hanson, J., Levander, B., Liliequist, B. (1975): Size of intracerebral ventricles as measured with computer tomography, encephalography and echoventriculography. Acta Radiol. Suppl. 346, 98–106

Hartje, W., Orgass, B. (1972): Die diagnostische Effizienz von drei psychologischen Verfahren zur Auslese hirngeschädigter Patienten. Arch. Psychiatr. Nervenkr. 216, 172–187

Hatazawa, J., Masatoshi, I., Haratsugu, Y., Matsuzawa, T. (1982): Sex differences in brain atrophy during aging. J. Am. Geriatr. Soc. 30, 235–239

Haubek, A., Lee, R. (1979): Computed tomography in alcoholic cerebellar atrophy. Neuroradiology 18, 77–79

Haug, G. (1977): Age and sex dependence of the size of normal ventricles on computed tomography. Neuroradiology 14, 201–204

Haug, J.O. (1962): Pneumencephalographic studies in mental disease. Acta Psychiatr. Scand. 38, Suppl. 165, 11–104

Heath, R.G. (1977): Modulation of emotion with a brain pacemaker. J. Nerv. Ment. Dis. 165, 300–317

Hedde, J.P., Reischies, F.M. (1986): Bildgebende Hirndiagnostik in der Psychiatrie. Nervenarzt 57, 65–79

Hedde, J.P., Reischies, F.M., Gutzmann, H., Felix, R., Helmchen, H. (1985): Measurements of regional cerebral blood flow in psychiatry. In: *A. Hartmann, S. Hoyer* (Eds.), Methods of cerebral blood flow and metabolism measurements in man. Springer, Berlin-Heidelberg-New York, pp. 276–277

Hegerl, U., Klotz, S., Ulrich, G. (1985): Späte akustisch evozierte Potentiale-Einfluß von Alter, Geschlecht und unterschiedlichen Untersuchungsbedingungen. Z. EEG-EMG 16, 171–178

Heiss, W.-D. (1985): Positronenemissions- und Kernspinresonanztomographie. In: *D. Bente, H. Coper, S. Kanowski* (Hrsg.), Hirnorganische Psychosyndrome im Alter II. Springer, Berlin-Heidelberg-New York, S. 113–124

Helmchen, H. (1961): Zur Analyse des sogenannten Dermatozoenwahns. Nervenarzt 32, 509–513

Helmchen, H., Kanowski, S., Künkel, H. (1967): Die Altersabhängigkeit der Lokalisation von EEG-Herden. Arch. Psychiatr. Z. Ges. Neurol. 209, 474–483

Henderson, A.S., Huppert, F.A. (1984): Editorial: The problem of mild dementia. Psychol. Med. 14, 5–11

Heston, L.L. (1984): Down's syndrome and Alzheimer's dementia. Defining an association. Psychiatr. Developm. 4, 287–294

Heston, L.L., Mastri, A.R., Anderson, A., White, J. (1981): Dementia of the Alzheimer's type. Clinical genetics, natural history and associated conditions. Arch. Gen. Psychiatr. 38, 1085–1090

Hirashima, Y., Shindo, K., Endo, S. (1983): Measurement of the area of the anterior horn of the right lateral ventricle for diagnosis of brain atrophy by CT. Neuroradiology 25, 23–27

Hounsfield, G.N. (1973): Computerized axial scanning (tomography). Part 1: Description of system. Brit. J. Radiol. 46, 1016–1022

Hoyer, S. (1978a): Das organische Psychosyndrom. Nervenarzt 49, 201–207

Hoyer, S. (1978b): Blood flow and oxydative metabolism of the brain in different phases of dementia. In: *R. Katzman, R.D. Terry, K.L. Bick* (Eds.), Alzheimer's disease: Senile dementia and related disorders (Aging Vol. 7). Raven Press, New York, pp. 219–226

Hubbard, O., Sunde, D., Goldensohn, D.S. (1976): Elektroencephalogr. Clin. Neurophysiol. 40, 407–417

Huckman, M.S., Fox, J.H., Topel, J.L. (1975): Criteria of the diagnosis of brain atrophy by computerized tomography. Radiology 116, 85–92

Hughes, Ch.P., Berg, L., Danziger, W.L., Coben, L.A., Martin, R.L. (1982): A new clinical scale for the staging of dementia. Brit. J. Psychiatr. 140, 566–572

Iivainen, M. (1975a): Pneumencephalographic and clinical characteristics of diffuse cerebral atrophy. Acta Neurol. Scand. 51, 310–327

Iivainen, M. (1975b): Statistical correlations of diffuse cerebral atrophy, with special reference to diagnostic and aetiological clues. Acta Neurol. Scand. 51, 365–379

Irving, G., Robinson, R., McAdams, W. (1970): The validity of some cognitive tests in the diagnosis of dementia. Brit. J. Psychiatr. 117, 149–156

Ishii, T., Haga, S. (1976): Immunoelectronmicroscopic localisation of immunoglobulins in amyloid fibrils of senile plaques. Acta Neuropathol. (Berlin) 36, 243–249

Jacobs, L., Kinkel, W.R., Painter, F., Murawski, J., Heffner, R.R. (1978): Computerized tomography in dementia with special reference to changes in size of normal ventricles during aging and NPH. In: *R. Katzman, R.D. Terry, K.L. Bick* (Eds.), Alzheimer's disease: Senile dementia and related disorders (Aging Vol. 7). Raven Press, New York, pp. 241–260

Jacobson, P.L., Farmer, T.W. (1979): The „hypernormal" CT scan in dementia: Bilateral isodense subdural haematomas. Neurology 29, 1522–1524

Jacoby, R.J., Levy, R. (1980a): Computed tomography in the elderly: II. Senile dementia: Diagnosis and functional impairment. Brit. J. Psychiatr. 136, 256–269

Jacoby, R.J., Levy, R. (1980b): Computed tomography in the elderly: III. Affective disorders. Brit. J. Psychiatr. 136, 270–275

Jacoby, R.J., Dolan, R.J., Levy, R., Baldy, R. (1983): Quantitative computed tomography in elderly depressed patients. Brit. J. Psychiatr. 143, 124–127

Jacoby, R.J., Levy, R., Bird, J. (1981): Computed tomography and the outcome of affective disorders: A follow up study of elderly patients. Brit. J. Psychiatr. 139, 256–269

Jacoby, R.J., Levy, R., Dawson, J.M. (1980): Computed tomography in the elderly: I. The normal population. Brit. J. Psychiatr. 136, 249–255

Jaspers, K. (1946): Allgemeine Psychopathologie, 4. Aufl. Springer, Berlin

Jenkyn, L.R., Walsh, D.B., Culver, C.M., Reeves, A.G. (1977): Clinical signs in diffuse cerebral dysfunction. J. Neurol. Neurosurg. Psychiatr. 40, 956–966

Jonsson, C.-D., Waldton, S., Mälhammar, G. (1972): The psychiatric symptomatology in senile dementia assessed by means of an interview. Acta Psychiatr. Scand. 48, 103–121

Jorm, A.F. (1985): Subtypes of Alzheimer's dementia: A conceptual and critical review. Psycholog. Med. 15, 543–553

Jorm, A.F., Henderson, A.S. (1985): Possible improvements to the diagnostic criteria of dementia in DSM III. Brit. J. Psychiatr. 147, 394–399

Junkers, G., Kanowski, S., Paur, R. (1976): Forschung, Lehre und Krankenversorgung aus der Sicht einer Abteilung für Gerontopsychiatrie. Gerontologie 9, 151–175

Kaneko, H. (1969): Epidemiological studies of mental disorders of the aged in Japan. In: Proceedings of the 8th International Congress of Gerontology, Vol. 1: Abstracts, pp. 248–287

Kanowski, S. (1971): EEG und Alterspsychiatrie. Nervenarzt 42, 347–356

Kanowski, S., Coper, H. (1982): Das hirnorganische Psychosyndrom als Ziel pharmakologischer Beeinflussung. In: *D. Bente, H. Coper, S. Kanowski* (Hrsg.), Hirnorganische Psychosyndrome im Alter. Springer, Berlin-Heidelberg-New York, S. 3–22

Kanowski, S., Hedde, J.P. (1986): Arzneimittel für die Indikation „Hirnorganisch bedingte Leistungsstörungen". In: *W. Dölle, B. Müller-Oerlinghausen, U. Schwabe* (Hrsg.), Grundlagen der Arzneimitteltherapie. Bibliographisches Institut, Zürich, S. 154–171

Kanowski, S., Krüger, H., Kühl, K.-P. (1985): The AGP-system: Assessment of symptoms in psychogeriatric patients. In: *J. Traber, W.H. Gispen* (Eds.), Senile dementia of the Alzheimer type. Springer, Berlin-Heidelberg-New York-Tokyo, pp. 44–59

Kanowski, S., Werner, V. (1975): Frequency, symptomatology and clinical assessment of chronic organic brain syndromes in various patient populations. Proceedings of the XIth Intern. Congr. Gerontol. Jerusalem

Karasu, T.B., Katzman, R. (1976): Organic brain syndromes. In: *L. Bellak, T.B. Karasu* (Eds.), Geriatric psychiatry: A handbook for psychiatrists and primary care physicians. Grune & Stratton, New York-San Francisco-London

Kase, C.S. (1986): „Multi-Infarct" dementia – a real entity? J. Am. Geriat. Soc. 34, 482–484

Kaszniak, A.W., Garron, D.C., Fox, J.H., Bergen, D., Huckman, M.S. (1979): Cerebral atrophy, EEG slowing, age, education, and cognitive functioning in suspected dementia. Neurology 29, 1273–1279

Katzman, R. (1976): The prevalence and malignancy of Alzheimer's disease. Arch. Neurol. 33, 217–218

Katzman, R. (1983): Biological aspects of Alzheimer's disease. Banbury report 15. Cold Spring Harbour Laboratory, pp. 435–476

Kaufman, A. (1968): The substitution test: A survey of studies on organic mental impairment and the role of learning and motor factors in test performance. Cortex 4, 47–63

Kay, D.W., Beamish, P., Roth, M. (1964): Old age mental disorders in Newcastle upon Tyne. Part II. Brit. J. Psychiatr. 110, 668–682

Kellog, R.T. (1980): Is conscious attention necessary for long-term storage? J. Experiment. Psychol. 6, 379–390

Kirshner, H.S., Webb, W.G., Kelly, M.P. (1984): The naming disorder of dementia. Neuropsychologia 22, 23–30

Klawans, H.L., Goodwin, J.A. (1969): Reversal of the glabellar reflex in parkinsonism by L-Dopa. J. Neurol. Neurosurg. Psychiatr. 32, 423–427

Klein, G. (1971): The palmomental reflex in psychiatry. Acta Psychiatr. Scand. 47, 230–237

Kleist, K. (1927): Gegenhalten (motorischer Negativismus), Zwangsgreifen und Thalamus opticus. Monatsschr. Psychiatr. Neurol. 65, 317–396

Kluge, W.H. (1981): Normale Dichteverhältnisse definierter Hirnareale in verschiedenen Altersgruppen. Eine Absorptionsanalyse mittels axialer Computer-Tomographie. Inauguraldissertation, FU Berlin

Knudsen, P.A. (1958): Ventrikeles atorreiseshold. Hansen, Odense

Knupfer, L., Spiegel, R. (1986): Differences in olfactory test performance between normal aged, Alzheimer and vascular type dementia individuals. Int. J. Geriatr. Psychiatr. 1, 3–14

Koehler, K., Saß, H. (1984): Diagnostisches und statistisches Manual psychischer Störungen DSM III (Deutsche Bearbeitung). Beltz, Weinheim

Kohlmeyer, K., Shamena, A.R. (1982): Zerebrale Computertomographie als differentialdiagnostisches Instrumentarium bei gerontopsychiatrischen Erkrankungen. In: *B. Fischer, S. Lehrl* (Hrsg.), Differentialdiagnose Depression – beginnende sowie chronische zerebrovaskuläre Insuffizienz. Pharmazeutische Verlagsgesellschaft, München, S. 89–104

Kohs, S.C. (1923): Intelligence measurement. MacMillan, New York

Koller, W.C., Glatt, S.L., Perlik, S., Huckman, M.S., Fox, J.H. (1981): Cerebellar atrophy demonstrated by computed tomography. Neurology 31, 405–412

Korman, M., Blumberg, S. (1963): Comparative efficiency of some tests of cerebral damage. J. Consult. Psychol. 27, 303–309

Kraepelin, E. (1910): Psychiatrie. Ein Lehrbuch für Studierende und Ärzte, Vol. II, 1. 8. Aufl. Kapitel: „Das senile und präsenile Irresein". J.A. Barth, Leipzig, S. 553–632

Kramer, M. (1980): The rising pandemic of mental disorders and associated chronic diseases and disabilities. Epidemiological research as a basis for the organisation of extramural psychiatry. Acta Psychiatr. Scand. 56, Suppl. 285, 382–397

Krankenhagen, B., Köhler, G.-K. (1973): Die Alzheimersche Erkrankung. Fortschr. Neurol. Psychiatr. 41, 141–165

Kreutzberg, G.W. (1982): Physiologie und Pathophysiologie des intraneuronalen Transports. In: *D. Bente, H. Coper, S. Kanowski* (Hrsg.), Hirnorganische Psychosyndrome im Alter. Springer, Berlin-Heidelberg-New York-Tokio, S. 154–161

Kuhlmeyer, E. (1974): Dokumentation der Lebenssituation über 65jähriger in Berlin. Senator für Arbeit und Soziales, Berlin (West)

Kutty, I.N., Prendes, J.L. (1981): Psychosis and cerebellar degeneration. J. Nerv. Ment. Dis. 169, 390–391

Ladurner, G. (1983): Zur Bedeutung der apparativen Diagnostik bei der ätiologischen Zuordnung dementieller Prozesse. Nervenarzt 54, 171–180

Larson, T., Sjögren, T., Jacobsen, G. (1963): Senile dementia. A clinical, sociomedical and genetic study. Acta Psychiatr. Scand. 39, Suppl. 167, 1–259

Last, R., Tompsett, D.H. (1953): Casts of cerebral ventricles. Brit. J. Surg. 40, 525–543

Lauter, H. (1970): Über Spätformen der Alzheimerschen Krankheit und ihre Beziehung zur senilen Demenz. Psychiatr. Clin. 3, 169–189

Lauter, H. (1972): Organisch bedingte Alterspsychosen. In: *K.P. Kisker, J.-E. Meyer, M. Müller, E. Strömgren* (Hrsg.), Psychiatrie der Gegenwart, Bd. II, Teil 2. Springer, Berlin-Heidelberg-New York, S. 1103–1142

Lauter, H. (1980): Gerontopsychiatrie – Die somatische Dimension. Tropon, Köln

Lauter, H. (1983): Demenzen. In: *U.H. Peters* (Hrsg.), Kindlers „Psychologie des 20. Jahrhunderts". Psychiatrie Bd. 2. Beltz, Weinheim, S. 67–93

Lauter, H. (1985): What do we know about Alzheimer's disease today? Dan. Med. Bull. 32, Suppl. 1, 1–21

Lauter, H., Meyer, J.E. (1968): Clinical and nosological concepts of senile dementia. In: *Ch. Müller, L. Ciompi* (Eds.), Senile dementia. Huber, Bern-Stuttgart, pp. 13–26

LeMay, M., Hochberg, F.H. (1979): Ventricular differences between hydrostatic hydrocephalus and hydrocephalus ex vacuo by computed tomography. Neuroradiology 17, 191–195

Lee, H.S., Altamarino, L.S., Toglia, J.U. (1978): Cerebellar atrophy: Pneumencephalography and computerized tomography correlations. Neuroradiology 16, 179–180

Levy, R., Isaacs, A., Hawks, G. (1970): Neurophysiological correlates of senile dementia: I. Motor and sensory nerve conduction velocity. Psychol. Med. 1, 40–47

Libow, L.S. (1977): Senile dementia and „pseudosenility": Clinical diagnosis. In: *C. Eisdorfer, R.O. Friedel* (Eds.), Cognitive and emotional disturbances in the elderly. Year book medical publishers Inc., Chicago-London, pp. 75–88

Lindgren, E. (1948): A pneumographic study of the temporal horn. Acta Radiol. (Stockholm) Suppl. 69

Lipowski, Z.J. (1986): Demenz. In: *A.M. Fredman, H.I. Kaplan, B.J. Sadock, U.H. Peters* (Hrsg.), Psychiatrie in Klinik und Praxis, Bd. 2. Thieme, Stuttgart-New York, S. 333–345

Lischewski, R., Aschoff, J.C. (1978): Der Palmomentalreflex. Nervenarzt 49, 700–705

Lishman, W.A. (1978): Organic psychiatry. Blackwell, Oxford-London-Edinburgh-Melbourne

Liston, E.H. (1979a): The clinical phenomenology of presenile dementia. J. Nerv. Ment. Dis. 167, 329–336

Liston, E.H. (1979b): Clinical findings in presenile dementia. A report of 50 cases. J. Nerv. Ment. Dis. 167, 337–342

Liston, E.H., LaRue, A. (1983a): Clinical differentiation of primary degenerative and multi-infarct-dementia: A critical review of the evidence. Part I: Clinical studies. Biol. Psychiatr. 18, 1451–1465

Liston, E.H., LaRue, A. (1983b): Clinical differentiation of primary degenerative and multi-infarct-dementia: A critical review of the evidence. Part II: Pathological studies. Biol. Psychiatr. 18, 1467–1484

Lohr, J.B., Jeste, D.V. (1986): Cerebellar pathology in schizophrenia? A neuronometric study. Biol. Psychiatr. 21, 865–875

Lombardo, N.E. (1985): History of ADRDA. Paper presented at the 1st meeting of Alzheimer's Disease International. Leuwen/Belgium

Loomis, A.L., Harvey, E.N., Hobart, G.A. (1937): Cerebral status during sleep as studied by human brain potentials. J. Exp. Psychol. 21, 127–144

Luce, R.A., Rothschildt, D. (1953): The correlations of electroencephalographic and clinical observations in psychiatric patients over 65 years. J. Gerontol. 8, 167–172

Mann, A.H. (1973): Cortical atrophy and air encephalography: A clinical and radiological study. Psychol. Med. 3, 374–378

Marburg, O. (1936): Symptomatologie der Erkrankungen des Kleinhirns. In: *O. Bumke, O. Förster* (Hrsg.), Handbuch der Neurologie, Bd. 5. Springer, Berlin, S. 595

Marsden, C.D. (1978): The diagnosis of dementia. In: *A.D. Isaacs, F. Post* (Eds.), Studies in geriatric psychiatry. John Wiley, Chichester-New York-Brisbane-Toronto, pp. 95–118

Marsden, C.D. (1984): Neurological causes of dementia other than Alzheimer's disease. In: *D.W. Kay, G.D. Burrows* (Eds.), Handbook of studies on psychiatry and old age. Elsevier, Amsterdam-New York-Oxford, pp. 145–167

Matejcek, M. (1981): Das EEG am alternden Menschen. In: *D. Platt* (Hrsg.), Funktionsstörungen des Gehirns im Alter. Schattauer, Stuttgart-New York, pp. 145–159

Matsuyama, S.S., Jarvik, L.F., Kumar, V. (1985): Dementia: Genetics. In: *T. Arie* (Ed.), Recent advances in psychogeriatrics. Churchill Livingstone, Edinburgh, pp. 45–70

Matthews, G.G., Booker, H.E. (1972): Pneumencephalographic measurement and neuropsychological test performance in human adults. Cortex 8, 69–92

Mayeux, R., Stern, Y., Spanton, S. (1985): Heterogeneity in dementia of the Alzheimer type: Evidence of subgroups. Neurology 35, 453–461

McAdam, W., Robinson, R.A. (1956): Senile intellectual deterioration and the electroencephalogram: A quantitative correlation. J. Ment. Sci. 102, 819–825

McDonald, J.R. (1963): Variability of the palmomental reflex. J. Nerv. Ment. Dis. 136, 207–215

McFie, J. (1969): Psychological testing in clinical neurology. In: *W.L. Smith, M.J. Philippus* (Eds.), Neuropsychological testing in organic brain dysfunction. Thomas, Springfield, pp. 83–100

McKhann, G., Drachman, D., Folstein, M., Katzman, R., Price, D., Stadlan, E.M. (1984): Clinical diagnosis of Alzheimer's disease: Report of the NINCDS-ADRDA work-group under the auspices of department of health and human services task force on Alzheimer's disease. Neurology 34, 939–944

Meese, W., Grumme, T. (1980): Die Beurteilung hirnatrophischer Prozesse mit Hilfe der Computertomographie. Fortschr. Neurol. 48, 494–509

Meese, W., Kluge, W., Grumme, T., Hopfenmüller, W. (1980): CT-evaluation of the CSF-spaces of healthy persons. Neuroradiology 19, 131–136

Meese, W., Lanksch, W., Wende, S. (1976): Cerebral atrophy and computerized tomography – aspects of a qualitative and quantitative analysis. In: *W. Lanksch, E. Kazner* (Eds.), Cranial computerized tomography. Springer, Berlin-Heidelberg-New York, pp. 222–232

Mehrain, P., Yamada, M., Tarnowska-Dzidusko, E. (1975): Quantitative study on dendrites and dendritic spines in Alzheimer's disease and senile dementia. In: *G.W. Kreutzberg* (Ed.), Physiology and pathology of dendrites. Raven Press, New York, pp. 453–458

Menzer, L., Sabin, T., Mark, V.H. (1975): Computerized axial tomography: Use in the diagnosis of dementia. J. Am. Med. Assoc. 234, 754–757

Messert, B., Wannamaker, B.B., Dudley, A.W. (1972): Reevaluation of the size of the lateral ventricles of the brain. Neurology 22, 941–951

Meyer-Gross, W., Slater, E., Roth, M. (1969): Clinical Psychiatry, 3rd ed. Balliere, Tindall & Cassell, London, pp. 586–629

Meyer-König, E., Riederer, M., Schunk, W. (1984): Zur Psychopathologie der senilen Demenz bei Pflegeheimbewohnern. Z. Gerontol. 17, 113–116

Mishara, B.L. (1979): Environment and Face-Hand-Test performance in the institutionalized elderly. J. Gerontol. 34, 692–696

Möller, A. (1986): Körperlich begründbare Psychosen: Traditionelles Verständnis und DSM III-Nomenklatur. Fortschr. Neurol. Psychiatr. 54, 318–320

Montada, L. (1982): Die geistige Entwicklung aus der Sicht Jean Piaget's. In: *R. Oerter, L. Montada* (Hrsg.), Entwicklungspsychologie. Urban & Schwarzenberg, München-Wien-Baltimore, S. 375–424

Mühler, E. (1958): Der Palmomentalreflex. Nervenarzt 29, 340–344

Müller, Ch. (1967): Alterspsychiatrie. Thieme, Stuttgart

Müller, Ch. (1975): Psychiatrie. In: *W.H. Hauss, W. Oberwittler* (Hrsg.), Geriatrie in der Praxis. Springer, Berlin-Heidelberg-New York, S. 157–164

Müller, H.F., Schwartz, A. (1978): Electroencephalograms and autopsy findings in gerontopsychiatry. J. Gerontol. 33, 504–513

Mundy-Castle, A.C., Hurst, A.L., Beerstecher, D.M., Prinsloo, T. (1954): The electroencephalogram in senile psychoses. Elektroencephalogr. Clin. Neurophysiol. 6, 245–252

Naeser, M.A., Gebhardt, C., Levine, H.L. (1980): Decreased computerized tomography numbers in patients with presenile dementia. Arch. Neurol. 37, 401–409

Naguib, M., Levy, R. (1982): Prediction of outcome in senile dementia – A computed tomography study. Brit. J. Psychiatr. 140, 263–267

Nandy, K. (1978): Brain-reactive antibodies in aging and senile dementia. In: *R. Katzman, R.D. Terry, K.L. Bick* (Eds.), Alzheimer's disease: Senile dementia and related disorders. Raven Press, New York, pp. 503–512

Nasrallah, H.A., Jacoby, C.G., McCalley-Whitters, M. (1981): Cerebellar atrophy in schizophrenia and mania. Lancet 1, 1102

Naugle, R., Cullum, C.M., Bigler, E.D., Massman, P.J. (1985): Neuropsychological and computerized axial tomography volume characteristics of empirically derived dementia subgroups. J. Nerv. Ment. Dis. 173, 596–604

Nie, N.H., Hull, C.H., Jenkins, J.G. (1975): Statistical package for the social sciences, 2nd ed. McGraw Hill, New York

Nielsen, R., Petersen, O., Thygesen, P., Willanger, R. (1966): Encephalographic cortical atrophy. Relationships to ventricular atrophy and intellectual impairment. Acta. Radiol. Diagn. 4, 437–448

Nott, P.N., Fleminger, J.J. (1975): Presenile dementia: The difficulties of early diagnosis. Acta Psychiatr. Scand. 51, 210–217

Obrist, W.D. (1954): The electroencephalogram of normal aged adults. Electroencephalogr. Clin. Neurophysiol. 6, 235–244

Obrist, W.D. (1978): Electroencephalography in aging and dementia. In: *R. Katzman, R.D. Terry, K.L. Bick* (Eds.), Alzheimer's disease: Senile dementia and related disorders. Raven Press, New York, pp. 227–232

Obrist, W.D. (1979): Electroencephalographic changes in normal aging and dementia. In: *F. Hoffmeister, T. Müller* (Eds.), Bayer Symposium VII: Brain function in old age. Springer, Berlin-Heidelberg-New York-Tokio, pp. 102–111

Obrist, W.D., Busse, E.W. (1962): Relation of the EEG to intellectual function in senescence. J. Gerontol. 17, 197–206

Oesterreich, K. (1984): Nosologie und Klassifikation dementieller Prozesse – Allgemeine Psychopathologie der Demenz. In: *B. Fischer, S. Lehrl* (Hrsg.), Zerebrale Insuffizienz im Alter. Narr, Tübingen, S. 25–40

Oesterreich, K., Hoyer, S. (1986): Die Prüderie mit der Demenz – Demenz als diagnostischer Begriff. Psycho 12, 424–430

Oesterreich, K., Wagner, O. (1982): Psychopathologie des Alterns und der Voralterung – Historische Entwicklung der Begriffsbildung. Z. Gerontol. 15, 314–320

Oldendorf, W.H. (1978): The quest for an image of the brain: A brief historical and technical review of brain imaging techniques. Neurology 28, 517–533

Orgel, S.A., McDonald, R.D. (1967): An evaluation of the Trail Making Test. J. Consult. Psychol. 31, 77

Otomo, E. (1965): The palmomental reflex in the aged. Geriatrics 20, 901–905

Overall, J.E., Beller, S.A. (1984): The Brief Psychiatric Rating Scale (BPRS) in geropsychiatric research: 1. Factor structure on an inpatient unit. J. Gerontol. 39, 187–193

Parsons, P.L. (1965): Mental health of Swansea's old folk. Brit. J. Social Prevent. Med. 19, 43–47

Patten, J. (1977): Neurological differential diagnosis. Starke, London

Patterson, C.W. (1978): Psychiatrists and physical examination: A survey. Am. J. Psychiatr. 135, 967–968

Paulson, G.W. (1977): The neurological examination in dementia. In: *Ch.E. Wells* (Ed.), Dementia, 2nd ed. Davis, Philadelphia, pp. 169–188

Paulson, G.W., Gottlieb, G. (1968): Developmental reflexes: Reappearance of foetal and neonatal reflexes in aged patients. Brain 91, 37–52

Pearce, J. (1974): The extrapyramidal disorder of Alzheimer's disease. Europ. Neurol. 12, 94–103

Penin, H., Helmchen, H., Jacobitz, S., Kanowski, S. (1972): Anwendung einer EEG-Befunddokumentation auf wissenschaftliche Fragestellungen. Z. EEG-EMG 3, 6–15

Pentlow, K.S., Rottenberg, D.A., Deck, M.F.D. (1978): Partial volume summation: A simple approach to ventricular volume determination from CT. Neuroradiology 16, 130–132

Perry, E.K., Tomlinson, B.E., Blessed, G., Bergmann, K., Gibson, P.H., Perry, R.H. (1978): Correlation of cholinergic abnormalities with senile plaques and mental test scores in senile dementia. Brit. Med. J. II, 1457–1459

Peters, U.H. (1986a): Organisch bedingte psychische Störungen. A: Allgemeiner Teil. In: *A.M. Freedman, H.I. Kaplan, B.J. Sadock, U.H. Peters* (Hrsg.), Psychiatrie in Klinik und Praxis, Bd. 2. Thieme, Stuttgart-New York, S. 313–323

Peters, U.H. (1986b): Psychoorganische Symptome. In: *A.M. Freedman, H.I. Kaplan, B.J. Sadock, U.H. Peters* (Hrsg.), Psychiatrie in Klinik und Praxis, Bd. 2. Thieme, Stuttgart-New York, S. 324–333

Pfefferbaum, A., Ford, J.M., Wenegrat, B., Tinklenberg, J.R., Kopell, B.S. (1982): Electrophysiological approaches to the study of aging and dementia. In: *S. Corkin* et al. (Eds.), Alzheimer's disease: A report of progress (Aging Vol. 20). Raven Press, New York, pp. 83–91

Pietzcker, A., Gebhardt, R., Freudenthal, K. (1977): Ein Vergleich nosologisch-diagnostischer mit cluster-analytisch gefundenen Gruppen anhand AMP-dokumentierter psychopathologischer Befunde. Nervenarzt 48, 276–282

Plum, F. (1979): Dementia: An approaching epidemic. Nature 279, 372–373

Poeck, K. (1974): Neurologie. Ein Lehrbuch für Studierende und Ärzte. Springer, Berlin-Heidelberg-New York

Poeck, K. (1982): Klinische Neuropsychologie. Thieme, Stuttgart-New York

Poppe, W., Tennstedt, A. (1969): Studie über hirnatrophische Prozesse unter besonderer Berücksichtigung des Morbus Pick und des Morbus Alzheimer. G. Fischer, Jena

Post, F. (1975): Dementia, depression and pseudodementia. In: *D.F. Benson, D. Blumer* (Eds.), Psychiatric aspects of neurologic disease. Grune & Stratton, New York, pp. 99–120

Quadbeck, H. Brosteanu, E. (1983): Diagnostischer Wert elektrophysiologischer Untersuchungen bei präseniler und seniler Demenz. Z. Gerontol. 16, 177–184

Rabins, P.V. (1985): The reversible dementias. In: *T. Arie* (Ed.), Recent advances in psychogeriatrics. Churchill Livingstone, New York, pp. 93–102
Reis, D.J. (1961): The palmomental reflex. Arch. Neurol. 4, 486–498
Reisberg, B., Ferris, S.H., Horn, R., McCarthy, M., DeLeon, M. (1981): Patterns of early age associated cognitive decline. Paper presented at the XIIth Intern. Congr. Gerontol., Hamburg
Reisberg, B., Ferris, S.H., DeLeon, M. (1985): Senile dementia of the Alzheimer type: Diagnostic and differential diagnostic features with special reference to Functional Assessment Staging (FAST). In: *J. Traber, W.H. Gispen* (Eds.), Senile dementia of the Alzheimer type. Springer, Berlin-Heidelberg-New York-Tokio, pp. 18–37
Reischies, F.M., Hedde, J.P., Gutzmann, H. (1987): The investigation of dementia syndromes by 133-Xenon dynamic single photon computer tomography. In: *D. Voth, P. Glees* (Hrsg.), Struktur, Stoffwechsel, Durchblutung und Funktion des zentralnervösen Gewebes in den bildgebenden Verfahren. Tagungsbericht der 7. Mainzer Herbsttagung (im Druck)
Reitan, R.M. (1955): The relation of the Trail Making Test to organic brain damage. J. Consult. Psychol. 19, 393–394
Reitan, R.M. (1956): Trail Making Test. Manual for administration, scoring, and interpretation. Indiana University, Indianapolis
Reitan, R.M. (1958): Validity of the Trail Making Test as an indicator of organic brain damage. Percept. Mot. Skills 8, 271–276
Reitan, R.M., Tarshes, E. (1959): Differential effect of lateralized brain lesions on the Trail Making Test. J. Nerv. Ment. Dis. 129, 257–262
Reynolds, Ch.F., Kupfer, D.J., Taska, L.S., Hoch, C.C., Sewitch, D.E., Restifo, K. (1985): Sleep apnea in Alzheimer's dementia: Correlation with mental deterioration. J. Clin. Psychiatr. 46, 257–261
Ribot, T. (1882): Diseases of memory. Appleton, New York
Ricchieri, G.L., Ongaro, G., Argentiero, V. (1983): The complement system and plasma protein levels in Alzheimer's disease. Acta Neurol. 5, 103–108
Riegel, K. (1972): Allgemeine Alternspsychologie. In: *K.P. Kisker, J.-E. Meyer, M. Müller, E. Strömgren* (Hrsg.), Psychiatrie der Gegenwart, Bd. II, Teil 2. Springer, Berlin-Heidelberg-New York, pp. 977–1000
Rienhoff, O., Stöppler, O. et al. (1978): Interbeobachter-Übereinstimmung in der CCT-Befundung: Eine vergleichende Studie. Neuroradiology 16, 322–323
Ritter, G. (1968): Beobachtungen zur diagnostischen Verwertbarkeit des Palmomentalreflexes. Dtsch. Z. Nervenheilk. 193, 279–286
Roberts, M.A., Caird, F.I. (1976): Computerized tomography and intellectual impairment in the elderly. J. Neurol. Neurochir. Psychiatr. 39, 986–989
Roberts, M.A., McGeorge, A.P., Caird, F.I. (1978): Electroencephalography and computerized tomography in vascular and non-vascular dementia in old age. J. Neurol. Neurochir. Psychiatr. 41, 903–906
Robinson, S.H., Munzer, J.S., Tandan, R., Bradley, R.S., Bradley, W.G. (1985): DNA repair replication of alkylated DNA is reduced in Alzheimer's disease cells. J. Neurology 232, Suppl. 63
Rogers, R.L., Meyer, J.S., Mortel, K.F., Mahurin, R.K., Judd, B.W. (1986): Decreased cerebral blood flow precedes multi-infarct-dementia, but follows senile dementia of the Alzheimer type. Neurology 36, 1–6
Ron, M.A., Toone, B.K., Garralda, M.E., Lishman, W.A. (1979): Diagnostic accuracy in presenile dementia. Brit. J. Psychiatr. 134, 161–168
Rossor, M.N., Iverson, L.L., Reynolds, G.P., Mountjoy, C.Q., Roth, M. (1984): Neurochemical characteristics of early and late onset types of Alzheimer's disease. Brit. Med. J. 288, 361–364
Roth, M., Wischik, C.M. (1985): The heterogeneity of Alzheimer's disease and its implications for scientific investigations of the disorder. In: *T. Arie* (Ed.), Recent advances in psychogeriatrics. Churchill Livingstone, London, pp. 71–92
Rothman, S.L.G., Glanz, S. (1978): Cerebellar atrophy: The differential diagnosis by computerized tomography. Neuroradiology 16, 123–126
Rottenberg, D.A., Pentlow, K.S., Deck, M.F., Allen, J.C. (1978): Determination of ventricular volume following metrizamide CT ventriculography. Neuroradiology 16, 136–139
Sabattini, L. (1982): Evaluation and measurement of the normal ventricular and subarachnoid spaces by CT. Neuroradiology 23, 1–5

Scheibel, A.B. (1984): Changes in brain capillary structure in aging and dementia. In: *J. Wertheimer, M. Marois* (Eds.), Senile dementia: Outlook for the future. Alan Liss Inc., New York, pp. 137–150

Scheid, W. (1963): Lehrbuch der Neurologie, 1. Aufl. Stuttgart

Schiersmann, O. (1952): Einführung in die Encephalographie. Thieme, Stuttgart

Schilder, P. (1928): Der Begriff der Demenz. Wien. Med. Wschr. 78, 936

Schindler, E., Ludwig, B. (1978): Beitrag zur Diagnose der Rindenatrophie: Auswertung von Computertomogrammen und Angiogrammen über 70 Jahre alter Patienten. Neuroradiology 16, 183–186

Schneider, K. (1959): Klinische Psychopathologie, 5. Aufl. Thieme, Stuttgart

Schopenhauer, A. (1850): Paränesen und Maximen. In: Sämtliche Werke, Bd. 4. Bibliographische Werke, Berlin, S. 403

Schulte, W., Tölle, R. (1965): Psychiatrie, 3. Aufl. Springer, Berlin-Heidelberg-New York

Schultz, U. (1965): Immanuel Kant in Selbstzeugnissen und Bilddokumenten. Rowohlt, Reinbek b. Hamburg

Segarra, J.M. (1984): Letter to the editor: Alzheimer's disease – a single entity? Arch. Neurol. 41, 362

Selkoe, D.J., Liem, R.K., Yen, S.H. Shelanski, M.L. (1979): Biochemical and immunological characterisation of neurofilaments in experimental neurofibrillary degeneration induced by aluminium. Brain Res. 163, 235–252

Seltzer, B., Sherwin, I. (1983): A comparison of clinical features in early- and late-onset primary degenerative dementia. Arch. Neurol. 40, 143–146

Semple, S.A., Smith, Ch.M., Swash, M. (1982): The Alzheimer disease syndrome. In: *S. Corkin* et al. (Eds.), Alzheimer's disease: A report of progress (Aging Vol. 19). Raven Press, New York, pp. 93–107

Serby, M. (1986): Olfaction and Alzheimer's disease. Prog. Neuro-Psychopharmacol. Biol. Psychiatr. 10 (in press)

Short, M.J., Musella, L., Wilson, W.P. (1968): Correlation of affect and EEG in senile psychoses. J. Gerontol. 23, 324–327

Shuttleworth, E.C. (1984): Atypical presentations of dementia of the Alzheimer type. J. Am. Geriatr. Soc. 32, 485–490

Siemerling, E. (1909): Geistes- und Nervenkrankheiten. In: *J. Schwalbe* (Hrsg.), Lehrbuch der Geisteskrankheiten. Enke, Stuttgart

Silverman, A.J., Busse, E.W., Barnes, E.H. (1955): Studies in the process of aging: Electroencephalographic findings in 400 elderly subjects. Electroencephalogr. Clin. Neurophysiol. 7, 67–74

Sim, M., Sussman, I. (1962): Alzheimer's disease. Its natural history and differential diagnosis. J. Nerv. Ment. Dis. 135, 489–499

Sjögren, T., Sjögren, H., Lindgren, A.G.H. (1952): Morbus Alzheimer and Morbus Pick. Acta Psychiatr. Neurol. Scand. Suppl. 82, 1–152

Sjaastad, O., Skalpe, I.O., Engset, A. (1969): The width of the temporal horn in the differential diagnosis between pressure hydrocephalus and hydrocephalus ex vacuo. Neurology 19, 1087–1093

Sluss, T.K., Gruenberg, E.M., Rabins, P., Kramer, M. (1982): Distribution of focal signs in a group of demented men. Neuropsychobiology 8, 109–112

Smith, A. (1975): Neuropsychological testing in neurological disorders. Advances in Neurology 7, 49–110

Soininen, H., Partanen, V.J., Helkala, E.-L., Riekkinen, P.J. (1982a): EEG findings in senile dementia and normal aging. Acta Neurol. Scand. 65, 59–70

Soininen, H., Puranen, M., Riekkinen, P.J. (1982b): Computed tomography findings in senile dementia and normal aging. J. Neurol. Neurosurg. Psychiatr. 45, 50–54

Sourander, P., Sjögren, H. (1970): The concept of Alzheimer's disease and its clinical implications. In: *G.E.W. Wostenholme, M. O'Connor* (Eds.), Alzheimer's disease. Ciba Foundation. Churchill Livingstone, London, pp. 11–36

Spreen, O., Benton, A.L. (1965): Comparative studies of some psychological tests for cerebral damage. J. Nerv. Ment. Dis. 140, 323–333

St. Clair, D., Whalley, L.J. (1983): Hypertension, multi-infarct-dementia and Alzheimer's disease. Brit. J. Psychiatr. 143, 274–276

Stefoski, D., Bergen, D., Fox, J. (1976): Correlations between diffuse EEG abnormalities and cerebral atrophy in senile dementia. J. Neurol. Neurosurg. Psychiatr. 39, 751–755

Sternberg, E. (1975): Probleme der Alterspsychiatrie. G. Fischer, Jena
Sternberg, E., Gawrilowa, S. (1978): Über klinisch-epidemiologische Untersuchungen in der sowjetischen Alterspsychiatrie. Nervenarzt 49, 347–353
Storandt, M., Botwinick, J., Danziger, W.L., Berg, L., Hughes, Ch.P. (1984): Psychometric differentiation of mild senile dementia of the Alzheimer type. Arch. Neurol. 41, 497–499, 820
Sturm, W., Hartje, W., Kitteringham, V.J. (1975): Die psychologische Diagnose allgemeiner hirnorganischer Leistungsstörungen. akt. neurol. 2, 141–150
Sulkava, R. (1982): Alzheimer's disease and senile dementia of Alzheimer's type. A comparative study. Acta Neurol. Scand. 65, 636–650
Swigar, M.E., Benes, F.M., Rothman, S.L.G., Opsahl, C., Dowds, M.M. (1985): Behavioral correlates of computed tomographic (CT) scan changes in older psychiatric patients. J. Am. Geriatr. Soc. 33, 96–103
Synek, V., Reuben, J.R., Gawler, J., DuBoulay, G.H. (1979): Comparison of the measurements of the cerebral ventricles obtained by CT-scanning and pneumencephalography. Neuroradiology 17, 149–151
Takeda, S., Matsuzawa, T. (1984): Brain atrophy during aging. A quantitative study using computed tomography. J. Am. Geriatr. Soc. 32, 520–524
Terry, R.D., Wisniewski, H.M. (1972): Aging and the brain. Plenum Press, New York
Terry, R.D., Wisniewski, H.M. (1977): Structural aspects of aging of the brain. In: *C. Eisdorfer, R.D. Friedel* (Eds.), Cognitive and emotional disturbances in the elderly. Year book medical publisher's Inc., Chicago-London
Tews, H.P. (1971): Soziologie des Alterns. Quelle & Meyer, Heidelberg
Tiggelen, C.J.M. van (1983): The Bracha reflexes. Neurological indicators of brain damage. Implications for diagnosis and therapy of organic mental disorders. Akt. Gerontol. 13, 195–200
Tomlinson, B.E. (1978): The pathology of dementia. In: *Ch.E. Wells* (Ed.), Dementia, 2nd ed. Davis, Philadelphia, pp. 113–153
Tomlinson, B.E. (1982): Plaques, tangles and Alzheimer's disease. Psychol. Med. 12, 449–459
Tomlinson, B.E., Blessed, G., Roth, M. (1968): Observations on the brains of non-demented old people. J. Neurol. Science 7, 331–356
Tomlinson, B.E., Blessed, G., Roth, M. (1970): Observations on the brains of demented old people. J. Neurol. Science 11, 205–242
Tomlinson, B.E., Henderson, G. (1976): Some quantitative cerebral findings in normal and demented old people. In: *R.D. Terry, S. Gershon* (Eds.), Neurobiology of aging. Raven Press, New York
Torack, R.M. (1978): The pathologic physiology of dementia. (Monographien aus dem Gesamtgebiet der Psychiatrie, Bd. 20). Springer, Berlin-Heidelberg-New York
Torres, F., Faoro, A., Loewenson, R., Johnson, E. (1983): The electroencephalogram of elderly subjects revisited. EEG Clin. Neurophysiol. 56, 391–398
Tsai, L., Tsuang, M.T. (1979): The Mini Mental State test and computerized tomography. Am. J. Psychiatr. 136, 436–439
Tsushima, W.T., Wedding, D. (1979): A comparison of the Halstead-Reitan neuropsychological battery and computerized tomography in the identification of brain disorder. J. Nerv. Ment. Dis. 167, 704–707
Tweedy, J., Reding, M., Garcia, C., Schulman, P., Deutsch, G., Antin, S. (1982): Significance of cortical disinhibition signs. Neurology 32, 169–173
Ulrich, G. (1983): Begründungsprobleme psychopathologischer Termini. Psychiatr. Clinica 16, 350–364
Ulrich, G. (1986): Elektroencephalographische „Herdbefunde" ohne strukturdiagnostisches Korrelat. Fortschr. Neurol. Psychiatr. 54, 98–106
Vega, A., Parsons, O.A. (1967): Cross-validation of the Halstead-Reitan tests for brain damage. J. Consult. Psychol. 31, 619–625
Victoratos, G.C., Lenman, J.A.R., Herzberg, L. (1977): Neurological investigations of dementia. Brit. J. Psychiatr. 130, 131–133
Villeneuve, A., Turcotte, J., Bouchard, M. (1974): Release phenomena and iterative activities in psychiatric geriatric patients. Can. Med. Ass. J. 110, 147–153
Vinken, P.J., Bruyn, G.W. (1969 ff): Handbook of clinical neurology. North Holland Publ. Comp., Amsterdam

Waldton, S. (1974): Clinical observations of impaired cranial function in senile dementia. Acta Psychiatr. Scand. 50, 539–547
Walser, R.L., Ackermann, L.V. (1977): Determination of volume from computerized tomograms: Finding the volume of fluid-filled brain cavities. J. Comput. Assist. Tomogr. 1, 222
Wang, H.S. (1977): Dementia of old age. In: *W.L. Smith, M. Kinsbourne* (Eds.), Aging and dementia. Spectrum Publ. Inc., New York, pp. 1–24
Wang, H.S., Obrist, W.D., Busse, E.W. (1970): Neurophysiological correlates of the intellectual function of elderly persons living in the community. Am. J. Psychiatr. 126, 1205–1212
Warner, M.D., Peabody, C.A., Flattery, J.J., Tinklenberg, J.R. (1986): Olfactory deficits and Alzheimer's disease. Biol. Psychiatr. 21, 116–118
Watson, P.J. (1978): Nonmotor functions of the cerebellum. Psychol. Bull. 85, 944–967
Waxman, H.M., Carner, E.A. (1984): Physician's recognition, diagnosis and treatment of mental disorders in elderly medical patients. Gerontologist 24, 593–597
Weinberger, D.R., Torrey, E.F., Wyatt, R.J. (1979): Cerebellar atrophy in chronic schizophrenia. Lancet 1, 718–719
Weiner, H., Schuster, D.B. (1956): The electroencephalogram in dementia – some preliminary observations and correlations. Electroencephalogr. Clin. Neurophysiol. 8, 479–488
Weingartner, H. et al. (1981): Memory failures in progressive idiopathic dementia. J. Abnorm. Psychol. 90, 187–196
Weinreb, H.J. (1985): Fingerprint patterns in Alzheimer's disease. Arch. Neurol. 42, 50–54
Weitbrecht, H.J. (1962): Zur Frage der Demenz. In: *Kranz* (Hrsg.), Psychopathologie heute. Thieme, Stuttgart
Wells, Ch.E. (1978): Diagnostic evaluation and treatment in dementia. In: *Ch.E. Wells* (Ed.), Dementia, 2nd ed. Davis, Philadelphia, pp. 247–276
Wells, Ch.E. (1981): A deluge of dementia. Psychosomatics 10, 1–2
Wells, Ch.E., Duncan, G.W. (1977): Danger of overreliance on computerized cranial tomography. Am. J. Psychiatr. 134, 811–813
Whitehouse, P.J., Price, D.L., Struble, R.G., Clark, A.W., Coyle, J.T., DeLong, M.R. (1982): Alzheimer's disease and senile dementia: Loss of neurons in the basal forebrain. Science 215, 1237–1239
Wilkinson, D.A., Carlen, D.C. (1980): Relationship of neuropsychological test performance to brain morphology in amnesic and non-amnesic chronic alcoholics. Acta Psychiatr. Scand. 62, Suppl. 286, 89–102
Wilson, R.S., Kaszniak, A.W., Fox, J.H. (1981): Remote memory in senile dementia. Cortex 17, 41–48
Wisniewski, H.M., Norang, H.K., Terry, R.D. (1976): Neurofibrillary tangles of paired helical filaments. J. Neurol. Sci. 27, 173–181
Wisniewski, H.M., Vorbrodt, A.M., Lossinski, A.S., Grundke-Iqbal, I. (1982): Pathogenesis of neuritic (senile) and amyloid plaque formation. Experiment. Brain Res., Suppl. 5, 3
Wisniewski, K., Jervis, G.A., Aretz, R.C., Wisniewski, H.M. (1979): Alzheimer neurofibrillary tangles in diseases other than senile and presenile dementia. Ann. Neurol. 5, 288–294
Woods, B.T., Short, M.P. (1985): Neurological dimensions of psychiatry. Biol. Psychiatr. 20, 192–198
Wu, S., Schenkenberg, T., Wing, S.D., Osborn, A.G. (1981): Cognitive correlates of diffuse cerebral atrophy determined by computed tomography. Neurology 31, 1180–1184
Ziegler, D.K. (1954): Cerebral atrophy in psychiatric patients. Am. J. Psychiatr. 111, 454–458
Ziehen, T.H. (1902): Psychiatrie für Ärzte und Studierende bearbeitet, 2. Aufl. S. Hirzel, Leipzig, S. 663–670

Sachregister

Affektstörungen s. HOPS
Agnosie 24, 29, 38
Agraphie 38
AIDS 34
Akalkulie 38
Alexie 38
Alkoholismus 10, 11, 34f, 75
Altenbevölkerung
–, Einkommenssituation 13
–, Sozialkontakte 13
–, Wohnsituation 12
Altersstereotyp 27
Aluminium-Intoxikation 26
Ammonshorn s. Hippokampus
Amyloid 23
Angiopathie, kongophile 26
Antrieb s. HOPS
Aphasie 24, 38
–, amnestische 29, 38, 67, 79
Apraxis 24, 29, 67, 79
–, konstruktive 38
Arbeitsgemeinschaft f. Gerontopsychiatrie
–, Dokumentationssystem (AGP) 4, 10, 39, 110
Auffassung s. HOPS
Aufmerksamkeit, visuelle 109

Benton-Test 103, 107ff
Brief Psychiatric Rating Scale (BPRS) 45

Calcarina 23
Capsula interna 76
Cholin-Azetyl-Transferase (ChAT) 25
Chorea Huntington 33f
Clinical Dementia Rating (CDR) 53
Computertomographie (CT)
–, Densitometrie 6, 52
–, Expertenurteil 57
–, „hypernormale" Befunde 52
–, Kleinhirnatrophie
–, –, Vermis (VER) 7, 74ff
–, –, Lappen (LAP) 7, 74ff
–, lineare Messungen 5, 51ff, 65f
–, –, Altersabhängigkeit 48ff, 69, 71
–, –, Atrophiekriterien 56
–, –, bicaudate ratio 65 f
–, –, bifrontal ratio 65f
–, –, 3. Ventrikel (V3) 6, 60ff, 87, 108
–, –, Evans-Index 54, 62
–, –, Huckmann-Zahl (HUCK) 6, 62ff, 87, 108
–, –, Inselcysterne (CYST) 7, 68ff, 87, 108
–, –, Interhemisphärenspalt (IH) 7, 66ff, 87, 108
–, –, Sulci (WSUL) 7, 70ff, 87, 92, 108
–, –, Temporalhörner (TH) 6, 58ff, 87, 108
–, Liquorvolumen 55
–, „manuelle" Auswertung 5
–, Planimetrie 6
–, Prognose 52
–, Sulcuszahl (NSUL) 7, 70ff, 87, 106, 108

Delir 17
Dementia praecox 18
Demenz v. Alzheimer-Typ (DAT)
–, Ätiologie 25ff
–, –, Aluminium 26
–, –, Autoimmunreaktion 26
–, –, DNS-Reparaturmechanismen 27
–, –, genetisch 26
–, –, infektiös 25
–, –, vaskulär 26
–, Angehörigengruppen 2
–, Differentialdiagnose 33ff
–, Frühform (Typ I) 24f
–, klinische Kriterien 11
–, Neurohistologie 23f
–, Neurologie 80ff
–, Neuroradiologie s. CT, PEG
–, präsenile Form (PSDAT) 23f
–, Schwellenkrankheit 27
–, senile Form (SDAT) 2, 77
–, Spätform (Typ II) 24f
–, Stadieneinteilung 30ff
–, Subtypen 29
–, Symptomatik 28ff, 36ff
–, Systemerkrankung 27
Demenzen
–, Begriff 17
–, Epidemiologie 1
–, Faktoren
–, –, primäre 21
–, –, sekundäre 22
–, Familienanamnese 16
–, Kompensationsmechanismen 22, 27
–, life-event-Forschung 16
–, Prävalenz 1
–, reversible 34
–, Sozialpolitik 1
Dendritenverzweigungen, apikale 23
Denkstörungen s. HOPS
Depression 40, 92
Dermatozoenwahn 20, 39
Dopamin 86
DSM III 18, 45

Echoenzephalographie 60
Elektroenzephalographie (EEG) 94ff

–, Alpha EEG 94
–, –, Verlangsamung 95
–, –, Anteriorisierung 95
–, Alter 94ff
–, Beta EEG 94
–, Demenzen 96ff
–, Herdbefunde 95, 99
–, Vigilanz 95, 99f
–, Typen der Grundaktivität 94f, 98f
Elektroneurographie 82
Evans-Index s. CT
Evozierte Potentiale (EP) 97
–, akustisch (AEP) 97
–, P 300 97
–, somatosensorisch (SEP) 97
–, visuell (VEP) 97

Face-Hand-Tests (FHT)
–, Displacement 91f
–, Extinction 91f
Finger-Nase-Versuch (FNV) 82, 88
Fokalisierungstendenz 24

Folsäure 34
Forgetfulness, benign senile 54, 60
Frontallappen 23, 65, 67f
Functional Assessment Staging (FAST) 30

Gamma-Amino-Buttersäure (GABA) 25
Gedächtnis s. Mnestik, HOPS
–, Kurzzeit- 28
–, Langzeit 28
Geriatric Mental State Schedule (GMS) 5, 53, 64
Geriatric Rating Scale (GRS) 67, 70
Geruchsstörungen 84, 89
Global Deterioration Scale (GDS) 31
granulovakuoläre Veränderungen 23
Gyrus cinguli 23

Hamburg-Wechsler-Intelligenztest für Erwachsene (HAWIE) 53, 62, 64, 73, 92f, 96, 101ff, 103, 108
–, Handlungsteil 96, 102
–, Untertests 102ff
–, –, Allgemeines Verständnis (AV) 102f, 108
–, –, Allgemeines Wissen (AW) 102f, 108
–, –, Bilderergänzen (BE) 102f, 108
–, –, Bilderordnen (BO) 102f, 108
–, –, Figurenlegen (FL) 102f, 108
–, –, Gemeinsamkeitenfinden (GF) 93, 102f, 108
–, –, Mosaik-Test (MT) 102f, 104f, 108
–, –, Rechnerisches Denken (RD) 102f, 108
–, –, Wortschatztest (WT) 102f, 108
–, –, Zahlen-Symbol-Test (ZS) 53, 64, 93, 102f, 104f, 108
–, Verbalteil 102

Herdbefunde s. EEG
Hierarchic Dementia Scale 30
Hippokampus 23, 58, 70
Hirndurchblutung, regionale (rCBF) 47
–, MID 47
–, SDAT 48
hirnorganisches Psychosyndrom (HOPS)
–, Dimensionen 19
–, Symptomatik 19, 36, 99
–, –, Achsensymptome 44ff
–, –, Affektstörungen 19, 40f, 61, 79, 100
–, –, –, Sonderrolle 45ff, 76f
–, –, Antrieb 19, 41, 79
–, –, Auffassung 19
–, –, Denkstörungen 39
–, –, 1. Ranges 20
–, –, Hirnwerkzeugstörungen 38, 79
–, –, Konzentration 19, 36, 78
–, –, Mnestik 19, 36f, 60f, 72f, 78, 100
–, –, Orientierung 19, 37, 61f, 72f, 78, 100
–, –, Zeitgitterstörungen 37, 42, 72
–, –, 2. Ranges 20

Inselcysterne 65
Intentionstremor 83, 89
Ischemic Score 33

Kleinhirn s. Zerebellum
Klüver-Bucy-Syndrom 23
Knie-Hacken-Versuch 82, 88f
Konzentration s. HOPS
Korsakow s. Alkoholismus
Krankheitseinsicht 41
Kreatinin 15
Kuru 25

Liquordynamikstörungen 58
Liquorvolumen s. CT
Locus coeruleus (LC) 24
Longitudinalstudien 48
Low-Pressure-Hydrozephalus 59

Magnet-Resonanz-Spektroskopie (MRS) 47
Magnet-Resonanz-Tomographie (MRT) 47
Mikroglia 23
Mini-Mental-State Test (MMS) 64
Mnestik s. HOPS
Morbus Creutzfeldt-Jakob 25, 34
Morbus Parkinson 11, 81f, 88
Morbus Pick 34
Motivation 97
Multi-Infarkt-Demenz (MID) 2, 33f, 81
Multimorbidität 14

Neurotransmission
–, cholinerge 89
–, dopaminerge 86
Nikotinsäure 34
Nucleus basalis Meynert (NbM) 24
Nucleus Caudatus 64, 75

Operkula 68f, 70
Orientierungsstörungen s. HOPS

paired helical filaments (PHF) 23
Parietallappen 65
Pfeiffer Mental Status Questionnaire (MSQ) 45
Phrenitis 17
Physostigmin 25
Piaget's Modell 30
Pneumenzephalographie (PEG) 47, 51, 70 96, 103
Positronen-Emissions-Tomographie (PET) 47
–, MID 48
–, Radiopharmaka 48
–, SDAT 48
präsenile argyrophile subcortikale Dystrophie (Seitelberger) 34
Primitivreflexe 81f, 86
progressive Paralyse 34
progressive supranuclear palsy (Steele) 34
Projektion
–, cholinerge 24
–, noradrenerge 24
Pseudodemenz
–, depressive 11, 28
–, andere 35

Reservekapazitäten 13, 27, 75
Ribot's Hypothese 37

Schilddrüse 34f
Schizophrenie 10, 77, 92
Schlafstörungen 41
Scopolamin 25, 89
senile plaques 23f, 26
Single-Photonen-Emissions-Tomographie (SPECT) 47
Somatotopagnosie 38
Standataxie 83, 89
Sylvische Furche 68f

Temporallappen 58ff, 68
Test d2 103, 108f
Trail-Making-Tests (TMT) 9, 103, 105ff, 108
Transportstörungen, axonale 23

Uncus 75

Vibrationsempfinden 84f, 90
Vigilanz s. EEG
Vitamin B 1 34
Vitamin B 12 34

Wechsler-Memory-Scale 107
Wertigkeit, statistische 10, 110
Word-Fluency-Test 107

Zerebellum 74ff, 89
–, nichtmotorische Funktionen 76